Langendoen
Taping im Sport

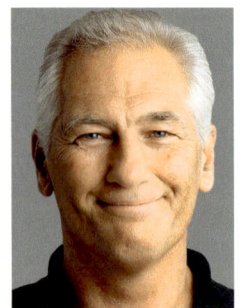

John Langendoen, Jahrgang 1954, ist seit 1976 Physiotherapeut (Fachhochschule Rotterdam), Dipl.-Akupunkteur, Sportphysiotherapeut, MSc in Schmerzmanagement (Universität Cardiff, Wales), Fachlehrer und Fachlehrerprüfer für manuelle Therapie und Mitglied des Standards Committee des internationalen manuellen Therapie Verbands IFOMPT sowie Gründer und Mitinhaber von „Therapy4U Physiotherapie und Training" in Kempten/Allgäu. Bei der koreanischen Fußballnationalmannschaft lernte er während der Fußball-WM 2002 kinesiologisches Taping kennen. Die Betreuung mehrerer Leistungssportler und Vereins- bzw. Nationalmannschaften (Fußball und Eishockey) bot die Möglichkeit, ausführlich mit funktionellen Tape-Anlagen zu experimentieren. Die Verknüpfung von elastischen Klebebändern mit den gängigen Vorgehensweisen in der Sportphysio- und manuellen Therapie führte zu der umfassenden Methode: „funktionelles Taping mit elastischem Tape – Kinematic Taping® Concept".

In Sachen Tapingunterricht ist John Langendoen in mehr als 25 Ländern wie Korea, Chile, Russland, den USA, Finnland, Südafrika/Simbabwe und Swaziland unterwegs.

Mit seinen Partnern Timo Timpe und Ehsan Sazegar gründete er die International Kinematic Taping Academy (IKTA). Die Akademie besteht aus einer Gruppe Taping-Instruktoren mit sowohl klinischer Erfahrung im Leistungssport als auch einer akademischen Aus- oder Weiterbildung und einem wissenschaftlichen Beirat. Mittlerweile gibt es 25 Mitglieder, verteilt über 10 Lehrteams in 9 Sprachen auf 4 Kontinenten (www.kinematic-taping.com mit Informationen und Downloads).

John Langendoen

Taping im Sport

Soforthilfe bei Schmerzen und Verletzungen

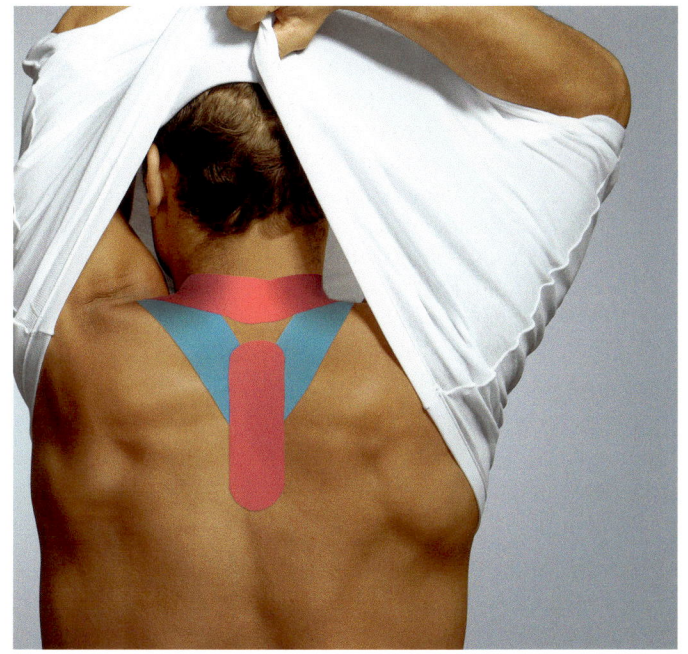

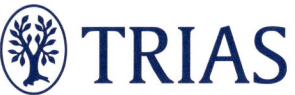

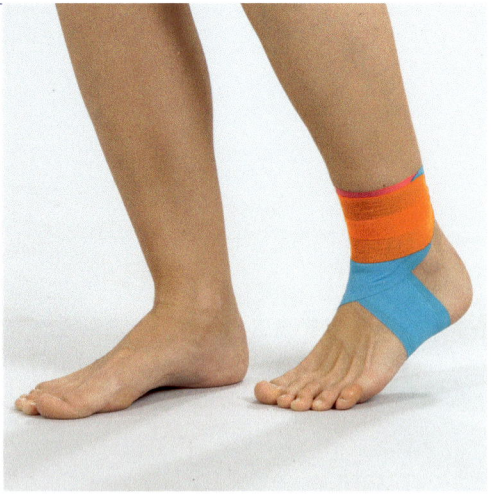
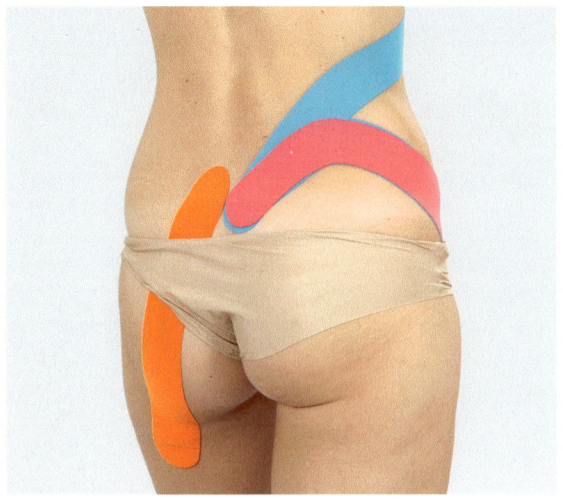

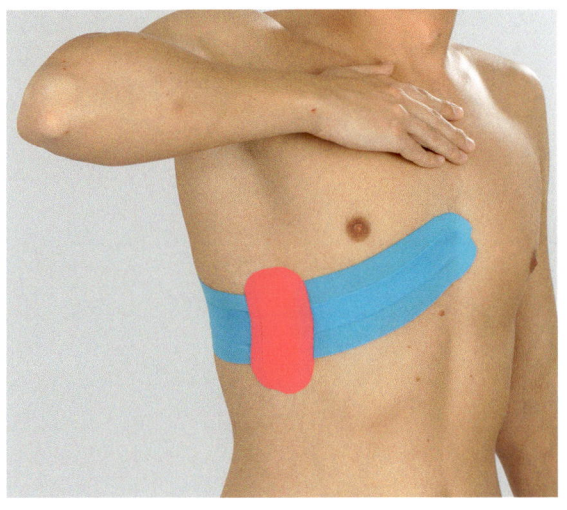
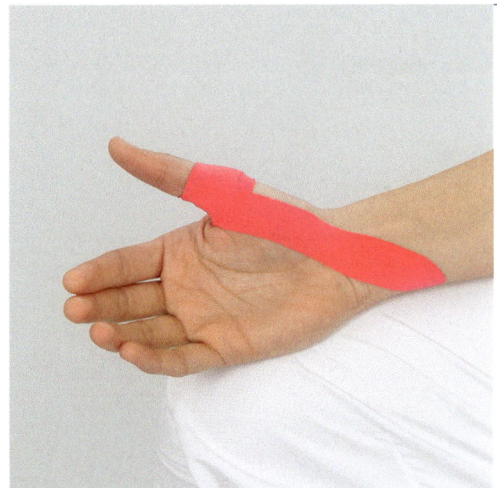

Welcher Bereich tut weh, ist verletzt oder soll trainiert oder entspannt werden?	Hilfreiche Tape-Anlage Seite
Achillessehnenbeschwerden bei Senkspreizfüßen	82, 84
Achillessehnenreizung, -schmerzen	78, 80
Adduktoren, verspannte oder überdehnte	122
Armnervengeflecht (ausstrahlende Schmerzen, Brachialgie)	228
Armschmerzen, nervale	228, 230, 232
Aufschlagen, schmerzhaftes, z. B. beim Tennis	176, eventuell 146, 150
Bänderdehnung, Sprunggelenk, außen	58, 60
Bänderdehnung, Knie, innen	90, 92, 94
Bandhaft (Syndesmosis), verletzte	64
Becken aufrichten (beim Hohlkreuz)	146
Bluterguss, Hämatom	50
Brachialgie	228
Brustwirbelsäulenaufrichtung (beim Rundrücken)	150
Bücken, schmerzhaftes	142
Daumengrundgelenk, gezerrtes/verletztes	206, 208
Epicondalgia lateralis	188
Epicondalgia medialis	194
Fußschmerzen durch schwaches Längsgewölbe	84
Fingergelenk, Verstauchung	212, 214
Gesäßmuskelschwäche	128
Golferellenbogen	194, 232
Hämatom	50
Halswirbelsäule, schmerzhafte Ausstrahlungen (Erste-Rippe-Problematik)	166
Halswirbelsäule, schmerzhafte Ausstrahlungen (Brachialgie)	228

Welcher Bereich tut weh, ist verletzt oder soll trainiert oder entspannt werden?	Hilfreiche Tape-Anlage Seite
Halswirbelsäule, Ellennervreizung (Golferarm)	232
Halswirbelsäule, Speichennervreizung (Tennisarm)	230
Halswirbelsäule, Verstauchung	160
Handgelenk, Verstauchung	200, 202
Hexenschuss	132, 136
Hohlkreuz mit schmerzhafter Wirbelsäulenüberlastung	146
Hüftbeuger, schwacher oder verspannter	126
Hüftgelenksbeschwerden, -schmerzen	126
Hüftanspreizmuskeln, Adduktoren, überdehnte, verspannte	122
Ischias-Schmerzen	220
ischiocrurale Muskeln, Ischios, entspannen	114
ischiocrurale Muskeln, Ischios, verletzte	114, 116
ischiocrurale Muskeln, Ischios, Trainingsunterstützung	116
Kapuzenmuskel, verspannter	162
Knie, Innenbandüberdehnung	90, 92, 96
Kniebeschwerden beim Beugen	90, 102, 104, 106, 108
Kniebeschwerden beim Strecken	104, 106, 108, 114
Kniegelenk, instabiles	100
Kniescheibenbeschwerden	104, 106, 108
Kreuzbandverletzung	100
Kreuzdarmbeingelenk, verrenktes	132, 136
Kreuzschmerzen, Rückenbeschwerden	142
Lendenwirbelsäule, Schmerzen	142
Lymphtapes, z. B. Sprunggelenk, Kniegelenk	50
Meniskusverletzung	100

Welcher Bereich tut weh, ist verletzt oder soll trainiert oder entspannt werden?	Hilfreiche Tape-Anlage Seite
Muskelverspannung, Kapuzenmuskel	162
Nackenschmerzen	162, 166
Nackenverspannungen	162, 166
Oberschenkelmuskeln, vordere, Quadrizeps, Muskelkater, Prellungsschmerzen	102
Oberschenkelmuskeln, vordere, Quadrizeps, Trainingsunterstützung, Verlängerungsübungen	102
Oberschenkelmuskeln, hintere, Ischios, verspannte	114
Oberschenkelmuskeln, hintere, Ischios, verletzte	114, 116
Oberschenkelmuskeln, hintere, Ischios, Trainingsunterstützung	114
Oberschenkelmuskeln, innere, Überdehnung, Verletzung	122
Prellung, Hämatom	50
Psoasmuskel, Hüftbeuger, schwacher oder verspannter	126
Quadrizeps, Muskelkater, Prellungsschmerzen	102
Quadrizeps, Trainingsunterstützung, Verlängerungsübungen	102
Quergewölbe, Fuß, abgeflachtes	82, 84
Rippenprellung, Rippenschmerzen	154
Rückenstrecker, verspannter	142
Rundrücken, schmerzhafter	150
Sartoriusmuskel, Schneidersitzmuskel, schwacher	92, 94
Schneidersitzmuskel, schwacher	92, 94
Schultereckgelenk, verletztes	182
Schultergelenk, schmerzhaftes oder instabiles	170, 176
Schulterschmerz bei der Außendrehung	176
Schulterschmerz bei der Innendrehung	170

Welcher Bereich tut weh, ist verletzt oder soll trainiert oder entspannt werden?	Hilfreiche Tape-Anlage Seite
Senkfuß	82, 84
Skidaumen	206, 208
Speichennervreizung (z. B. beim Tennisarm)	230
Spreizfuß	82, 84
Sprunggelenk, umgeknicktes	58, 60
Supinationstrauma	58, 60
Syndesmoseband, verletztes	64
Tennisarm, Tennisellenbogen	188, 230
thorakale Austrittstelle, Syndrom, TOS	166
Unterarmbeuger, schmerzhafter	194
Unterarmstrecker, schmerzhafter	188
Umknicktrauma	58, 60
vierköpfiger, vorderer Oberschenkelmuskel, Quadrizeps, Muskelkater, Prellungsschmerzen	102
vierköpfiger, vorderer Oberschenkelmuskel, Quadrizeps, Trainingsunterstützung, Verlängerungsübungen	102
Wadenbeinnerv, verletzter	224
Wadenkrampf, -muskelkater	78
Wadenmuskel, geprellter/verletzter	70
Wadenmuskeltraining, verkürzendes	72
Wadenmuskeltraining, verlängerndes	74
Werfen, schmerzhaftes	176
Wirbelsäule aufrichten (beim Hohlkreuz)	146
Wirbelsäulenstrecker, verspannte	142
X-Beine	90, 92, 94

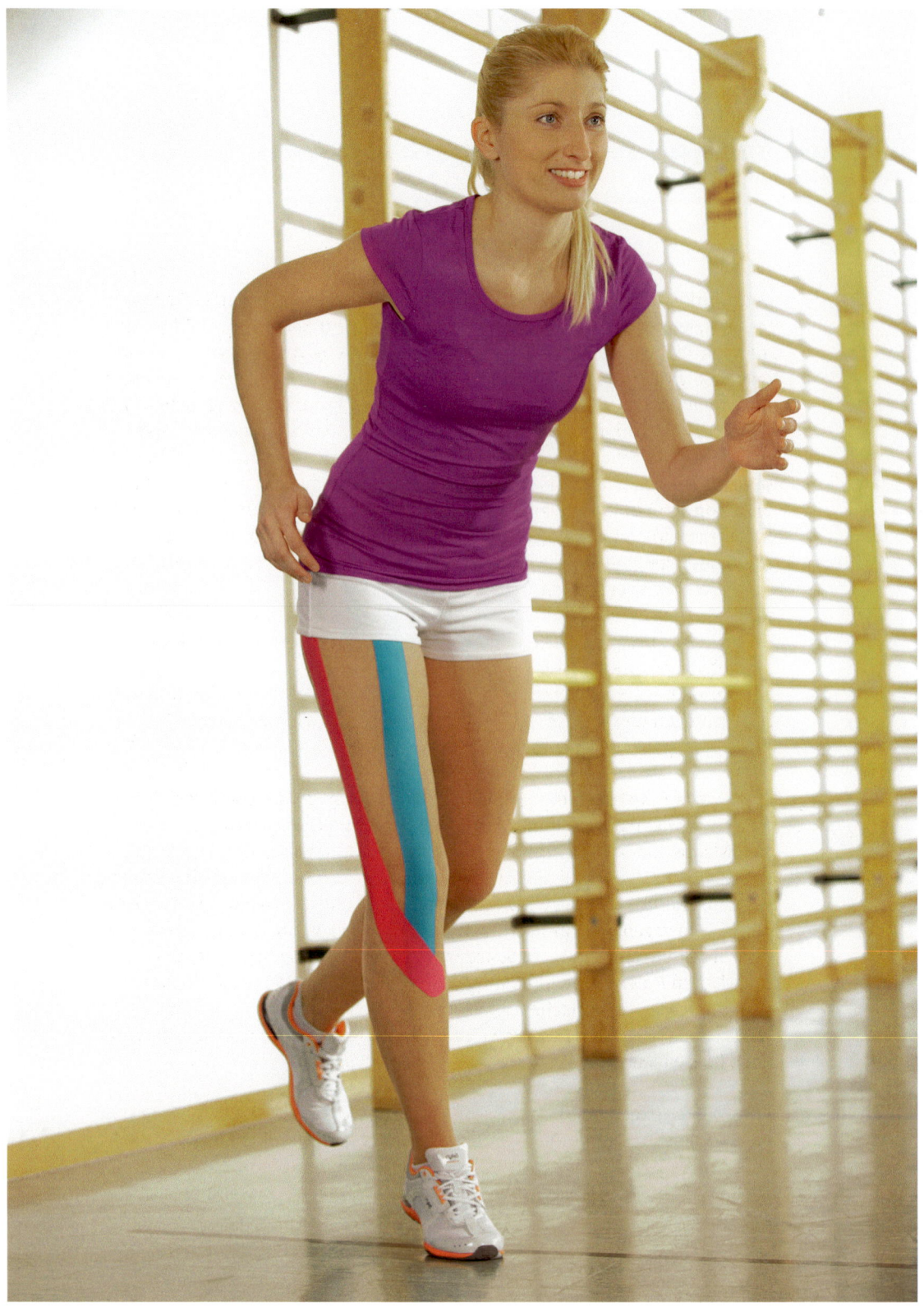

Liebe Leserin, lieber Leser,

es ist wirklich verblüffend, welche beeindruckenden Effekte sich mit Tapes im Sport erzielen lassen – völlig ohne Nebenwirkungen! Ein wichtiger Effekt, den man mit Taping erreichen kann, ist die Verminderung von Schmerzen. Wenn man weniger Schmerzen hat, kann man sich wieder besser bewegen, verspannt man weniger, was wiederum den Schmerz weiter reduzieren kann. Schmerz ist eines der Leitsymptome für die Tape-Anwendung. Das heißt, wenn ich irgendwo Schmerzen habe, könnte das ein möglicher Einsatzbereich für das Taping sein. Tatsächlich haben viele Sportler beim Training, im Spiel oder in der Rehabilitation Schmerzen und greifen gerne auf lindernde Tape-Anlagen zurück. Die Schmerzen können unterschiedliche Ursachen, wie Muskelkater, Muskelverletzungen (Prellung, Muskelfaserriss), Schwellungen (z. B. nach einer Prellung), steife Gelenke oder Narben, haben.

Taping wird auch eingesetzt, um die Körperwahrnehmung zu verbessern, bestimmte Bewegungsabläufe schneller zu optimieren, um Bewegungsrichtungen zum Schutz eines Gelenkes zu behindern, Muskelkater zu verhindern oder Schwellungen und Blutergüsse zu therapieren, um nur einige der vielfältigen Anwendungsgebiete zu nennen.

Das Gute am Taping ist, dass jeder mit etwas Übung und Geschick schnell lernen kann, wichtige Tape-Anlagen selbst zu kleben. Wenn Sie beispielsweise eine Mannschaft oder einzelne Sportler trainieren und betreuen, können Sie die wichtigsten Tape-Anlagen, die für die entsprechende Sportart oft gebraucht werden, erlernen und bei Bedarf sofort anwenden. Auch Trainingspartner können sich so gegenseitig unterstützen und versorgen. Wenn der Fuß oder das Bein betroffen ist, könnte der Sportler die Tapes oft auch selbst anlegen – die praktischen Anleitungen dazu wurden in unserem Taping-Selbsthilfe-Buch schon beschrieben. Einfacher und oft auch effektiver wirksam ist es jedoch, wenn das Tape durch eine zweite Person angelegt wird. Daher wird in diesem Buch überwiegend diese Vorgehensweise beschrieben.

Alles Wissenswerte rund ums Taping, die spezifischen Anwendungsgebiete und die Tape-Anlagen selbst werden so ausführlich und verständlich beschrieben, dass es für Laien gut nachvollziehbar ist. Doch auch Physiotherapeuten, die Sport-Taping professionell betreiben wollen, erhalten mit diesem Buch eine gute Basis.

Kempten, im Januar 2014
John Langendoen

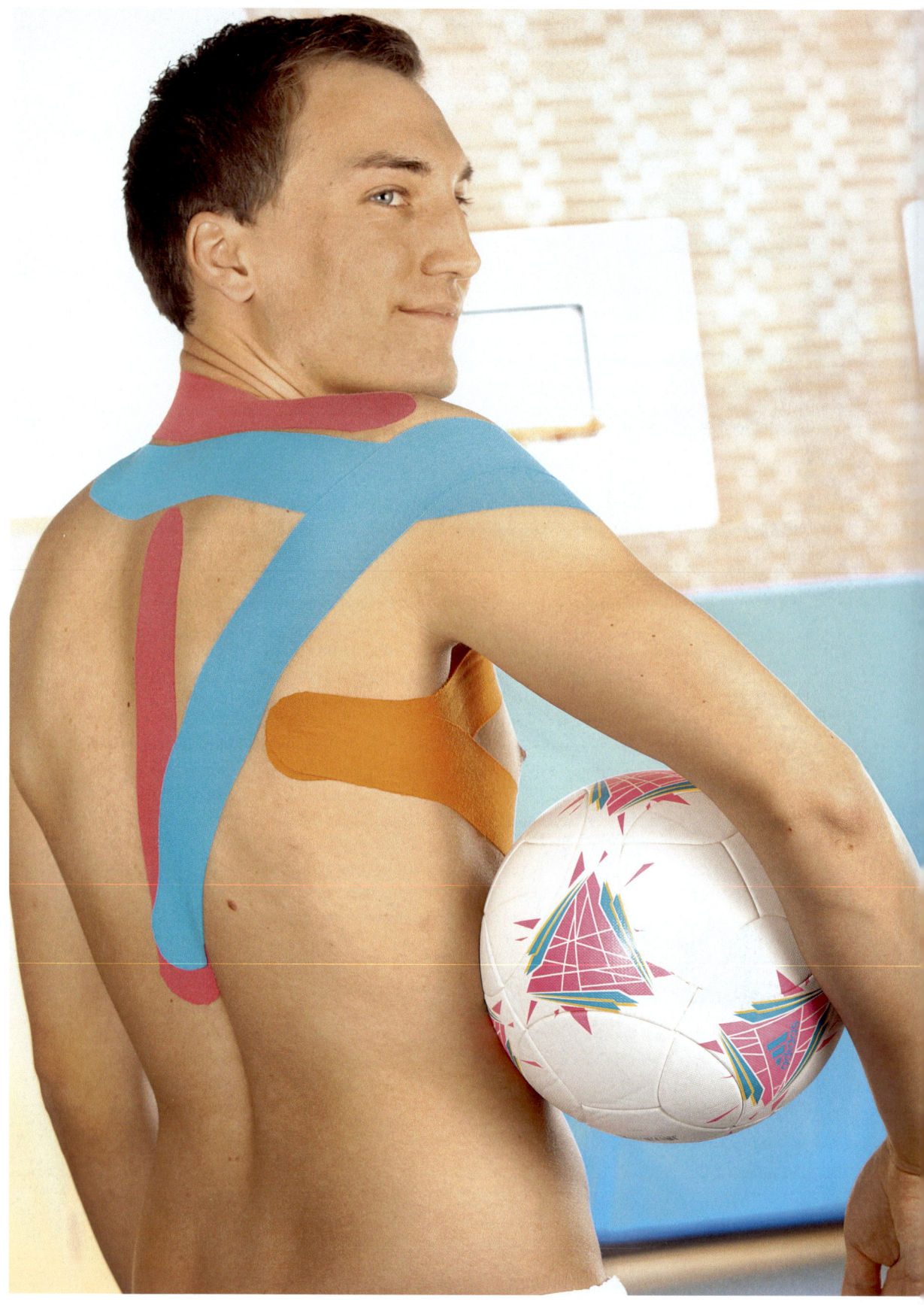

Sport-Taping: die Basics

Viele Sportler kennen und schätzen bereits die unkomplizierte Unterstützung, die sie durch Tapes erfahren. Tapes sind außerordentlich vielseitig einsetzbar. Um die Wirkungsweisen und die richtige Anwendung zu verstehen, werden Sie hier mit den Grundlagen vertraut gemacht.

Vorbeugen, schneller heilen, besser trainieren

Egal welchen Sport Sie betreiben, ob Sie laufen, mountainbiken, skaten, Fußball spielen, tanzen, klettern oder sich anderweitig betätigen – Tapes können Ihnen dabei helfen. Sie lindern Schmerzen, beugen Verletzungen vor, optimieren das Training, stabilisieren schwache Gelenke und vieles andere mehr. – Und alles völlig ohne Nebenwirkungen!

Aus dem Profi-Sport ist Taping nicht mehr wegzudenken und auch im Hobby- und Vereinsbereich findet es immer mehr Anhänger. Denn man kann kaum etwas falsch machen: Richtig angelegt, spürt man sofort den positiven Effekt. Wenn es dagegen zieht, schmerzt oder wirkungslos ist, stimmt die Tape-Anlage nicht. Dann muss noch einmal neu geklebt werden.

Falls Sie Tapes bisher nur aus der Ferne gesehen haben: Tapes sind selbst klebende Bänder (englisch „tape"), die auf einer Seite eine hautverträgliche dünne Klebeschicht haben und damit direkt auf die Haut geklebt werden. Es gibt sowohl nicht dehnbare als auch elastische Tapes. In diesem Buch geht es überwiegend um elastische Tapes. Wenn wir „Tape" schreiben, meinen wir dehnbares Tape. Nach einer Verletzung kann auch rigides Taping sinnvoll sein, um beispielsweise ein geschädigtes Gelenk ruhigzustellen. Dies ist, wenn überhaupt, allerdings meist nur in den ersten Tagen notwendig. Die entsprechenden Tape-Anlagen lernen Sie ebenfalls in diesem Buch kennen. Später ist auch hier elastisches Tape besser, welches so geklebt wird, dass die Verletzungsbewegung nicht mehr möglich ist, alle anderen Gelenkbewegungen aber schon.

Weniger Schmerz, bessere Beweglichkeit

Ein gutes Beispiel für den Einsatz von elastischem Tape ist die Anlage bei einem verstauchten Knöchel. Nach der Anlage der Tapes kann der Betroffene sofort wieder relativ normal gehen. Denn die schmerzhaften Bewegungsrichtungen lassen sich durch das Taping verhindern. Das betroffene Gelenk erhält eine gezielte Stütze, wodurch das Umknicken vermieden wird. Die schmerzfreien Fußbewegungen beim Laufen werden jedoch nicht behindert. Nach diesem Prinzip lassen sich alle Körperteile tapen, bei denen verletzte Strukturen unterstützt und stabilisiert werden müssen. Mit Taping lässt sich verletztes Gewebe schützen, ohne die erwünschte Beweglichkeit des Körpers einzuschränken.

Ein weiteres gutes Einsatzgebiet für Tapes sind Muskelverspannungen, die beispielsweise durch einseitige oder steigende Belastung im Training entstehen können. Viele Sportler leiden unter schmerzhaften Schulter- oder Rückenmuskelverspannungen. Auch hier gilt wieder das Prinzip, dass die Tapes die schmerzfreie Beweglichkeit vergrößern. In diesem Falle wird mithilfe der Tapes die

Muskelspannung so verändert, dass man sich schmerzfreier bewegen kann. Ist es beispielsweise die verkrampfte Rückenmuskulatur, die einen daran hindert, sich schnell und frei zu drehen oder zu strecken, führt das Tapen dazu, dass sich die Muskulatur entspannt. Dieser Effekt ist meist sofort nach der Anlage des Tapes spürbar und messbar. Probiert der Sportler die Problembewegung aus, spürt er nun den Zug des Tapes, jedoch keine Verspannung mehr. Er gewinnt seine Bewegungsfreiheit zurück. Die Verspannungen behindern ihn nicht mehr.

Beim Tapen geht es oft um die Beziehung zwischen Schmerz und Bewegung – also weniger Schmerzen zu verspüren und damit mehr Bewegung zu ermöglichen. Häufig ist es so, dass gezielte Bewegungen die Schmerzen lindern könnten. Jedoch bewegen sich die meisten Menschen, wenn sie Schmerzen haben, eher nicht. Sie halten den betroffenen Körperteil als Schutzmaßnahme still, damit die Schmerzen nicht stärker werden. Es ist aber durchaus empfehlenswert auszuprobieren, welche Bewegungen schmerzfrei möglich sind und bei welchen schmerzhaften Bewegungen der Schmerz durch mehrmaliges Wiederholen abnimmt. Probieren Sie beispielsweise bei einer Muskelprellung – mit Schwellung, Schmerz und Steifigkeit – aus, welche Bewegungen schmerzfrei sind bzw. bei welchen der Schmerz nach einer Weile nachlässt. Ist Gehen oder sogar leichtes Joggen möglich? Je wärmer die Muskulatur wird, desto besser die Durchblutung. So wird der Abfluss der Schwellung gefördert und der Schmerz nimmt schneller

ab. Nach zwei Tagen sollte das übliche Training wieder möglich sein.

Ein weiteres Beispiel, bei dem der Schmerz bzw. die Angst davor die eigentlich heilsame Bewegung verhindert, ist der Rückenschmerz, der von der unteren Lendenwirbelsäule ausgeht. Viele Menschen, speziell auch Sportler, kennen Rückenschmerzen aus eigener Erfahrung; 80 Prozent leiden ein- oder mehrmals im Leben darunter. Schmerzen in der unteren Lendenwirbelsäule sind häufig so stark, dass man sich am liebsten gar nicht mehr bewegen möchte. Die Angst vor dem starken, einschießenden Schmerz zwingt einen geradezu zum Ruhighalten. Man möchte einfach nur noch liegen. Eine entsprechende Tape-Anlage auf Lendenwirbelsäule und Becken kann das Gefühl von Halt und Bewegungsführung vermitteln. Somit traut man sich wieder, sich mehr zu bewegen und kann das Training schneller wieder aufnehmen.

wichtig

In vielen Fällen ist die Bewegung die eigentliche Medizin bzw. Therapie. Taping ist also kein Ersatz für Bewegung. Es ist vielmehr ein Hilfsmittel, das einerseits Bewegung gezielt begrenzt und schmerzhafte Bewegung verhindert und andererseits die Bewegung verändert, fördert und Schmerzen lindert. Dadurch kann entweder das Training schneller wieder aufgenommen bzw. muss gar nicht ausgesetzt werden

Vielseitige Einsatzmöglichkeiten

Bei akuten Gelenkverletzungen, die mit schmerzhaften Bewegungseinschränkungen einhergehen, kann Taping in jedem Stadium hilfreich sein. Wenn zum Beispiel bei einer

akuten Verstauchung des Knöchels unbelastete Fußbewegungen wehtun, kann das Sprunggelenk gezielt getapet werden. Das Eintapen, auch bei akuten Knie-, Schulter-, Ellbogen-,

Hand- oder Wirbelsäulenbeschwerden, begrenzt die schmerzhafte Bewegungsrichtung und fördert auf diese Weise das schmerzfreie Bewegungsausmaß.

Gelenkschmerzen. Oft ist es auch so, dass Sportler nach dem Training oder Spiel Gelenkprobleme verspüren und sich mit Eis kühlen. Tapes können die Schmerzen verringern oder sogar verhindern. Besser noch, Tapes beim Training können zu verbesserten Bewegungsabläufen beitragen, die Trainingsbelastung ist gelenkschonender. Das Tape vermindert das Muskelungleichgewicht bzw. verändert die Gelenkstellung. Ein praktisches Beispiel sind Schmerzen im Kniegelenk, die bei oder nach Belastung auftreten: Die Belastung des Knies bei wiederholtem In-die-Hocke-Gehen oder Drehen ist besser erträglich, wenn ein Tape die Drehstellung des Unterschenkels gegenüber dem Oberschenkel verändert. Alle schmerzhaften Gelenke und Wirbel, die von Überlastung, Fehlbelastung oder Entzündungen betroffen sind, können getapet werden.

Verspannungen. Verspannte Muskeln könnten mit Taping, vor allem aber durch Üben mit Tape, schneller lockerer und flexibler werden. Verspannte Muskeln an der Rückseite des Oberschenkels („Ischios") sind verletzungsanfälliger bei Sportlern bzw. spielen häufig eine Rolle bei Lendenwirbelsäulenbeschwerden oder instabilen Kniegelenken. Im Gegenzug können schwache Muskeln mit Tape besser trainiert werden, wie z. B. der innere Anteil des vierköpfigen vorderen Oberschenkelmuskels („Quadrizeps") nach einer Muskelzerrung oder gar einer Kreuzbandoperation. Muskelverspannungen können auch bei Nervenschmerzen wie Ischias-Schmerzen auftreten. Lange Tapes, die über zwei Gelenke angelegt werden, lindern Nervenschmerzen am besten, wonach auch die Muskeln entspannen.

Schwellungen. Schwellungen und Blutergüsse lassen sich ebenfalls gut mit Taping verringern. Eine Schwellung der Wade nach einem Tritt bei einem Mannschaftsport (Pferdekuss) oder ein geschwollener Knöchel nach dem Umknicken (Supinationstrauma) sind häufige Beispiele. Auch ein Bluterguss im Daumenbereich aufgrund einer Prellung beim Volleyball kann mithilfe einer Tape-Anlage rasch wieder abklingen.

Unterstützung ohne Nebenwirkungen

Taping wirkt ohne chemische oder pharmazeutische Substanzen, die das Stoffwechselgeschehen ungünstig beeinflussen könnten. Wenn ich Knieschmerzen habe, kann ich Tabletten schlucken, mir eine Spritze geben lassen oder mich tapen lassen. Bei einer Medikamenteneinnahme könnten unerwünschte Nebenwirkungen auftreten. Das Schlimmste, was beim Taping passieren kann, ist das Auftreten von Hautreaktionen, z. B. bei empfindlichen Hauttypen oder fragwürdiger Qualität des Tapematerials. Oder dass es nicht hilft, weil das Tape nicht korrekt angelegt wurde.

Man kann bei einer Verletzung zweigleisig fahren. Die Dosis notwendiger Schmerzmedikamente könnte durch effektive Tape-Anlagen möglicherweise reduziert werden. Die Behandlung der Verletzung mit elastischen Tapes lässt sich auch mit weiteren Methoden kombinieren, beispielsweise mit manueller Therapie, manueller Lymphdrainage, Akupressur, Trigger-Punkt-Therapie, Magnetfeldtherapie bzw., durch nasses Tape, Elektrotherapie.

Sportphysiotherapie und Reha

Taping ist eine mögliche ergänzende Maßnahme, um den Behandlungserfolg bei einer Verletzung zu verbessern, zu verstärken und zu erhalten. Durch Taping können schneller Fortschritte gemacht werden beziehungsweise kann die Rehabilitation progressiver gestaltet werden. Nach dem Tapen sollte der Sportler sofort eine positive Rückmeldung geben: Es muss sich gut anfühlen und er fühlt sich sicherer beim Bewegen und Belasten, zum Beispiel wenn ein instabiles Gelenk die Ursache der Beschwerden ist. Durch verbesserte Stabilität und das Gefühl der Sicherheit traut sich der Sportler sich wieder mehr zu belasten. Wenn ein Sportler ein gewisses Tape immer wieder braucht, kann er schnell lernen, es selbst anzulegen. Sportler werden durch die Möglichkeit des Tapings selbstständiger. Das ist sowohl für den Physiotherapeuten als auch für den Sportler ein erstrebenswerter Effekt – auch und vor allem im Teamsport mit dauerhafter medizinischer Betreuung. Die allgemeine Erfahrung ist, dass diese Eigeninitiative den Sportler motiviert und seine Mitarbeit fördert. Er übernimmt mehr Verantwortung für seinen Beruf, seine Leistung und seine Körperpflege. Die Tapes stellen manchmal auch eine optische Erinnerungshilfe dar, regelmäßig notwendige Reha-Übungen durchzuführen. Die innere Motivation und Eigenverantwortung („Compliance") wird durch das Taping einfach und fast wie von selbst verbessert.

Wie wirkt Taping?

Die sofortige Wirkung des Tapings ist oft verblüffend. Es kann unmittelbar nach der Anlage des Tapes spürbare und messbare Veränderungen im Schmerzerleben und Bewegungsverhalten geben. Der Arm, das Bein kann viele Grade weiter gehoben werden. Die Wade ist freier, der Griff fester. Die Schulterverspannung ist beim Drehen des Kopfes verschwunden.

Dass Taping wirkt, ist also unbestritten. Doch bei der Frage, wie diese Wirkungen zustande kommen, bleibt es bei Mutmaßungen und Hypothesen. Im Grunde genommen sind die meisten Erklärungsversuche rein spekulativ, denn wissenschaftliche Belege für die vermuteten Wirkweisen gibt es nur wenige. Belegt ist nur, dass der abschwellende Effekt über das Lymphsystem funktioniert, die im Rückenmark eintretenden Nervensignale verändert sind und sich verspannte Muskeln bei korrekt angelegten Tapes entspannen.

Schmerzreduktion

Ein Erklärungsmodell, das uns sehr einleuchtend erscheint, ist die Anregung von bestimmten Nervenendigungen, Rezeptoren, in und unter der Haut. Diese dienen dazu Reize, z.B. potenzielle Gefahren, die das Gewebe schädigen könnten (und zu Schmerzen führen), Temperaturen, Bewegungen und Berührungen wahrzunehmen. Es gibt sogar eigene „Streichelfasern", die für sehr sanfte Berührungen zuständig sind und damit auch eine soziale Funktion im menschlichen Miteinander erfüllen. Streicheleinheiten tun gut und helfen bei körperlichen und z.B. seelischen Problemen. Klebt man nun Tape auf die Haut, hat das Auswirkungen auf die Rezeptoren. Um sich die möglichen Mechanismen vorstellen zu können, muss man zunächst wissen, dass die Haut unser größtes Organ und in Schichten aufgebaut ist. Vor allem an den Grenzflächen der verschiedenen Schichten befinden sich unzählige Nervenendigungen, die auf Zug oder Druck reagieren. Wird nun das Tape als Extraschicht auf die Haut aufgebracht, könnte sich das Gleit- und Reibungsverhalten der Haut- und Faszienschichten bei einer Bewegung verändern; dadurch werden auch die Signale von den hier sitzenden dynamischen Mechanorezeptoren modifiziert. Diese Signale werden zum Hinterhorn des Rückenmarks gesendet. Das Hinterhorn ist die Eintrittsstelle des zentralen Nervensystems und von da aus werden hereinkommende Signale aufsteigend zum Gehirn geleitet und dort als Schmerz, Druck, Zug, Kälte, Wärme oder Bewegung wahrgenommen. Diese Hypothese der Aktivierung der Bewegungsmelder auf den Grenzflächen der Gewebsschichten ist bislang die bevorzugte Erklärung für die sofortigen Effekte (Zunahme der schmerzfreien Beweglichkeit) des Tapings.

Um zu vermeiden, dass sich das Nervensystem durch anhaltende, eintönige Signale zu schnell gewöhnt und abschaltet (adaptiert) und das Tape nur kurzfristig wirkt, scheint es wichtig zu sein, die Ausgangsstellung beim Tapen so zu wählen, dass bei Bewegungen die Zugwirkung vom Tape zu- und abnimmt. Man muss auch beachten, dass die Mechanorezeptoren in den Gelenkkapseln, vor allem am Bewegungsende, und die Rezeptoren des Bindegewebes vor allem während Bewegungen aktiviert werden. Auch die Geschwindigkeit der Nervensignale ist unterschiedlich. Schön für uns, dass Signale der Bewegung und Berührung schneller als Schmerzimpulse ins Rückenmark gelangen. Erstere scheinen die Letzteren unterdrücken zu können. Sowohl die Position des Körperteils als auch die Richtung des Tapes beeinflussen die Wirkung. Daher wird beides bei der Beschreibung der Tape-Anlagen jeweils genau dargestellt. Es ist oft verblüffend, dass schon kleine Änderungen beispielsweise des Zuges, mit dem das Tape aufklebt wird, die Wirkung stark beeinflussen können. Was es mit dem Zug auf sich hat, wird später ausführlich erläutert.

Stützfunktion

Mit stärkerem Tapezug ist es möglich, die Stellung von knöchernen Strukturen zu verändern. Zum Beispiel kann mithilfe von Tape-Anlagen die Stellung des Schlüsselbeins so korrigiert werden, dass bei Armbewegungen das Schultereckgelenk nicht mehr aneckt und nicht mehr wehtut. Tatsächlich ist der Nachweis von einer Veränderung der Knochenposition am Kniegelenk durch ein Tape von Japanern erbracht worden. Es ist möglich, mit einem Tape sowohl den Unterschenkel gegenüber dem Oberschenkel nach innen als auch nach außen zu verdrehen. Vor allem das Erstere ist bei vielen Knieproblemen wichtig und schmerzlindernd. Solche Feinheiten entscheiden häufig darüber, ob die Tape-Anlage funktioniert oder nicht.

Taping reduziert Schwellungen

Einige Studien haben belegt, dass Taping Schwellungen wie Blutergüsse nach Traumen oder sekundäre Lymphödeme erstaunlich verringern kann. Die Tape-Anlage scheint den Abtransport der überschüssigen Flüssigkeit zu fördern, allerdings nur, wenn dazu auch bewegt wird. Die vorher beschriebene Wirkung auf das zentrale Nervensystem könnte auch hier die Erklärung bieten. Es werden womöglich Nervenzellen und -bahnen des unwillkürlichen Nervensystems aktiviert, die die Aufgabe haben, die Blutgefäße zu entspannen und zusammenzuziehen, also die Durchblutung zu regeln. Die glatten Muskeln der Lymphgefäße könnten in einem höheren Rhythmus arbeiten. Die Tapes bei Schwellungen, die lymphatisch wirkenden Tapes, werden im Gegensatz zu Muskel-, Nerv- oder Gelenktapes immer ohne Zug auf einem entspannten Körperteil angelegt. Bei Bewegungen kann beobachtet werden, dass sich das Tape streckt oder faltet und somit die festgeklebte Haut mitstreckt und mitfaltet. Diese Falten oder Wellen werden Konvolutionen genannt. Das Falten und Entfalten der Hautschichten bei Bewegungen könnten ähnlich wie bei einer manuellen Lymphdrainage den Abtransport der Flüssigkeit aus dem geschwollenen

Gewebe beschleunigen. Bei Schwellungen ist Lymphtaping also sehr sinnvoll! Gerade bei akuten Ergüssen im Sport sind diese Tape-Anlagen unerlässlich geworden. Aber auch zur schnelleren Regeneration nach Anstrengungen ist es sehr empfehlenswert. Das Anheben der Haut in Wellenform könnte auch den Flüssigkeitsdruck im direkt darunterliegenden Gewebe reduzieren. Das würde einen positiven Kreislauf in Gang setzen: weniger Flüssigkeitsdruck → weniger Schmerz → wenn es weniger schmerzt, ist mehr Bewegung möglich → mehr Bewegung verbessert den Lymphtransport → vermehrter Lymphabfluss verringert die Schwellung. Diese Modellvorstellung ist sehr verbreitet und wird oft sogar auf dem Beipackzettel in der Schachtel des Tapes schematisch abgebildet.

Funktionen des Tapings

Prinzipiell können Tapes folgende Funktionen – auch oft in Kombination – haben:

- Schutzfunktion: Bewegungen begrenzen, um verletztes Gewebe zu schützen und damit auch Schmerzen zu vermeiden, im Sport zur Vorbeugung von Gelenkverletzungen.
- Korrekturfunktion: Stellung von knöchernen Strukturen verändern, um Bewegungsabläufe und -ausmaß zu verbessern und um Muskeln automatisch zu aktivieren.
- Durchblutungsverbesserung: fördert die Selbstheilung des Körpers.
- Lymphdrainage- und Mikromassagefunktion: um die örtliche Flüssigkeitsdynamik anzukurbeln.
- Mechanorezeptoren aktivieren: Aktivität der Rezeptoren erzeugt aufsteigende Signale zum zentralen Nervensystem, die Schmerzen hemmen, Muskeln aktivieren und entspannen können.
- Erinnerung: Sicht- und spürbare Tapes erinnern den Patienten daran zu üben und mittlerweile werden Tapes auch schon als „Schmuck" getragen, zum Beispiel Handgelenktapes in der Farbe des Trikots.

Somit lassen sich folgende Effekte erzielen:

- Der Schmerz nimmt ab.
- Das Bewegungsverhalten wird besser.
- Muskeln können entspannen.

- Eine fehlerhafte Gelenkstellung kann korrigiert werden.
- Schwellungen nach Sportverletzungen werden schneller abgebaut.
- Bessere und schnellere Abheilung von verletzten Strukturen.
- Das Gleiten/Reiben der Hautschichten verändert sich.
- Nervenschmerzen, die durch an Nerven angrenzendes Gewebe wie Knochen, Gelenke oder Muskeln verursacht werden, und die dazugehörenden Muskelverspannungen können gelindert werden.
- Vorbeugung: Man kann schwache Gelenkstrukturen durch Taping stützen, um z. B. ein Umknicken des Fußgelenks beim Sport oder eine erhöhte Belastung zu verhindern.

wichtig

Völlig gesundes Gewebe braucht kein Tape! Taping macht immer nur dann Sinn, wenn es Probleme, Funktionsstörungen oder Gewebsschäden gibt. Eine wichtige Ausnahme ist Taping zur Vorbeugung von Gelenkverletzungen im Sport, wie das Tapen der Sprunggelenke der Fußballspieler. Wenn Sie dagegen völlig gesunde, einwandfrei arbeitende Muskeln, die nicht überaktiv oder zu wenig aktiv sind, tapen, werden Sie damit keine Verbesserung der Muskelkraft oder -funktion erreichen.

Wann ist Taping nicht geeignet?

Auch wenn Tapes bei sehr vielen körperlichen Problemen, Verletzungen und Beschwerden eingesetzt werden können, gibt es doch auch Krankheiten oder Situationen (Gegenanzeigen, Kontraindikationen), bei denen man nicht tapen sollte.

Ungeklärte Beschwerden. Wie bei jeder anderen therapeutischen Maßnahme auch muss zunächst die richtige Diagnose gestellt werden, bevor man therapieren kann. Das gilt auch für das Taping. Solange nicht klar ist, woher Ihre Schmerzen oder Beschwerden rühren, sollten Sie auch nicht tapen, sondern zunächst gemeinsam mit Ihrem Arzt oder Therapeuten klären, welche Grundursachen Ihre Beschwerden haben.

Offene Wunden. Tapes sollten prinzipiell nur auf unversehrte, stabile Hautpartien geklebt werden. Auf offene, blutende, nässende oder entzündete Wunden, die oft bei Kontaktsportarten auftreten, darf man kein Tape aufbringen. Das Gleiche gilt für noch offene Operationsschnittstellen oder durch Verbrennungen geschädigte Haut. Leichte Abschürfungen oder kleine Kratzer stellen dagegen keine unbedingte Gegenanzeige dar. In solchen Situationen ist Ihr eigenes Empfinden der beste Indikator. Auch wenn das Tape elastisch ist und die Hautbewegung zum Teil mitmacht, stellt es eine (Zug-)Belastung für die Haut dar. Diese Belastung verkraftet die Haut am besten, wenn sie intakt und gesund ist.

Dünne, empfindliche oder schlaffe Haut. Je stabiler und fester die Haut und das darunterliegende Bindegewebe sind, desto stärkere Zugbelastungen können unbeschadet überstanden werden. Bei dünner, schlaffer oder faltiger Haut sollte man nicht tapen, vor allem nicht mit starkem Zug, weil die Haut sonst

Schaden nehmen oder Blutergüsse entstehen könnten. Die Haut an der Innenseite der Oberarme und der Oberschenkel ist wesentlich empfindlicher als beispielsweise an der Wade oder am Rücken. Auch darauf muss bei der Tape-Anlage und bei der Entfernung des Tapes geachtet werden. Im Gesicht und vorn am Hals wird immer ohne Zug getapet. Generell gilt: Je straffer das Gewebe ist, desto besser funktioniert und wirkt das Tapen. Bei vermehrtem Unterhautfettgewebe oder bei schlaffer Haut lässt es sich nicht so wirkungsvoll anwenden.

Hauterkrankungen oder -unverträglichkeit. Bei Hauterkrankungen wie Neurodermitis, anderen Ekzemen oder Schuppenflechten (Psoriasis) sollte man nicht tapen. Bei einigen Menschen mit empfindlicher Haut löst der Farbstoff oder der Kleber Unverträglichkeitsreaktionen aus.

Ödeme bei Herzproblemen. Ödeme lassen sich sehr gut mit Tape-Anlagen behandeln. Bei sehr großen Ödemen muss man allerdings mit einkalkulieren, wie viel Mehrarbeit das Herz verkraften kann. Der vermehrte Zufluss von Flüssigkeit über das Lymphsystem zu den Venen erfordert eine höhere Herzleistung. Ist diese sehr beeinträchtigt, könnte es zu Komplikationen führen.

Schwangerschaft. Im Bauchbereich wird bei Frauen in den ersten drei Monaten der Schwangerschaft generell nicht geklebt. Diese Empfehlung ist eine reine Vorsichtsmaßnahme und gilt für viele Anwendungen. Es gibt jedoch keinerlei Belege für negative Effekte. Auch bei Risikoschwangerschaften, bei einem problematischen Schwangerschaftsverlauf und bei frühzeitigen Wehen ist Taping untersagt. Bei einem regulären Schwangerschaftsverlauf dagegen können Schwangere mit Rücken- und Beckenbeschwerden sehr von Taping profitieren.

Weitere Gegenanzeigen. Absolute Kontraindikationen sind, wie üblich für physikalische Maßnahmen:
- Beschwerden mit Fieber unklarer Herkunft
- tiefe Venenthrombose

- Krampfadern
- Tumoren

Unversorgte Knochenbrüche. Gezieltes Taping könnte dagegen bei z. B. einer Schlüsselbeinfraktur oder einem Bruch des unteren Wadenbeins (Weber-Frakturen) eine ärztliche Versorgung sinnvoll unterstützen.

Wie wurde das heutige Taping entwickelt?

Als Vorläufer des elastischen Tapings, um das es in diesem Buch überwiegend geht, kann man das nicht elastische Taping ansehen, das traditionell in der Sportphysiotherapie dazu dient, verletzte Gelenke weitgehend ruhigzustellen (relative Immobilisation) bzw. Gelenkstrukturen vorbeugend zu schützen. Die ersten funktionellen Verbände hat man bereits vor Christus in Ägypten und Griechenland verwendet. Es handelte sich um Stoffstreifen, die in warmes Harz getränkt wurden. Auf diese Weise entstand ein selbstklebender Verband, der nach dem Hartwerden die umhüllten Körperpartien ruhigstellte. In unserer Neuzeit war es ein New Yorker Chirurg namens Gibney, der den ersten, nach ihm benannten funktionellen Verband entwickelte. Er verwendete das, von Beiersdorf entwickelte, Leukoplast, um verletzte Gelenke zu stützen.

Jenny McConnell und Brian Mulligan

Rigides Taping wurde in den 1980er-Jahren durch die australische Manual-Therapeutin Jenny McConnell in der orthopädischen manuellen Therapie (OMT) eingeführt. Ihre umfassende Behandlung bei Beschwerden der Kniescheibe ist weltweit in der Physiotherapie bekannt und durch verschiedene Forschun-

gen bestätigt. Sie führte damit nicht elastische Tape-Anlagen zur Beeinflussung der Muskulatur in die manuelle Physiotherapie ein. Die Nachteile ihres rigiden Sport-Tapes für die Haut wurden erkannt. Deshalb wird zuerst eine Unterschicht zum Hautschutz verwendet, so wie im Sport ein Underwrap benutzt wird. Dennoch ist der Tragekomfort, vor allem bei längerer Anwendung des rigiden Tapes, begrenzt. Diese und weitere Nachteile vom rigiden Taping, wie eine mögliche Beeinträchtigung der Zirkulation, können durch elastisches Tape aufgehoben werden. Auch der neuseeländische Physiotherapeut Brian Mulligan benutzte rigide Tapes, um den Effekt manueller Therapiebehandlungen nachzuahmen und zu verlängern.

Kenzo Kase

Kenzo Kase, ein japanischer Chiropraktiker und Praktizierender der angewandten Kinesiologie, war der Erste, der mit elastischem Tapematerial experimentierte. Kase entwickelte in den 1970er- und 1980er-Jahren in den USA und später in Tokio elastisches Klebematerial. Er wollte gezielt die Eigenschaften der Haut nutzen und nachahmen und so die Zirkulation und den Stoffwechsel fördern, um den Heilungsprozess zu unterstützen. Seine

Taping-Methode basiert auf den Prinzipien der angewandten Kinesiologie und wurde daher Kinesio-Taping genannt.

International bekannt wurde das Kinesio-Taping mit den auffallenden roten und blauen Klebestreifen durch die japanische Volleyball-Nationalmannschaft bei den Olympischen Spielen in Sydney 2000, durch die US-Postal-Radmannschaft mit Lance Armstrong bei der Tour de France 2001 und vor allem durch die koreanische Fußballnationalmannschaft bei der FIFA-Fußballweltmeisterschaft 2002 in Korea und Japan. Durch den holländischen Profifußballspieler Alfred Nijhuis, der nach einem Japan-Engagement mit positiven Taping-Erfahrungen in Deutschland tätig war, kam es 2001 zu einem Taping-Seminar mit Kenzo Kase in Deutschland.

Schmerzlinderung beim Bewegen und Schwellungsreduktion waren von Anfang an wesentliche Erfolgssäulen der Kase-Methode. Speziell die von Kase vorgestellten, mehrfach geschnittenen, lymphatisch wirkenden Tapes sind auch hier schon lange anerkannt. Generell sind jedoch die japanischen bzw. fernöstlichen Vorgehensweisen und deren angewandte Kinesiologie zum Teil nicht mit unserer westlichen Medizin und Therapie kompatibel. Das erklärt, warum das Kinesio-Taping auch bei japanischen Schulmedizinern nicht unumstritten ist.

Umgekehrt sind unsere Vorgehensweisen und Konzepte der manuellen Therapie und der Physiotherapie in Fernost nicht geläufig und gängig. So wundert es nicht, dass seitdem verschiedene Therapeuten und Ärzte eigene Interpretationen und Ideen in das Taping eingebracht haben.

Die von uns entwickelte Taping-Methode, das Kinematic Taping®, zeichnet sich dadurch aus, dass sie auf den Prinzipien der internationalen manuellen Physiotherapie beruht und sich damit nahtlos in jeden physiotherapeutischen Behandlungsplan einfügen lässt, wenn es hilfreich und notwendig erscheint. Möglicherweise haben Sie selbst das Taping auch im Rahmen Ihrer Physiotherapie kennengelernt. Im Folgenden wollen wir Ihnen kurz die Grundlagen unseres Taping-Konzepts vorstellen.

Die Grundlagen des Kinematic Tapings®

Kinematic Taping® verknüpft die Vorteile vom Taping mit elastischem Tape mit den Untersuchungs- und Behandlungsprinzipien der internationalen manuellen Therapie. Diese Verschmelzung führte und führt zu einer nicht nachlassenden Entwicklung von effektiven Tape-Anlagen für Sportler.

Physiotherapie

Unser Taping-Konzept entwickelten wir zunächst einmal für Physiotherapeuten. Physiotherapeuten kümmern sich um körperliche Beschwerden, funktionelle Störungen und Aktivitätseinschränkungen. Die Aufgabe der Physiotherapie ist, mithilfe von natürlichen und äußerlichen Heilmitteln die Bewegungs- und Funktionsfähigkeit des menschlichen Körpers wiederherzustellen, zu verbessern bzw. zu erhalten. Die spezifischen Aufgaben eines Physiotherapeuten umfassen unter anderem am Bewegungsapparat:

- Muskelverspannungen anhaltend zu verringern
- Muskeln aufgabengerecht zu trainieren
- nicht ausgewogene Muskelkraft- und Muskellängenverhältnisse (Dysbalancen) zu verbessern
- steife Gelenke beweglicher zu machen
- schmerzhafte Gelenke schmerzfrei zu machen
- fehlerhafte Bewegungsabläufe zu korrigieren
- Nerven besser gleiten zu lassen
- natürlich auch die Zusammenhänge zu erkennen und die Ursachen zu behandeln

Der Physiotherapeut behandelt somit nicht eine Diagnose, sondern therapiert die vorhandenen Funktionsstörungen. Ein und dieselbe Diagnose kann bei unterschiedlichen Patienten zu verschiedenen Funktionseinschränkungen führen und erfordert daher auch individuell angepasste Behandlungen.

Die Physiotherapie besteht im Wesentlichen aus passiven Bewegungen und Dehnungen (Techniken), aktiven Übungen mit und ohne Geräte (Training) und unterstützenden physikalischen Maßnahmen wie Wärme, Kälte oder Elektrotherapie. In diesem Sinne ist auch Taping zu verstehen: eine zusätzliche Maßnahme, die eine angemessene Therapie erfolgreich ergänzt und im Sinne der Eigenverantwortung auch vom Patienten selbst anzuwenden ist. Taping ist prinzipiell kein Therapieersatz. Aber mit Tape können Sie sich besser bewegen, trainieren, funktionieren und dadurch auch Rückfälle verhindern.

Manuelle Therapie

Bei der manuellen Therapie handelt es sich um eine mehrjährige Weiterbildung für Physiotherapeuten. Es geht darum, die Probleme des Bewegungsapparats tief greifender zu verstehen, umfassender zu testen und vielseitiger zu behandeln, wobei der Physiotherapeut vor allem verschiedene Handgriffe erlernt, um spezifische Bewegungstests und Behandlungstechniken mit dem Patienten durchzuführen. Die Fragestellung lautet: Welcher Muskel, welches Gelenk, welcher Nerv verursacht hier den Schmerz? Und welcher Griff hilft hier? Ein Leitmotiv des Manual-Therapeuten ist: je genauer die Therapie, umso besser das Ergebnis, desto schneller die Verbesserung und die

Heilung. Gezielte Übungen tragen wesentlich dazu bei. Der Physiotherapeut gibt Ihnen somit Hilfe zur Selbsthilfe mit auf den Weg, um aktiv und selbstständig Ihren Heilungsprozess zu unterstützen, fortzuführen und erneuten Problemen vorzubeugen. Die Mitarbeit des Patienten ist unerlässlich. Leider durchkreuzt der Schmerz häufig die besten Absichten.

Kinematik

Die Kinematik, vom Griechischen „kinema" (Bewegung), ist die Lehre von der Bewegung von Punkten und Körpern im Raum. Der Manual-Therapeut untersucht die Bewegungen der Gelenke, Muskeln und Nerven, die häufig wehtun, mit speziellen Tests.

Gelenke

In einem Gelenk bewegen sich zwei Knochen gegeneinander. Die Arthrokinematik bezeichnet das Geschehen innerhalb eines Gelenks, wenn sich die Knochen im Raum bewegen. Wenn Sie z. B. Ihr Knie beugen, gleitet dabei der Unterschenkel normalerweise gegenüber dem Oberschenkel nach hinten. Wenn Sie Ihren Arm heben, sollte der Oberarm gegenüber dem Schulterblatt nach unten gleiten. Jedes Gelenk besitzt eigene Strukturen, welche den knöchernen Bewegungsablauf im Gelenk steuern. So wird z. B. beim Schultergelenk die Arthrokinematik vor allem von Muskulatur gesteuert (die Rotatoren-Manschette), beim Kniegelenk läuft die Steuerung über die Kreuzbänder ab.

Der australische Physiotherapeut Geoffrey Maitland (1924–2010) war ein Großmeister im Untersuchen und Bewegen von Knochen gegeneinander. Er lehrte: je besser die Arthrokinematik, umso besser die Gelenkfunk-

tion. Er entwickelte viele Tests und Techniken selbst und dazu ein bahnbrechendes Untersuchungs- und Behandlungskonzept. Er legte die Grundlagen der angloaustralischen manuellen Therapie und wurde unzählige Male mit Orden und Preisen ausgezeichnet, z. B. mit dem Mildred Elson Award des Weltverbands für Physiotherapie und mit dem „Member of the British Empire"-Orden (M.B.E.). Die internationale Föderation für manuelle Therapie IFOMPT verleiht den Geoffrey Maitland Award an herausragende Kliniker.

Muskeln

Muskeln bewegen Gelenke in allen möglichen Richtungen und sorgen auch dafür, dass die Gelenkflächen und -kapseln nicht unnötig belastet werden. Unausgewogene Muskelkraft- und Muskellängenverhältnisse können Muskelschmerzen verursachen; vor allem verspannte Muskeln können schmerzen. Muskeln überqueren häufig zwei Gelenke und Muskelungleichgewichte können somit auch im Nachbargelenk Beschwerden verursachen. Häufig entstehen Kniebeschwerden durch einen Senk-Spreiz-Fuß, z. B. bei joggenden Frauen mit X-Beinen.

Frauen waren maßgebend an der Entwicklung von Muskeltherapien beteiligt. Vor allem die Schweizerin Susanne Klein-Vogelbach, die Amerikanerin Shirley Sahrman und die Australierinnen Carolyn Richardson und Gwendolyn Jull verdienen Erwähnung. Sie lehrten, dass pures Krafttraining selten die Lösung war, sondern dass es darauf ankommt, schwache, verkümmerte Muskeln wieder anspringen zu lassen, um verspannte Muskeln zu entspannen und zu verlängern. Auch Muskelverletzungen brauchen spezielle Betreuung und Tape.

Nerven

Die Neurodynamik befasst sich mit dem Gleit- und Spannungsverhalten der Nerven. Nerven verlaufen über lange Strecken und können an anderen Stellen Schmerzen und Taubheit (eingeschlafene Finger oder Zehen) verursachen als an der Reizstelle. Nervenprobleme können das Bewegungsverhalten eines Gelenks erheblich stören, Gelenkschmerzen verursachen und Muskeln verspannen lassen. „Muskeln schützen Nerven" hat der große australische Meister der Behandlung von Nervenschmer-

zen, Bob Elvey, bereits vor mehr als 30 Jahren gelehrt. Muskeldehnungen helfen hier nicht. Nerven dehnen geht schon gar nicht. Dagegen sind Tapes bei schmerzhaften Nervenbewegungen häufig wahre Wundermittel.

Schmerzhafte Störungen von Nerven, Muskeln und Gelenken können durch Krankheiten, Unfälle, angeborene Abweichungen oder durch ungünstige Bewegungsabläufe, Übungen im Training entstehen.

Schwellungen

Bei Verletzungen treten Schwellungen und Entzündungen auf. Das macht den Schmerz noch schlimmer. Zur Linderung werden häufig Entzündungshemmer verordnet oder wird manuelle Lymphdrainage durchgeführt. Tape-Anlagen zur Abschwellung sind zunehmend bekannt und werden als Ergänzung zur herkömmlichen Behandlung eingesetzt. Speziell Lymphdrainagelehrer und -therapeuten zeichnen sich durch präzises Tapen aus.

Kinematic Taping®

Damit sind wir dann beim Taping, dem Anlegen von Tape, von selbstklebenden Bändern, angekommen. Die Merkmale des Tapings mit elastischem Tape werden nachfolgend ausführlich erläutert. Alle oben aufgeführten Erläuterungen wurden miteinander verknüpft und führten so zum Namen Kinematic Taping®. Das Taping-Konzept mit den 5 Ts, das den Befundungs- und Behandlungsprinzipien der Physio- und manuellen Therapie entspricht: Zuerst analysieren, denken (1. T: Think), dann untersuchen (2. T: Test) und behandeln (3. T: Treat), wenn erforderlich Tapen (4. T: Tape) und mit dem Tape üben, trainieren (5. T: Train). In diesem Ratgeber finden Sie die

genaue Anleitung für hilfreiche Tape-Anlagen. Beim Kinematic Taping® im Sport geht es darum, wie Sie mit Tape-Anlagen
- Muskeln entspannen/verlängern,
- Muskeln leichter trainieren,
- Muskelkater lindern bzw. vorbeugen,
- Nervenschmerzen lindern,
- Gelenke schützen bzw. besser bewegen,
- das gesamte Bewegungsgefühl optimieren (Körperwahrnehmung, Bewegungskontrolle) und
- Schwellungen und Schmerzen wirksam lindern können.

Wie funktioniert Taping?

Tapen ist eine Methode, die relativ einfach zu erlernen und im Sport vielseitig einsetzbar ist. Dennoch erfordert es etwas Geschick und Übung, die Tapes so anzulegen, dass sie den gewünschten Effekt erzielen. Es ist sehr empfehlenswert, erst an gesunden Freiwilligen und sich selbst zu üben, bevor man einen verletzten Sportler tapen will.

Die richtige Technik haben Sie schnell inne. Je mehr Erfahrung Sie damit haben, desto besser und wirksamer können Sie die Methode anwenden. Wenn Sie die Methode erst mit diesem Buch neu entdecken, empfehlen sich zunächst einfache Tape-Anlagen, um das nötige Geschick bei der Anlage zu trainieren und ein Gefühl für die Wirkungen zu bekommen. Üben Sie auch nicht nur an anderen, sondern tapen sich auch selbst, um die Wirkungsweise direkt selbst zu erfahren. Als Einstieg empfehlen wir Ihnen ein lymphatisches Tape und ein Muskel-Tape auf dem Oberschenkel. Seien Sie nicht zu ungeduldig, wenn es die ersten Male noch nicht so gut klappt. In unseren Kursen erleben wir immer wieder, dass die meisten Teilnehmer nach den ersten Versuchen sehr rasche Fortschritte machen. Sie registrieren schnell, ob sich das angelegte Tape gut anfühlt, ob es an der richtigen Stelle Halt gibt und ob die gewünschten Bewegungen leichter auszuführen sind. Eine Tape-Anlage darf nie unangenehm sein! Es muss sich von Anfang an angenehm anfühlen, sonst wurde nicht richtig angelegt. Wenn die Beschwerden zunehmen, ist das Tape falsch angelegt und sollte sofort entfernt werden.

wichtig

Wenn Sie Schmerzen verspüren, die Sie noch nie hatten und sich nicht erklären können, sollten Sie zunächst einen Arzt oder Therapeuten aufsuchen. Mit ungeklärten oder unerklärlichen Beschwerden sollten Sie nicht experimentieren. Tapen ersetzt keinen notwendigen Arztbesuch!

Woraus bestehen die Tapes?

Üblicherweise bestehen Tapes aus Baumwollgewebe. Baumwolle ist ein natürliches Produkt – robust und gut hautverträglich. Die Qualität und Stärke der Baumwollfäden sind wichtig, damit das Tape reißfest ist. Von Billigprodukten, die man zum Teil schon für 5 Euro erhält, raten wir ab. Unregelmäßige Ränder deuten beispielsweise auf eine schlechte Qualität hin, das Tape würde im Randbereich schnell ausfransen und somit an Haltbarkeit und Wirksamkeit verlieren. Die besten Tapes werden zurzeit in Korea hergestellt. Handelsüblich sind meist 5 cm Breite und 5 Meter Länge. Eine solche Taperolle kostet in guter Qualität zwischen 7 und 12 Euro. Auch sind 2,5 und 7,5 cm breite Tapes und längere Taperollen mit bis über 30 Meter Länge erhältlich. Inzwischen gibt es in verschiedenen Formen vorgeschnittener Tapes, welche jedoch deutlich teurer sind. Es gibt auch elastisches Tape aus Nylon, das jedoch die typischen hautähnlichen Eigenschaften von Baumwolle nicht besitzt. Es scheint eher für starke, kurzfristige Beanspruchung geeignet.

Um die gewünschte Elastizität des Tapes zu erhalten, werden synthetische, elastische Fasern beigemischt. Der Synthetikanteil rangiert zwischen 3–4 % Elastan, woraus sich eine unterschiedliche Elastizität ergibt. Die verfügbaren Tapes sind in Längsrichtung, je nach Beimischung (Markenunterschiede), von 50–100 % dehnbar. Es gibt auch schon Tapes, die in 2 Richtungen dehnbar sind; solche Tapes sind zum Beispiel zur Anlage bei einem Bluterguss sinnvoll.

Damit die Tapes auf der Haut kleben, sind sie mit einem Polyacrylatkleber, ähnlich wie bei Wundpflastern, beschichtet. Die Klebeschicht wird wellenförmig aufgetragen, damit man mit minimaler Klebemenge maximale Haftkraft über die gesamte Breite des Tapes erzielt, wenn das Tape sich dehnt. Zu viel Kleber könnte die Haut reizen und behindert die Luftzufuhr und die Transpiration, außerdem bleiben dann Klebereste auf der Haut zurück, wenn das Tape entfernt wird. Bei zu wenig Kleber löst sich das Tape von der Haut. Ein Tape, mit dem wir gute Erfahrungen haben, ist das 3NS® Tex Sporttape aus Korea, das 0,18 Vol % Klebstoffanteil hat, sehr gut haftet und keine Klebereste auf der Haut hinterlässt.

Der Polyacrylatkleber ist in den hier verwendeten Mengen meist gut hautverträglich. Es kommt allerdings immer mal wieder vor, dass Anwender Hautreaktionen auf das Tape zeigen. Der Kleber ist thermoaktiv, er wird durch Wärme aktiviert. Das Tape wird zunächst angelegt und auf richtigen Sitz kontrolliert, gegebenenfalls korrigiert. Erst dann wird der Kleber durch mehrmaliges Streichen mit der Hand, wobei Wärme entsteht, aktiviert. Damit sitzt das Tape fest, kann aber nicht nochmals verändert werden.

Tragekomfort

Es ist wichtig, dass sich das angelegte Tape von Anfang an angenehm anfühlt. Es soll weder schmerzen noch brennen, soll Sie nicht einengen oder Gewebe einschnüren. Falls das der Fall ist, wurde falsch geklebt. Dann runter damit und noch einmal anlegen. Solange der Kleber noch nicht aktiviert wurde, können Sie das gleiche Tape neu aufkleben.

Wenn das Tape durch Streichen und die dabei entstehende Wärmeentwicklung richtig fest geklebt wurde und Sie es dann erneut abziehen, können Sie es nicht noch einmal verwenden, weil es einen Großteil der Klebkraft eingebüßt hat. Tapes sind also Einmalprodukte.

Hautverträglichkeit

Im Allgemeinen sind Tapes gut hautverträglich. Einige wenige vertragen es aber nicht. Woran kann das liegen?

Der Polyacrylatkleber ist in den verwendeten Mengen meist gut hautverträglich, zumindest für die meisten Menschen. Falls bei uns im Kurs jemand Hautreaktionen auf das Taping zeigt, sind dies meist Personen, die auf viele Substanzen empfindlich oder allergisch reagieren. Wenn Sie also wissen, dass Ihre Haut sehr empfindlich reagiert, sollten Sie ein gewähltes Tape zunächst auf seine Verträglichkeit testen. Kleben Sie ein Stückchen davon an einer unauffälligen Stelle auf und lassen sie es einige Tage dran.

- Fängt die Haut sofort an zu jucken oder andere starke Reaktionen zu zeigen, sollten Sie es natürlich unmittelbar entfernen. Das gewählte Tape ist dann offenbar nicht für Sie geeignet.
- Wenn Sie nichts verspüren, lassen Sie es einige Tage drauf. Eine leichte Rötung nach dem Abziehen ist nicht besorgniserregend, insbesondere wenn Ihre Haut empfindlich ist. Quaddeln oder andere Hautveränderungen deuten aber auf Unverträglichkeitsreaktionen hin. Dann sollten Sie ein anderes Tape wählen.

Möglicherweise ist aber nicht der Kleber schuld, sondern die Farbpigmente. Auch diese können bei bestimmten Personen hautreizend wirken. Der eine verträgt schwarzes Tape nicht, der andere reagiert auf Magenta. Es ist nicht immer die gleiche Farbe, die Probleme macht. Das ist offenbar individuell unterschiedlich. Falls Sie bereits auch bei neuen Kleidungsstücken Hautreaktionen bei bestimmten Farben gezeigt haben, sollten Sie entsprechend vorsichtig vorgehen und nicht ausgerechnet diese Farben auswählen. Testen Sie ein kleines Stück, wie oben bereits beschrieben. Meist lässt sich das Problem durch ein Wechseln der Farbe einfach lösen. Manche Hersteller lassen das angefertigte und besprühte Tapematerial einige Tage an der Luft trocknen. Der Oxidationsprozess sorgt dafür, dass Farbe und Kleber besser hautverträglich sind. Manchmal muss man ein wenig herumprobieren und unterschiedliche Tapemarken oder -farben austesten, bis man die individuell gut verträglichen gefunden hat. Im Übrigen gibt es keinen Unterschied in der Wirkung auf Strukturen oder in der Elastizität der verschiedenen Farben. Benutzen Sie einfach die Farbe oder die Farbkombination, die Ihnen am besten gefällt bzw. erlaubt ist. Es gibt keine Beweise für eine spezifische strukturelle Wirkung eines Tapes in einer bestimmten Farbe. Solche Evidenz wird es auch nicht geben. Farben haben für uns Menschen jedoch durchaus große psycho-emotionale Bedeutung und deshalb wird angenommen, dass unser unwillkürliches Nervensystem mit der Lichtfrequenz einer Farbe mehr oder weniger zu beeinflussen ist. Auf diesen Aspekt wollen wir aber hier nicht weiter eingehen. Häufig ist die Farbauswahl bei Sportlern ohnehin eingeschränkt, wenn z. B. ein Sportverband entscheidet, dass nur Tapes in der Farbe der getragenen Sportkleidung erlaubt sind, oder bei Sportarten wie Tanzen, Eiskunstlaufen oder Ballett nur unauffällige, hautfarbene Tapes infrage kommen.

Was passiert beim Schwitzen?

Tapes aus Baumwolle sind luft- und wasserdurchlässig, das heißt, Sie können auch durch das Tape hindurch schwitzen. Wenn das Tape gut und sicher aufgeklebt ist, wird es sich auch durch die Schweißbildung beim Sporttreiben nicht lösen. Dennoch sind Transpiration und Luftzirkulation naturgemäß etwas eingeschränkt. Viel Training und Schwitzen begrenzen die Tragedauer eines Tapes. Viele Sportler tragen ein Tape nur beim Training und nehmen es danach gleich ab. Oft ist es allerdings wichtig, dass gerade nach dem Training oder Spiel Tapes angebracht sind, um Ihre Beschwerden zu lindern oder Überreaktionen der Belastung vorzubeugen. Der Betreuer wird das Tape dann wieder anlegen oder Sie haben das inzwischen selbst gelernt.

Mit Tape duschen und schwimmen?

Ja, auf jeden Fall. Das tägliche Waschen oder Duschen sollte der Tape-Anlage nichts anhaben können. Allerdings ist die Haftkraft in nassem Zustand etwas geringer, daher sollten Sie beim Abtrocknen vorsichtig sein und nicht über die Taperänder rubbeln, sonst könnten sie sich lösen. Besser ist ein Trockentupfen. Einzelne Streifen bekommen Sie so schnell trocken. Sind mehrere Tapes übereinander geklebt, hält sich die Feuchtigkeit hier etwas länger. Ist die nasse Tape-Anlage noch unangenehm kalt, kann man sie zum Beispiel trocken föhnen oder man wickelt für ein Weilchen ein Handtuch darum.

Das Gleiche gilt fürs Schwimmen oder Badengehen. Das Tape sollte hier keine Behinderung darstellen und wird üblicherweise weder durch Chlor- noch durch Salzwasser vom Körper abfallen

Die Haut vorher enthaaren?

Ja. Behaarte Körperbereiche sollten enthaart oder rasiert werden, denn der „Haarteppich" verhindert den Kontakt des Tapes zur Haut. Der direkte Hautkontakt des Tapes ist sowohl für die Wirkung als auch für die Haftfähigkeit unerlässlich. Wenn Sie Tape auf einen stark behaarten Hautbezirk aufkleben, wird das Tape vor allem an den Haaren haften. Die Folge ist, dass es ziept und beim Abziehen schmerzen wird, weil Sie sich mit dem Tape auch viele Haare ausreißen werden. In erster Linie sind Männer davon betroffen, denn bei ihnen ist die Behaarung oft so ausgeprägt, dass sie vorher entfernt werden sollte. Am besten rasieren oder enthaaren Sie sich am Vortag oder zumindest einige Stunden vorher, dann hat die Haut sich schon erholt, bevor das Tape angelegt wird. Bei vielen Frauen ist die Körperbehaarung kaum sichtbar und die Härchen sind so kurz und fein, dass sie sich nicht störend auswirken.

Tragedauer und Haltbarkeit

Die Verweildauer auf der Haut richtet sich ganz nach der gewünschten Wirkung und reicht von wenigen Stunden zur Trainingsunterstützung beim Sport bis zu einer Woche, zum Beispiel bei Lendenwirbelsäulenproblemen. Länger als eine Woche lässt man das gleiche Tape üblicherweise nicht drauf, denn es leiert mit dem Gebrauch aus und die Situation sollte sich spätestens nach einer Woche so verändert haben, dass keine oder eine andere Tape-Anlage erforderlich ist. Wenn das Tape mit starker Vordehnung aufgebracht wurde (Zug), ist die Haltbarkeit kürzer. Je mehr Zug man beim Anlegen verwendet, desto kürzer ist die Haltbarkeit. Außerdem hängt die Haltbarkeit auch von den eigenen Aktivitäten ab. Bei intensivem Sport oder körperlichem Einsatz, wird auch das Tape strapaziert. Man könnte für besonders starke Haftung zum Beispiel bei intensiver Belastung im Sport noch zusätzlich Klebemittel auf das Tape sprühen, wobei das für die Haut belastend sein kann. Je nach Kleber, Gebrauch und Körperteil kann also die Einsatzdauer variieren.

Wie entfernt man die Tapes?

Entfernen Sie die Tapes am besten unter der Dusche. Wenn die Tapes nass sind, lassen sie sich leichter abnehmen. Achten Sie darauf, die Tapestreifen jeweils in der Haarwuchsrichtung abzuziehen. Wenn Sie es vorsichtig machen und den Tapestreifen immer wieder nachfassen, wird es nur wenig ziepen. Wenn Sie das Tape ruckartig herunterreißen, können an empfindlichen Hautstellen wie z.B. in der Kniekehle auch Blutergüsse entstehen. Früher gab es nach dem Abziehen des Tapes manchmal Kleberückstände auf der Haut, die man dann mühsam mit Wasser und Seife oder alkoholischem Reiniger entfernen musste. Heutzutage ist die Klebsubstanz so gut verteilt und gering dosiert, dass keine Klebereste zurückbleiben. Ist die Haut etwas gerötet oder gereizt, sollten Sie die Partien mit einer Pflegelotion versorgen.

Tapes vorbereiten und anlegen – so geht's

Welche Tapeformen gibt es? Warum und wann klebt man mit Zug? Wie bereitet man das Tapen richtig vor? Wie wird bei Schwellungen nach Prellungen, Muskelverspannungen, Gelenkschmerzen usw. geklebt? Im Folgenden führen wir Sie in das praktische Tun ein, verraten kleine Tricks und erläutern die wichtigsten Anwendungsprinzipien.

Tapes abmessen und zuschneiden

Wir verwenden in diesem Buch nur das gängige, 5 cm breite Tape. Nach unserer Erfahrung kann man mit dieser Breite alle Anwendungen abdecken, denn das Tape wird ohnehin spezifisch zugeschnitten. Als erster Schritt wird immer die erforderliche Länge abgemessen. Dazu legt man das Tape (die Schutzfolie noch nicht abziehen!) auf die gleiche Art an, in der auch später geklebt wird. Wenn das Tape also vom

Ellbogen bis zum Handgelenk geklebt werden soll, messen Sie diese Länge ab und knicken das Tape am Ende um. Wie gekürzt wird, lesen Sie in der Beschreibung Schritt für Schritt auf Seite 38. Wenn Sie nun also das Tapestück in der richtigen Länge haben, muss es – je nach Tape-Anlage – noch in die richtige Form gebracht werden.

Tapeformen

I-Form. Das abgeschnittene Stück Tape hat eine sogenannte I-Form. Diese Form ist die einfachste und meistgebrauchte.

Y-Form. Es gibt unzählige weitere Formen, je nachdem, wo Sie einschneiden. Beim symmetrischen Einschneiden in Längsrichtung von einem Ende aus entsteht die Y-Form. Bei manchen Anlagen oder größeren Körperteilen, wie z.B. gut entwickelten Oberschenkel- oder Wadenmuskeln, kann man statt einer Y-Form auch 2 I-Formen nehmen und wie ein Y kleben. Y-Zügel können auch asymmetrische Schenkel haben, z.B. weil Finger nun mal unterschiedlich lang sind.

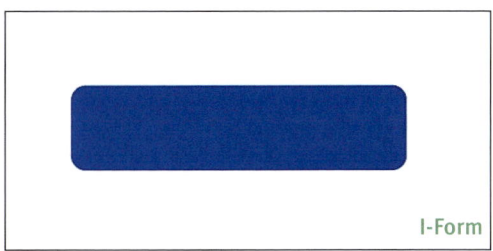

I-Form

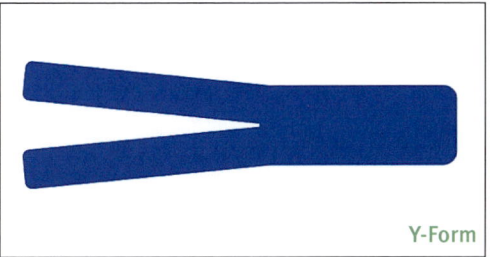

Y-Form

X-Form. Wenn Sie das abgeschnittene Stück Tape in Längsrichtung von beiden Seiten einschneiden, erhalten Sie eine X-Form.

3-Zack. Durch Mehrfachschnitte entstehen weitere Formen, direkt aus der Welt von Neptun und Poseidon, wie der 3-Zack, bei dem von einer Seite her zweimal längs eingeschnitten wird. Diese Form wird zum Beispiel bei Lymphtapes verwendet.

4er-Tentakel. Auch der 4er-Tentakel, bei dem Sie ein Stück Tape dreimal möglichst gleichmäßig längs einschneiden, ist für Lymphtapes gebräuchlich. Damit können Sie auch eine größere Schwellung gut abdecken, wobei Sie die einzelnen „Tentakeln" auseinanderspreizen. Reicht das zum Abdecken der Breite noch nicht aus, verwenden Sie zwei 4er-Tentakel nebeneinander.

Das sind bereits schon alle Formen, die Sie für die Tape-Anlagen in diesem Buch benötigen. Viele weitere Formen und Kombinationen sind möglich. Wichtig ist jedoch, dass die Tape-Anlage funktionell anatomisch korrekt bleibt. Gewebestrukturen des Körpers, die Kräfte übertragen, kennen in der Regel keine scharfen Kurven oder rechten Winkel.

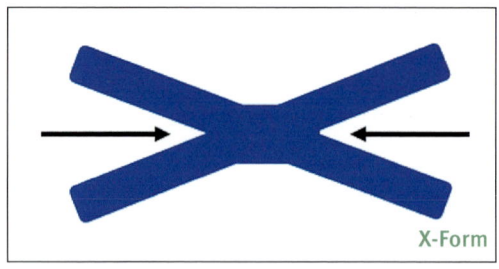

X-Form

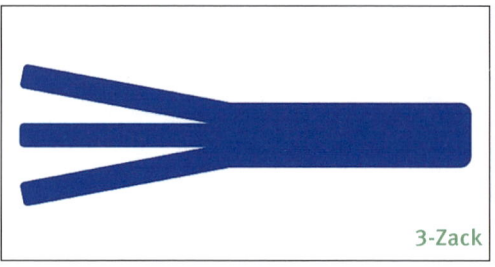

3-Zack

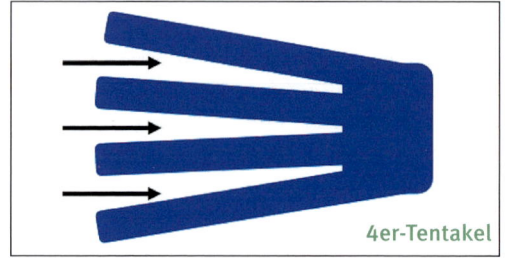

4er-Tentakel

Mit oder ohne Zug?

Elastisches Tape ist dazu entwickelt, die elastischen Eigenschaften der Haut nachzuahmen und zu nutzen. Anlage mit Zug bedeutet, dass das elastische Tape vor dem Aufkleben auf die Haut gedehnt wird. Aufgrund der Elastizität hat das Tape die Tendenz, sich wieder in den ungedehnten Ausgangszustand zurückzuziehen. Wenn es auf der Haut klebt, übt es damit einen gewissen Zug auf die Haut aus. Wird es ohne Zug – also in ungedehntem Zustand – aufgeklebt, dehnt es sich bei Bewegungen mit.

Basis

Die Stelle, an der man mit Kleben beginnt, wird Basis genannt. Die Basis und das Ende werden prinzipiell ohne Zug angelegt. Die Basis kann an einem Ende, an beiden Enden, mittig oder irgendwo im Verlauf des Tapes sein. Dann kann man das Tape unterschiedlich stark von der Basis wegziehen. Die Elastizität des Tapes sorgt dafür, dass es dementsprechend weniger oder stärker zur Basis zurückzieht. Nur wenn das Tape maximal, zu 100 %, ausgezogen wird, werden die Basis und die Haut bzw. Struktur darunter mitgezogen, also in die Zugrichtung mitgenommen.

▼ Die Basis (B), also die Tapestelle (oder Tapestellen), die zuerst und ohne Zug geklebt wird, kann an unterschiedlichen Stellen des Tapes sein.

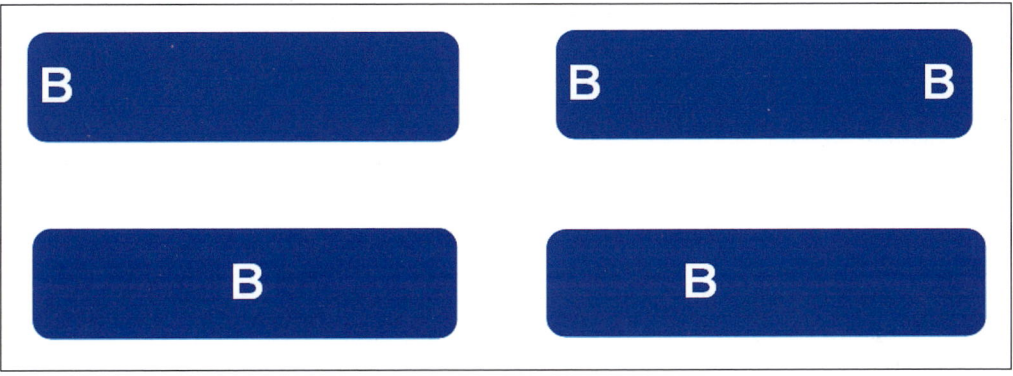

Wie viel Zug?

Einige Tape-Anlagen werden prinzipiell ohne Zug geklebt, zum Beispiel solche bei Schwellungen und Ödemen. Sonst wird beim Kinematic Taping® fast immer mit Zug geklebt. Wie viel Zug verwendet wird, hängt einerseits vom Problem ab, das behandelt werden soll, und andererseits von der Konstitution, also der Beschaffenheit des Gewebes. Dünne, empfindliche oder schlaffe Bindegewebs- und Haut-

partien vertragen wesentlich weniger Zug als straffe. Ein paradoxes Phänomen beim Kleben mit Zug ist, dass sich eine Bewegung, der mithilfe des Tapes ein gewisser Widerstand entgegengesetzt wird, häufig leichter ausführen lässt.

▼ Durch die Elastizität entsteht eine Zugrichtung des Tapes zurück zur Basis.

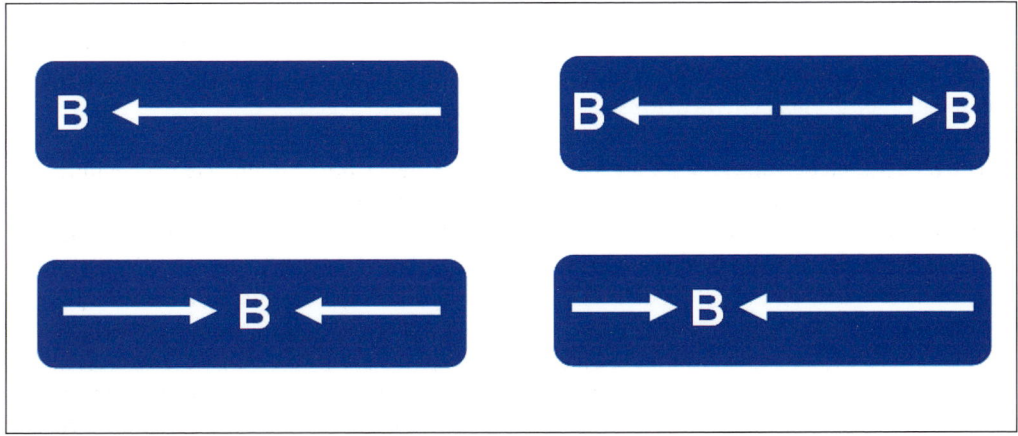

Zugstärken und Anwendungsbeispiele.

Zugstärke	Anwendungsbeispiele
kein Zug	Schwellungen, Ödeme, lymphatisches Taping
leichter Zug	empfindliche Bereiche wie Innenseite der Oberarme oder Oberschenkel
deutlicher Zug	bei straffem Gewebe
starker Zug	nur manchmal bei Gelenken, Knochen
maximaler Zug	mechanische, nicht elastische Technik, für Gelenke und Knochen geeignet, nur manchmal angewandt

Die Tape-Anlagen in diesem Buch wurden mit Tapes mit 3 % Elastan-Anteil demonstriert. Dehnt man dieses Tape (ohne Klebefolie) maximal, ergibt sich eine ⅔-Längenzunahme. 15 cm Tape lassen sich also bis 25 cm ausziehen. Da es auf dem Tape selbst häufig keine Angaben zum Elastan-Anteil gibt, ist das ein einfacher Test.

Achten Sie auf die Ausgangsstellung

Die Ausgangsstellung des Körperteils – des Gelenks, der Muskeln – beim Anbringen des Tapes ist häufig entscheidend für den Erfolg und wird daher bei jeder Tape-Anlage genau beschrieben und im Foto gezeigt. Die folgenden Beispiele verdeutlichen, warum die Ausgangsstellung so wichtig ist:

- Ein steifes Gelenk wird für die mobilisierende Behandlung in der eingeschränkten Bewegungsrichtung wie auch für die Tape-Anlage, nah am Schmerzbeginn, positioniert.
- Ein akut verletztes, sehr schmerzhaftes Gelenk dagegen wird zur Behandlung durch den Therapeuten in einer entspannten, schmerzfreien Position gelagert. Für die Tape-Anlage wird ebenfalls in einer schmerzfreien, entlastenden Position eingestellt.
- Ein akut verletzter, sehr schmerzhafter Muskel wird beim Anlegen des Tapes entspannt, schmerzfrei gelagert.
- Beim Training eines schwachen Muskels wird dieser beim Anlegen des Tapes in einer angenäherten, verkürzten Stellung platziert.

- Zur Verlängerung eines verspannten Muskels wird zum Anlegen des Tapes eine relative Dehnposition für diesen Muskel gewählt, eine Position, bei der der Sportler gerade ein erstes Ziehen im Muskelbereich wahrnimmt.
- Für die Tape-Anlage bei einem schmerzhaften Nerv wird der Arm oder das Bein ebenfalls am Beginn der Spannung (des Ziehens), jedoch noch ohne Schmerz, positioniert.

Wie Stellung und Effekt zusammenhängen

Zum (teilweisen) Immobilisieren eines Gelenks kann mit viel oder sogar Maximalzug des Tapes gearbeitet werden. Das ist bei einer akuten Gelenkverletzung (Sprunggelenk, Knie) angebracht. Jedoch kann Tape mit Maximalzug nicht direkt auf der Haut appliziert werden. Es würde die Haut verletzen. Zuerst ist also ein Tape mit weniger Zug anzubringen. Die Unterschiede beim Anlegen werden jeweils genau beschrieben. Meistens jedoch wird mit moderatem Zug gearbeitet. Dieser Zug kann dazu dienen, eine Bewegung in einer Richtung zu erleichtern oder auch zu erschweren. Wenn man z. B. das Knie mithilfe von Oberschenkelmuskelanspannung (Quadrizeps) gegen Widerstand eines Tapes auf der Rückseite des Oberschenkels (Ischios) streckt, muss der Quadrizeps härter arbeiten und dabei entspannen die Ischios, nach dem Prinzip der umgekehrten Hemmung. Dieses Prinzip, reziproke Inhibition genannt, ist seit hundert Jahren bekannt und findet in der Physiotherapie täglich Anwendung. Mithilfe von Tape können Sie also jederzeit einfach und ohne Schmerz verspannte Muskeln verlängern,

entspannen. Das funktioniert bei vielen, aber nicht allen verspannten Muskeln. Manche Muskeln, z. B. vorn am Hals, reagieren dann eher mit mehr Verspannung anstatt Entspannung, sogar wenn ohne Zug geklebt wird. Umgekehrt – zum Training – wird ein Muskel häufig in eine angenäherte, verkürzte Stellung (entgegengesetzt der Dehnrichtung) gebracht. Und wird auch in der Stellung geklebt, damit beim Verlassen dieser Stellung ausreichend Tapezug entsteht. Dieser Tapezug lässt das Nervensystem reagieren und es schickt Impulse zum Muskel. Der springt auf dieser Weise schneller oder besser an, lässt sich leichter rekrutieren.

Wo beginnt und wo endet das Tape?

Wird nun vom Anfang zum Ende eines Muskels, von oben nach unten über ein Gelenk oder umgekehrt geklebt? Oder von der Mitte aus zu beiden Enden? Die einfachste Regel ist hier meistens zutreffend: Der Beginn, die Basis des Tapes, ist am Körperteil, das gehalten, stabilisiert werden soll (Punctum fixum). Und das Ende vom Tape ist am bewegenden Körperteil (Punctum mobile). Üben Sie Kniestreckung zur Verlängerung Ihrer verspannten Ischios, dann ist das Ende vom Tape auf dem Unterschenkel. In diesem Beispiel ist die Ausgangsstellung der Ischios in leichter Vordehnung (durch Hüftbeugung bei leicht gebeugtem Knie – ca. 30 Grad). Der Beginn des Tapes ist am Ursprung dieser Muskelgruppe, am Sitzbeinknochen des Beckens. Wenn Sie eine Bewegung eines Gelenks einschränken wollen, wird dieses entgegengesetzt der Dehnung und dem Schmerz, also entspannt und schmerzfrei, positioniert. Die Tape-Anlage wird an diesem Gelenk enden. Nehmen wir das Umknicken mit dem Knöchel als Beispiel: Die Ausgangsstellung für die Tape-Anlage ist

mit einem hochgezogenen Außenrand des Fußes schmerzfrei. Das Tape wird von der Innenseite des Unterschenkels (Beginn) schräg über das Sprunggelenk zur unteren Außenseite des Fußes (Ende) angelegt. Keine Regel ohne Ausnahme. Manchmal wird auch das elastische Tapematerial voll ausgezogen und nicht elastisch verwendet. Das ist manchmal, also nicht immer, sinnvoll bei knöchernen oder gelenkigen Problemen. In dem Fall wird das Tape zuerst dort geklebt, wo die Knochenstellung zu halten, zu fixieren ist. Bei starken Schmerzen nach einem Umknicktrauma wird nun mit der Tape-Anlage am Fuß begonnen und das Ende des Tapes ist an der Innenseite des Unterschenkels. Bei der Beschreibung der einzelnen Tape-Anlagen werden alle Einzelheiten, wie Anwendungsbereich, Zielsetzung, die empfohlene Form, Anzahl und Breite der Zügel, Zugstärke beim Anlegen wie auch Ausgangsstellung des Körperteils, die Basis, der Verlauf und das Ende des Tapes genau beschrieben.

Die Anwendungsprinzipien verstehen

Im Folgenden stellen wir Ihnen einige Anwendungsprinzipien vor.

Schwellungen

Bei Schwellungen wird so geklebt, dass der Flüssigkeitstransport in Richtung des Herzens gefördert wird.
- Ausgangsstellung: Der geschwollene Körperteil ist entspannt, schmerzfrei positioniert.
- Basis: die Haut über den, in Richtung Herz, nächstgelegenen Lymphknoten.
- Verlauf: Jedes 5 cm breite Tape ist 2- oder 3-fach längs in gleich breite Streifen geschnitten, die äußeren Streifen werden zur Oberflächenvergrößerung nach außen gekurvt (konvex) angelegt.
- Ende: die Haut unterhalb der Schwellung.
- Zug: kein Zug, damit die Wellen, die Konvolutionen, entstehen können.

Muskelentspannung

Zur muskulären Entspannung wird so geklebt, dass das Tape einen leichten Widerstand gegen die Verlängerungsrichtung des Muskels bewirkt.
- Ausgangsstellung: Muskelverlängerung, bis das erste Spannungsgefühl auftritt.
- Basis: die Haut am bzw. beim Muskelursprung bzw. in Bezug zur Übung des stillgehaltenen Körperteils.
- Verlauf: anatomisch korrekt auf der Haut im Muskelverlauf (wenn möglich).
- Ende: auf der Haut etwas weiter als der Muskelansatz bzw. in Bezug zur Übung, der bewegende Körperteil.
- Zug: wenig bis deutlich, abhängig vom betroffenen Muskel.

Muskeltraining

Zum Training von schwachen Muskeln wird so geklebt, dass bei Verlängerung (Dehnung) Tapezug entsteht. Das Nervensystem reagiert darauf reflektorisch und lässt den Muskel anspannen.
- Ausgangsstellung: Muskelursprung und -ansatz werden, entgegengesetzt der Dehnrichtung, angenähert, verkürzt positioniert. Der Muskelbauch ist entspannt, es gibt keinerlei Dehnempfindung.
- Basis: die Haut im Bereich des Muskelursprungs oder -ansatzes am stillgehaltenen Körperteil in Bezug zur Übung.
- Verlauf: anatomisch korrekt auf der Haut im Muskelverlauf (wenn möglich).
- Ende: auf der Haut etwas weiter als der Muskelansatz bzw. in Bezug zur Übung, des bewegenden Körperteils.
- Zug: wenig, aber variabel und abhängig vom betroffenen Muskel und der jeweiligen Ausgangsstellung.

Akute Gelenkschmerzen

Zur Linderung von starken Gelenkschmerzen nach einem Umknicktrauma des Fußes oder einer Überdehnung des inneren Kniebands, wird so geklebt, dass die schmerzhafte Bewegung durch starken Tapezug verhindert wird.
- Ausgangsstellung: schmerzfreie Stellung, in entgegengesetzter Richtung zur schmerzhaften Bewegungsrichtung.
- Basis: die Haut über dem Knochenteil des Gelenks, der nicht bewegt.
- Verlauf: gradlinig über das schmerzhafte Gelenk.
- Ende: die Haut über dem Knochen an der anderen Seite des Gelenks. Die Bewegung dieses Knochens löst den Schmerz aus.

- Zug: deutlich, meistens werden 2 oder 3 Tapes angelegt; auch anzulegen mit maximalem Zug (100 %) mit umgekehrter Basis und Ende.

Schmerzhafte Gelenksteifigkeit

Zur Mobilisierung des Gelenks, und damit zur Linderung des Gelenkschmerzes am Ende der Bewegung, wird so geklebt, dass die Elastizität des Tapes in die eingeschränkte Bewegungsrichtung zieht. Auch bei jungen gesunden Sportlern sind manchmal Bewegungsrichtungen in einem Gelenk eingeschränkt, wie z.B. die Drehung des Kniegelenks nach innen, die Beugung in der unteren Lendenwirbelsäule oder die Streckung in der Brustwirbelsäule.

- Ausgangsstellung: kurz vorm Schmerzbeginn. Bewegen Sie das Gelenk in die schmerzhafte Richtung, bis eine erste Spannung (Dehngefühl) spürbar wird.
- Basis: die Haut über dem Knochen, der beim Üben nicht bewegt wird.
- Verlauf: in Richtung der Bewegungsrichtung, die mobilisiert werden soll.
- Ende: die Haut über dem Knochen, der beim Bewegen Schmerzen verursacht.
- Zug: deutlich, meistens werden 2 Tapes angelegt; auch anzulegen mit maximalem Zug (100 %) mit umgekehrter Basis und Ende.

Nervenschmerzen

Zur Linderung von Nervenschmerzen, die nicht immer elektrisierend in Arm oder Bein ausstrahlen müssen, sondern auch als unangenehmes Ziehen auftreten können, wird so geklebt, dass das Tape einen leichten Widerstand gegen die schmerzhafte Bewegungsrichtung bewirkt. Achtung: Bei Tapes zur Linderung von Nervenschmerzen werden zwei verschiedene Ausgangsstellungen und Basen verwendet. Die Folie im mittleren Teil des

Tapes wird anschließend entfernt. Solche Spezialanlagen dienen effektiven Selbstübungen und werden im Sonderkapitel Nervenschmerzen beschrieben.

- Ausgangsstellung: kurz bevor der Schmerz spürbar wird bzw. bis das erste Spannungsgefühl auftritt.
- Basis: die Haut über dem Gelenk, welches beim Üben nicht bewegt, stillgehalten, wird.
- Verlauf: anatomisch korrekt auf der Haut im Nervenverlauf (wenn möglich).
- Zug: deutlich.

Frische Narben

Damit Narben rasch und schöner abheilen, können sie getapet werden. Das Tape soll die Flüssigkeitsbewegungen der Haut im Narbenbereich beschleunigen und so zur schnelleren Heilung beitragen.

- Ausgangsstellung: entspannte Stellung des Narbengewebes.
- Basis: ein Ende der Narbe.
- Verlauf: genau in Längsrichtung über der Narbe.
- Ende: das andere Ende der Narbe.
- Zug: ohne Zug.
- Später sind Variationen möglich.

Ältere, verklebte Narben

Zur Mobilisierung eines verklebten Narbenteils wird die Narbe vom Tape in die meist eingeschränkte Bewegungsrichtung gezogen.

- Ausgangsstellung: leichte Vordehnung der verklebten Narbenstelle.
- Basis: ca. 10–15 cm entfernt der eingeschränkten Narbenstelle und quer in Bezug zur eingeschränkten Bewegungsrichtung der Narbe.
- Verlauf: als I oder Y zur Narbe hin.
- Ende: die eingeschränkte Narbenstelle.
- Zug: deutlich.

Ein Tape anlegen: Schritt für Schritt

Nun fassen wir alle Überlegungen, Vorbereitungen und praktischen Schritte, die zur Anlage eines Tapes erforderlich sind, übersichtlich zusammen. Legen Sie zunächst alle Utensilien bereit:

- Tapes: elastisch, möglichst in 2 Farben Ihrer Wahl; die Angaben im Buch beziehen sich jeweils auf 5 cm breites Tape mit 3 % Elastan-Anteil; bei maximalem Zug ist das Tape ⅔ länger als ohne Zug – ein Stück von 15 cm lässt sich also maximal auf 25 cm dehnen.
- Schere: eine einfache Papierschere tut's, bitte keine Nagelschere (zu klein) oder Verbandschere (ungeeignete Form, weniger scharf) verwenden.
- Rasierer: starke Körperbehaarung muss vorm Tapen entfernt werden, idealerweise schon am Vortag oder zumindest einige Stunden zuvor, damit sich die Haut regenerieren kann.
- Alkohol: Falls die Haut fettig ist, sollte sie zuvor mit in Alkohol (45 %) getränkten Tissues/Tüchern gereinigt werden.
- Behandlungsliege: zur Tape-Anlage in Rücken-, Bauchlage oder wie beschrieben.
- Stuhl oder Hocker: zum Sitzen oder zum Fußdraufstellen.
- Tisch: zum Armablegen und zum Abstützen.
- Kissen, Rolle, Handtücher: um bestimmte Armstellungen abzustützen.

Wie sehen dann die einzelnen Schritte aus?

1. Welches Tape soll geklebt werden?

Zuerst überlegen, welche Tape-Anlage bzw. welche Tape-Anlagen geklebt werden sollen.

2. Welche Farbe?

Wenn Sie frei wählen können, verwenden Sie die zwei Tapefarben, die Ihnen gut gefallen bzw. gut zum Outfit passen. Eventuell sind die erlaubten Farben aber auch vom Verein vorgegeben oder Sie wollen beispielsweise als Tänzer ohnehin nur hautfarbenes Tape verwenden.

3. Die Haut vorbereiten

Die Haut sollte sauber, fettfrei und trocken sein. Also gegebenenfalls waschen, abtrocknen und bei fettiger Haut mit 45 % Alkohol entfetten. Stark behaarte Haut sollte vorher enthaart (rasiert) werden. Am besten am Tag zuvor oder zumindest einige Stunden, bevor Sie das Tape anbringen, damit sich die Haut erholen kann. Die Tapes sollten bereits vor Beginn des Schwitzens geklebt werden, also nicht erst, nachdem Sie sich schon aufgewärmt haben, das Training oder der Wettkampf kurz bevorstehen. Für die bessere Wirkung und Anwendung ist es im Profibereich üblich, bereits im Hotel vor Abfahrt zum Austragungsort das elastische Tape in aller Ruhe anzulegen.

4. Tapes abmessen, kürzen und zuschneiden

Messen Sie die Länge der Tapes aus, so wie es bei der jeweiligen Tape-Anlage beschrieben ist. Knicken Sie das Tape an der gemessenen Stelle um und schneiden es nicht gleich ab. Bitte bei den folgenden Schritten die Schutzfolie vom Tape noch nicht ablösen. Da das Tape meist mit Zug (also im gedehnten Zustand) aufgeklebt wird, muss man es entsprechend kürzen:

▶ 1. Schneiden Sie die abgemessene Tapelänge nicht gleich ab, wenn das Tape mit Zug angelegt wird.

▶ 2. + 3. Muss um ein Viertel gekürzt werden, halbieren Sie einfach zweimal die Tapelänge und schneiden Sie dann bei ¾ der Länge ab.

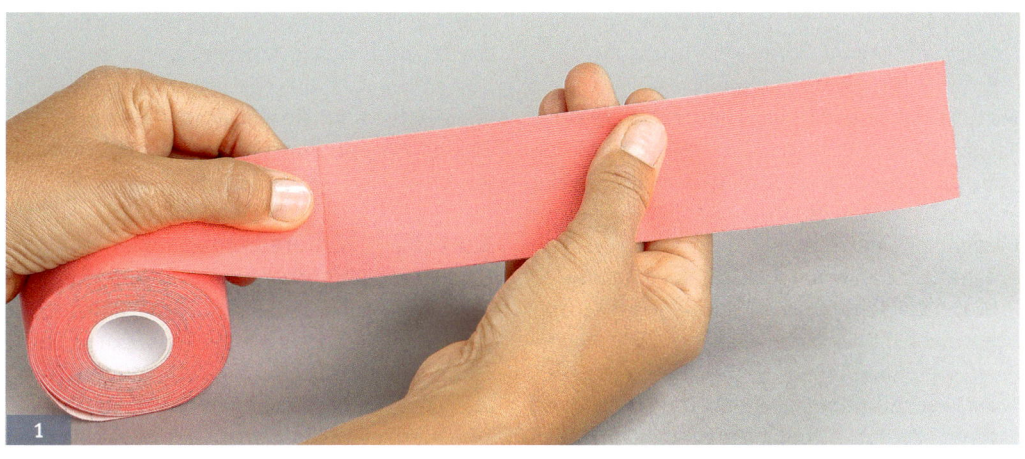

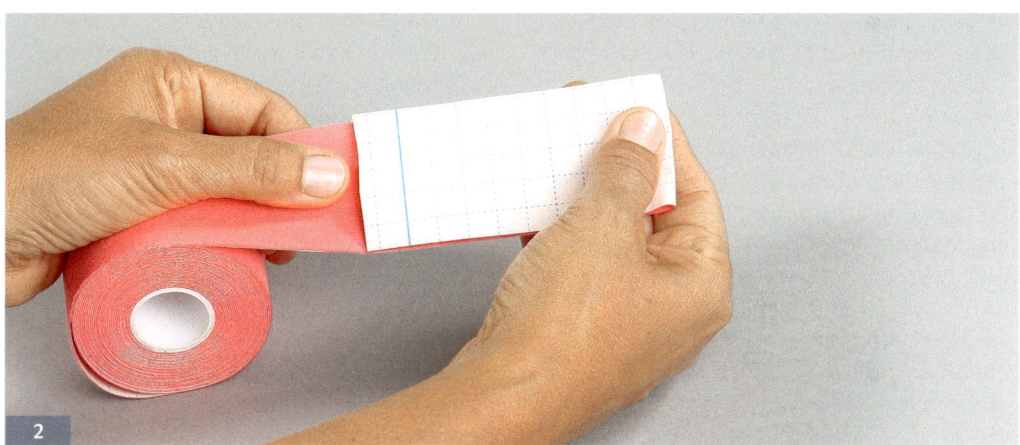

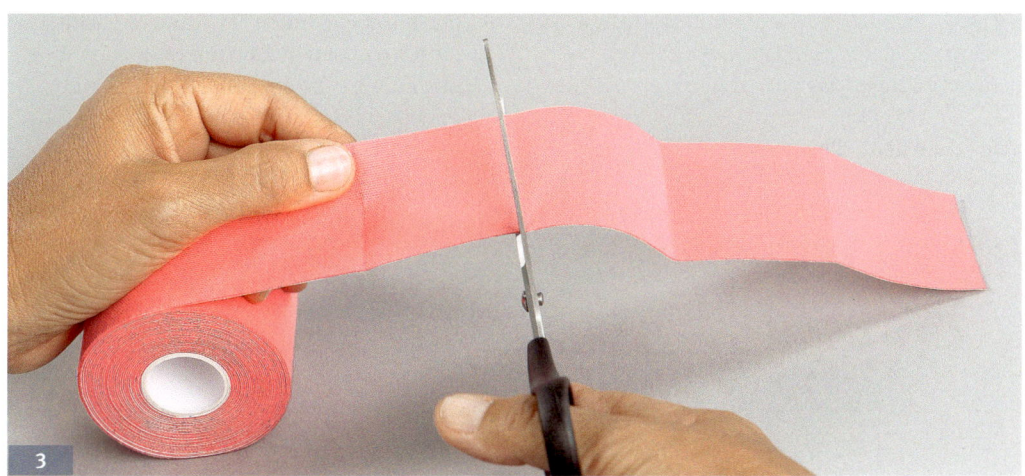

- Wird das Tape ohne Zug, also ohne Vordehnung, verwendet, können Sie direkt die gemessene Länge abschneiden.
- Wenn das Tape mit deutlichem Zug angelegt wird, Sie es also in die Länge ziehen, bevor Sie es anlegen, benötigen Sie logischerweise ein kürzeres Tapestück, um die ausgemessene Strecke zu bedecken. Und zwar muss die gemessene Tapelänge bei deutlichem Zug ungefähr um ein Viertel gekürzt werden. Halbieren Sie also die abgemessene Tapelänge zweimal und schneiden dann ¼ kürzer als gemessen, also bei ¾, ab. Das ist dann Ihre erforderliche Tapelänge.
- Wird das Tape nur mit leichtem Zug angelegt, müssen Sie die abgemessene Tapelänge um ⅛ kürzen – also das letzte Viertel – noch einmal halbieren.

Sie können natürlich auch mit einem Zentimetermaß abmessen und dann die erforderliche Tapelänge berechnen. Aber die Erfahrung zeigt, dass die oben beschriebene Vorgehensweise, wenn man sie dann einmal angewendet und verstanden hat, schneller und bequemer ist. Bei den meisten Tape-Anlagen wird die I-Form benutzt, also das abgemessene und abgeschnittene Stück Tape, das Sie jetzt in Händen haben. Auch die anderen Tapeformen sind einfach zuzuschneiden (siehe Seite 31).

5. Wichtig: Alle Ecken runden!

Nach dem Zuschneiden in die erforderliche Form sollten Sie sämtliche Ecken des Tapes runden, um die Haftung der Tape-Enden zu verbessern. Die Ecken neigen dazu, sich leicht abzulösen, dann könnte man beim Abtrocknen, Anziehen oder bei anderen Verrichtungen an der klebrigen Ecke hängen bleiben, das Tape würde sich mit von der Haut ablösen oder die Ecken rollen sich zumindest weiter auf. Darum sorgfältig alle Ecken runden, auch die der zugeschnittenen Zügel. Wenn Sie dabei so vorgehen wie auf dem Foto gezeigt, geht es

▼ Um die Ecken zu runden, falzen Sie das Tape-Ende mittig ein und schneiden dann gleichzeitig beide Ecken ab.

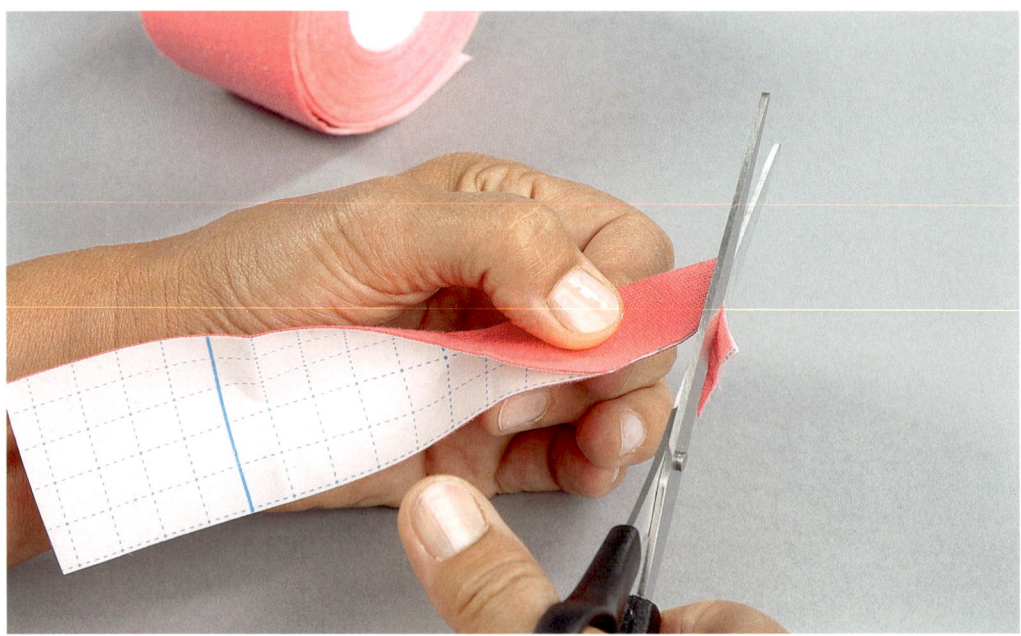

schnell und Sie bekommen es auch gleichmäßig hin.

6. Die Tapes aufkleben

- **Referenzpunkte:** Markieren Sie wenn nötig Beginn und Ende des Tapes auf der Haut. Das vermeidet unnötiges anatomisches Suchen während des Anlegens. Sie brauchen beide Hände beim Anlegen.
- **Sonderpunkte:** Sind Sonderpunkte zu versorgen? Falls Sie Schmerz- oder Akupunkturpunkte mit Gittertapes oder Magnetpflastern kleben wollen, sollten Sie das als Erstes machen. Die Tapestreifen können Sie dann gegebenenfalls darüberkleben.
- **Ausgangsstellung:** Den Sportler in die gewünschte Ausgangsstellung bringen.
- **Basis kleben:** Nun für das Kleben der Basis die Schutzfolie ein Stückchen vom Tape entfernen. Reißen Sie dazu die Schutzfolie 3–5 cm vor dem Tape-Ende quer ein und ziehen Sie dann nur am Tape-Ende ab, dabei sollte die Klebeseite des Tapes möglichst nicht mit den Fingerkuppen berührt werden, damit die Klebkraft nicht beeinträchtigt wird. Gerade am Beginn und Ende vom Tape ist eine optimale Klebkraft erforderlich.
- **Tape anlegen:** Die Basis ohne Zug anlegen. Dann die Schutzfolie bis zu den letzten 3–5 cm abziehen und das Tape mit dem angegebenen Zug auf die Haut aufbringen. Zum Abschluß das Ende ohne Zug anlegen. Bitte achten Sie auch darauf, dass sich der getapete Körperteil nach wie vor in der richtigen Ausgangsstellung befindet.
- **Kontrolle:** Nun die Tape-Anlage kontrollieren und gegebenenfalls korrigieren. Fühlt es sich gut an? Oder ziept es, engt zu stark ein? Falten im Tapeverlauf einfach rausziehen oder das Tape noch mal abziehen und neu auflegen.

▼ Wenn Sie die Schutzfolie etwas einreißen und dann abziehen, brauchen Sie die Klebeseite nicht zu berühren und die volle Klebkraft bleibt erhalten.

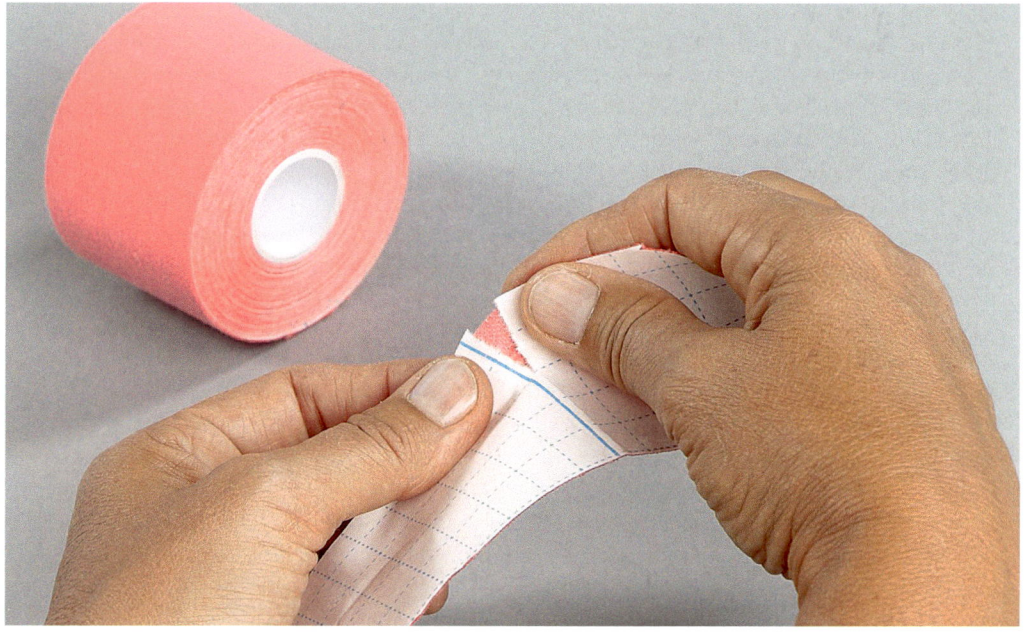

- **Weitere Tapes kleben:** zweites und drittes Tape kleben. Bei identischen Tapes, gewöhnlich teilweise überlappend (wenn möglich), damit auch das zweite Tape auf der Haut haftet und für mehr Wirkung sorgt. Wieder kontrollieren und bei Bedarf korrigieren.
- **Effektkontrolle:** Lassen Sie den Sportler einige Funktionstests durchführen. Hat die Tape-Anlage den gewünschten Effekt? Ist die Wirkung zu schwach oder zu stark. Die Tape-Anlage sollte optimal sitzen, bevor Sie den Kleber aktivieren.
- **Kleber aktivieren:** Der Klebstoff auf dem Tape wird durch Wärme aktiviert. Wenn das Tape (die Tapes) in seiner richtigen Position sitzt und nicht mehr verändert oder abgezogen werden soll, verstärken Sie die Haftung an der Haut, indem Sie mehrfach mit der flachen Hand von der Mitte zu den Enden des Tapes streichen.
- **Tape-Enden fixieren:** Falls das Tape an einer Stelle endet, an der es sich leicht wieder lösen könnte, wie am Knöchel, sollte dieses Ende mit einem quer dazu verlaufenden Tape gesichert werden.
- **Kontrolle:** Ein geklebtes Tape sollte regelmäßig kontrolliert werden. Sitzt es noch richtig? Hat es den gewünschten Effekt?
- **Entfernen:** Nach dem Training bzw. bei längeren Tape-Anlagen meistens nach 2–4 Tagen, jedoch spätestens nach 1 Woche das Tape entfernen.

Fehler vermeiden

Wenn Sie die Tapes nicht korrekt angelegt haben, merken Sie bzw. der getapte Sportler das ziemlich schnell. Entweder daran, dass es sich unangenehm anfühlt:

- Es zieht zu sehr. Dann haben Sie das Tape zu stark vorgedehnt, bevor Sie es aufklebten. Also mit zu viel Zug gearbeitet. Der Bauchbereich sowie die Innenseiten der Oberarme und Oberschenkel sind wesentlich empfindlicher als beispielsweise der Rücken oder die Unterschenkel, hier darf dementsprechend nur mit wenig oder keinem Zug gearbeitet werden.
- Oder es juckt oder ziept. – Das Tape wirkt nicht unterstützend, sondern belastend auf Haut und darunterliegende Schichten.
- Es tut weh. Die Tapes schnüren zu stark ein.
- Die Beweglichkeit wird nicht besser, sondern schlechter.
- Es treten starke, unerwünschte Reaktionen auf. Höchst selten kann es, bei Anlagen vorne oder hinten auf dem Rumpf (Brustkorb, Bauch), zu starken Reaktionen des unwillkürlichen Nervensystems wie Übelkeit oder Brechreiz kommen.

Oder Sie merken es daran, dass kein positiver Effekt eintritt:

- Die Schmerzen bleiben genauso stark oder nehmen zu.
- Die Beweglichkeit wird nicht besser.
- Die gewünschte Stützfunktion bleibt aus.
- Die Effekte heben sich gegenseitig auf, weil Sie in zwei Richtungen geklebt haben, das heißt zum Beispiel das eine Tape quer über das andere geklebt haben.

Wenn das Tape richtig sitzt, fühlt man sofort eine positive Wirkung. Man spürt sofort, dass die Beweglichkeit zunimmt und der Schmerz zurückgeht. Man hat gleich ein gutes Gefühl und fühlt sich befreiter, um sich wieder zu bewegen.

wichtig

Kleben Sie Tapes grundsätzlich nicht über Kleidung, z. B. über BH-Verschlüsse, oder Schmuck wie Piercings, Hals-, Handgelenk- bzw. Knöchelketten. Das könnte zu Verletzungen und Blutergüssen führen.

Rigides, nicht elastisches Taping

Das klassische Bandagieren mit verschiedensten Bandagen, Schienen (Orthesen) als auch das moderne elastische Taping zum Schutz und zur Immobilisation hat dazu geführt, dass das nicht elastische Taping seltener eingesetzt werden kann und muss. Es war eine primäre Zielsetzung von dem Japaner Kenzo Kase, das hautbelastende und bewegungsbehindernde nicht elastische Taping durch Tape mit entsprechenden elastischen Eigenschaften der Haut zur Förderung der Selbstheilung zu ersetzen.

Die üblichsten Einsatzbereiche von rigidem, also nicht elastischem Taping zur Stabilisation sind Finger, Daumen, Handgelenk, Zehen, Fuß und Sprunggelenk. Es gibt für Tape-Anlagen mit rigidem Tape ausgezeichnete Literatur. Die erwähnten Körperbereiche eignen sich gut fürs Selbsttaping, so wie das in vielen Sportarten wie Volleyball, Handball, Basketball oder Tennis praktiziert wird.

Zielsetzungen und Techniken von elastischem und nicht elastischem Taping unterscheiden sich grundlegend. Um Verwirrungen vorzubeugen, werden in diesem Buch deshalb nur einige nicht elastische Tape-Anlagen, nämlich die, die auch in der elastischen Variante beschrieben werden, exemplarisch dargestellt. Wenn Sie beide Taping-Typen am eigenen Körper vergleichen, können Sie selbst entscheiden, welches von beiden Ihnen besser gefällt. Die meist gängige Anzeige für das rigide Taping ist weiterhin die Immobilisation.

Die Anleitungen zum rigiden Taping finden Sie auf folgenden Seiten:

- Sprunggelenk S. 60
- Knie, Innenband S. 96
- Knie, Patellasehne S. 110
- Handgelenk S. 202
- Daumengrundgelenk S. 208
- Fingergelenk S. 214

Praktische Vorgehensweise

Anders als beim elastischen Tape, das direkt auf die Haut geklebt wird, benötigen Sie beim rigiden Tapen zunächst eine dünne Unterschicht aus Schaumstoff, das Underwrap. Diese Schaumstoffschicht verhindert Hautreizungen und wird zunächst um den betroffenen Bereich gewickelt. Das rigide Taping erfordert außerdem eine stabile Basis auf der Haut: Dazu werden auf dem Underwrap Anker aus nicht elastischem Tape quer zur Anlage angelegt. Auf diesen Ankern beginnen und enden dann die Anlagen. Sowohl das Underwrap als auch das rigide Tape gibt es nun auch in allen möglichen Farben, z. B. bei den bekannten Firmen Beiersdorf, Cramer oder Müller.

wichtig

In diesem Buch lernen Sie in erster Linie elastische Tape-Anlagen kennen. Wenn es um die Immobilisation von verletzen Gelenken geht, stellen wir Ihnen jedoch beide Alternativen vor: sowohl die Anlage aus elastischem Tape als auch die rigide Variation aus nicht elastischem Tape. Probieren Sie aus, welche Ihnen am besten hilft.

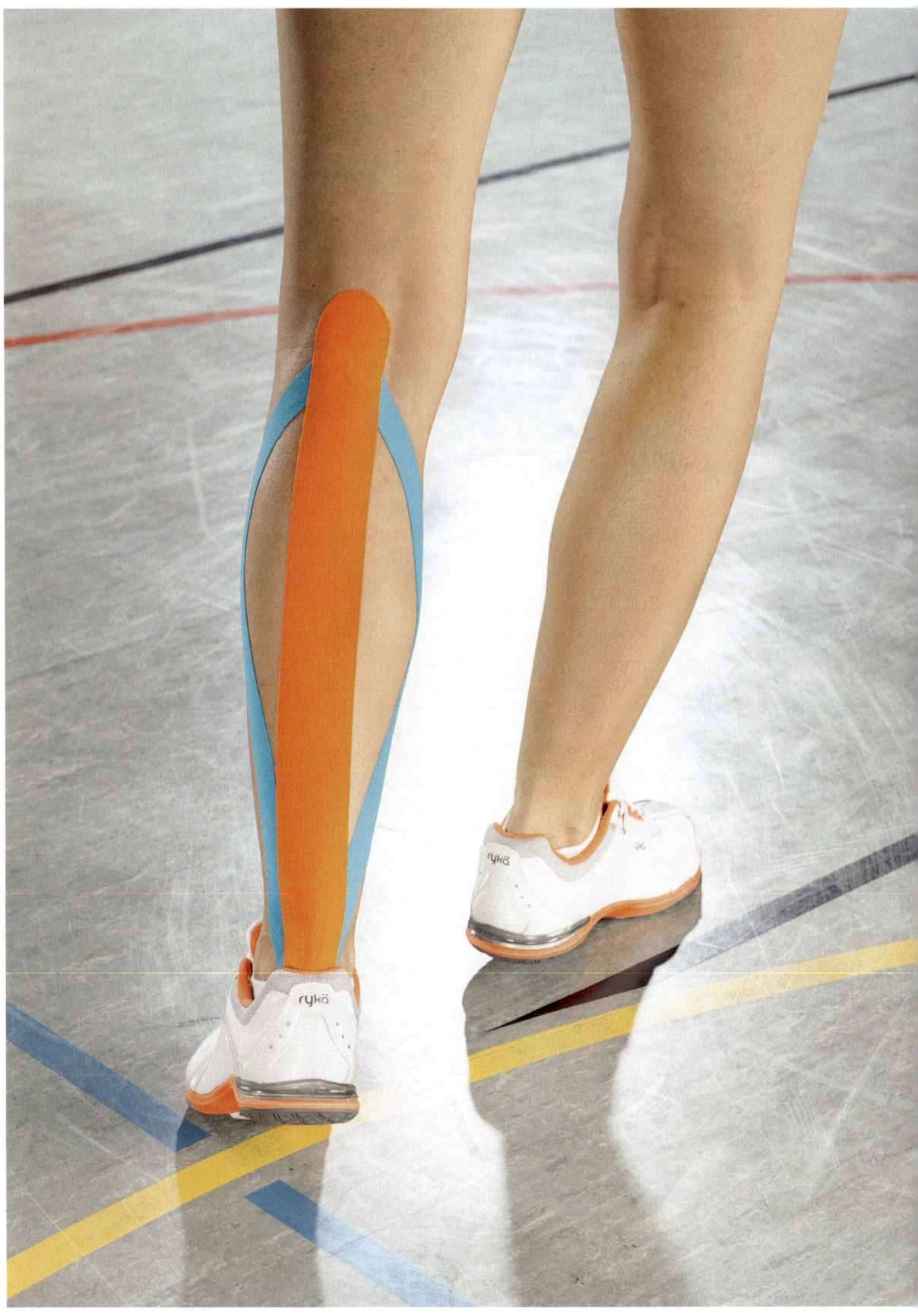

Sport-Tapes von Kopf bis Fuß

Richtig ausgewählt und angelegt, sind Tapes wahre Alleskönner: Sie beugen Verletzungen vor, stabilisieren schwache oder verletzte Gelenke, unterstützen beim Training oder beim Entspannen der Muskulatur, lindern Schwellungen, optimieren den Bewegungsablauf und korrigieren Fehlstellungen.

Lymphatisches System

Blutergüsse in Muskeln, Gelenk- und Bein-schwellungen oder auch Kopfschmerzen nach Nackenverletzungen, Sportler kommen häufig nicht ungeschoren davon. Tape-Anlagen, die das Lymphsystem ankurbeln, können Schwellungen erstaunlich schnell – „über Nacht" – verringern.

Weniger Schwellung bedeutet weniger Druck im Gewebe, das bedeutet weniger Schmerz, was wiederum mehr Bewegung ermöglicht. Bewegung ist somit die eigentliche Therapie. Lymphtapes sind mit diesem Hintergedanken die wohl bekanntesten, meist verbreiteten Tape-Anlagen nach Traumen.

Das lymphatische System ist ein Teil unseres Immunsystems. Es hat neben der Funktion im Abwehrsystem eine große Bedeutung für den Flüssigkeitsabtransport aus den verschiedenen Körperteilen und steht in enger Beziehung zum Blutkreislauf. Ein gut funktionierendes Lymphsystem ist bei erhöhten Anforderungen, wie nach Sportunfällen mit Schwellungen, die zelluläre Abfallprodukte enthalten, besonders wichtig.

Der Transport der Lymphflüssigkeit erfolgt passiv, durch die Bewegung der Gliedmaßen und das Zusammenpressen der Lymphgefäße, und aktiv durch Lymphgefäßkontraktionen. Die Häufigkeit dieser Kontraktionen kann offenbar u.a. durch Tapes angeregt werden. Dieses Fördern der Selbstheilungskräfte des Körpers war von Anfang an ein Hauptziel des Tapings vom Tape-Erfinder Kenzo Kase aus Japan. Wie genau das Tape auf der Haut zur Aktivierung der Lymphgefäßkontraktionen führt, ist noch nicht geklärt. Jedoch geht man davon aus, dass Tape auf der Haut, bei Bewegung dieses Körperteils, Nervenendigungen aktiviert. Das bewirkt eine Änderung der eingehenden Signale und deren Verarbeitung im Rückenmark. Möglicherweise werden die Nervenzentren, die die Lymphgefäßwandmuskeln versorgen, aktiver. Es kann als Effekt jedenfalls eine Verringerung des Schwellungsumfangs gemessen werden.

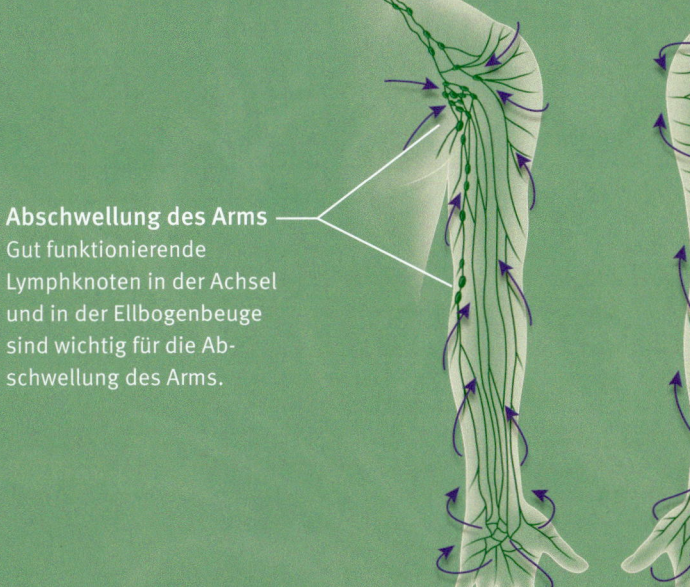

Abschwellung des Arms
Gut funktionierende
Lymphknoten in der Achsel
und in der Ellbogenbeuge
sind wichtig für die Ab-
schwellung des Arms.

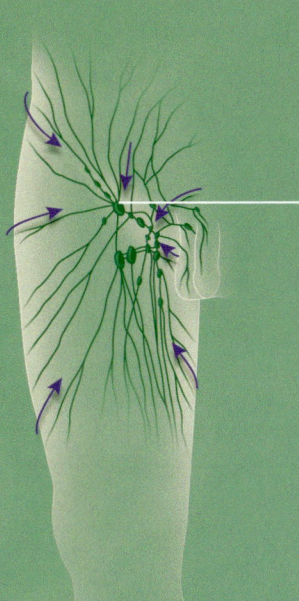

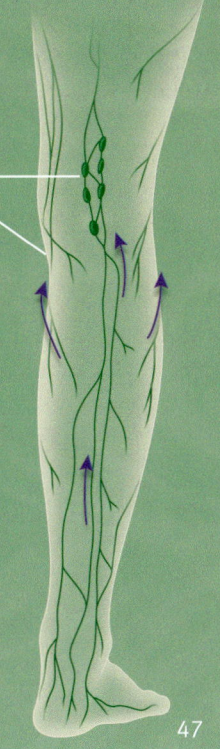

Abschwellung des Beins
Regionale Lymphknoten in der Leiste,
in der Kniekehle und an der unteren
Innenseite des Knies sind wichtig für
die Abschwellung des Beins.

Blutergüsse, Schwellungen

Beim intensiven Sporttreiben, vor allem in Wettkampfsituationen, bleiben Verletzungen und Karambolagen mit anderen nicht aus. Oft sind es zum Glück nur Prellungen oder Blutergüsse, aber auch die können schmerzhaft und behindernd sein.

Was ist passiert?

Sie sind unsanft mit anderen Sportlern, Ihrem Sportgerät oder dem Boden in Berührung gekommen. Das kann beim Radrennen, Volkslauf, Triathlon, Leichtathletik-Wettkampf, Turnen, Mannschaftssport, Tanzsport und selbst beim einsamen Trainingslauf auf rutschigem Boden passieren. Sie rappeln sich wieder auf und versuchen weiterzumachen, noch ist nichts verloren. Gerade wenn Sie im Wettkampffieber sind, ist Ihr Schmerzempfinden herabgesetzt. Tut es dennoch anhaltend weh, ist es wirklich ernst.

Was ist zu tun?

Wenn es ernst ist, sollte umgehend alles richtig gemacht werden. Was scheint verletzt zu sein, lässt der Schmerz nach, z.B. durch Kühlung, kann belastet werden, können Sie nach dieser kurzen Pausen eventuell wieder antreten? Wenn der Schmerz beim Bewegen nicht nachlässt oder sogar ansteigt, sollten Sie im eigenen Interesse aufhören. Manchmal wird noch kurz probiert weiterzumachen, z.B. weil man nicht aufgeben will, noch unter Adrenalin steht und so lange dafür trainiert hat.

Soforthilfe

Pech gehabt! Das ist nicht nur das Schicksal, das Sie jetzt akzeptieren müssen, sondern auch die Formel für Ihre Soforthilfe. PECH steht für: Pause, Eiskühlung, Kompression und Hochlagerung. Sofortige Kühlung (mit kaltem Wasser, mit oder ohne Eiswürfel) sollte über längere Zeit (mehr als 15 Minuten) und möglichst hochgelagert (Körperteil höher als Schulter oder Hüfte) durchgeführt werden. Bei einer Weichteilprellung kann schon innerhalb einer Stunde mit minimal dosierter Elektromassage begonnen werden. Legen Sie anschließend entsprechende Lymphtapes an. Dabei wird die Basis immer in dem Lymphknotenbereich angelegt, der in Herzrichtung am nächsten liegt. Lymphknoten befinden sich in der Leiste, in den Kniekehlen, in den Achselhöhlen, in den Ellbogenbeugen und im Bereich des vorderen inneren Halsdreiecks. Die Tape-Tentakel werden ohne Zug leicht bogenförmig über das Schwellungsgebiet geklebt.

Im Fall einer Sprunggelenkverletzung empfiehlt sich die Kompressionsbinde und diese kann vorab in kaltem Leitungswasser mit

Eiswürfeln versetzt eingetaucht werden. Legen Sie inzwischen bereits ein Lymphtape auf trockener Haut an. Anschließend ist weiterhin Hochlagerung (bis ca. 24 Stunden) angebracht.

Wenn Sie die Erfahrung gemacht haben, dass Ihre Beine nach starker sportlicher Anstrengung und eventueller anschließender Rückreise dick und schwer werden, empfehlen sich Lymphtapes, wie auch Kompressionsstrümpfe und Elektromassage.

Reha

In der ersten Phase der Rehabilitation gilt es keine Zeit zu verlieren und den schnellstmöglichen Übergang von Immobilisation zur verantwortungsvollen, wohl dosierten therapeutischen Bewegung zu schaffen. Mit den Lymphtapes können weitere Therapien kombiniert werden. Dazu gehören auch die Tape-Anlagen, die in diesem Buch für die verschiedenen Verletzungen empfohlen werden. Sie werden einfach über die Lymphtapes angelegt. Bewegung, passiv oder aktiv, der verletzten Strukturen ist die Leitdevise. Wie therapeutisch bewegt werden sollte, wird im entsprechenden Kapitel erläutert.

Tipp

Solange man in Bewegung bleibt, sind Prellungen nicht immer so schmerzhaft. Nach Ruhe, z. B. am nächsten Morgen, ist das Bein jedoch steif, schmerzhaft und angeschwollen. Melden Sie sich bitte umgehend beim Arzt oder Physiotherapeuten, damit, wenn auch verzögert, sofort abgeklärt und behandelt werden kann.

▼ Kühlen Sie ausreichend lange mit kaltem Wasser oder Eiswürfeln und lagern Sie den Fuß hoch, um den Umfang des Blutergusses und der Schwellung zu begrenzen.

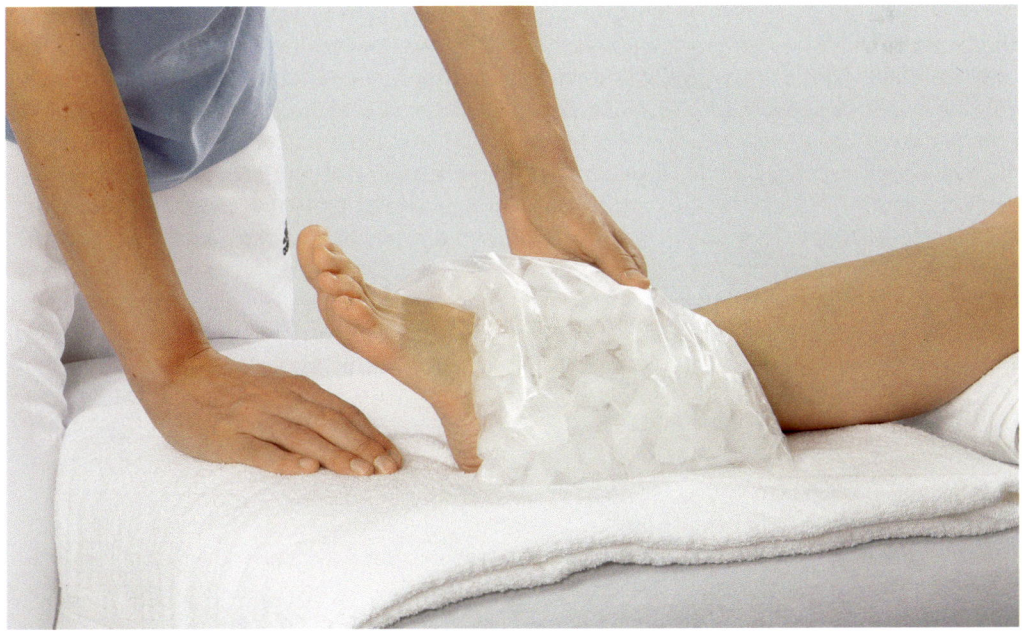

Lymphtapes
Damit Schwellungen rasch abklingen

Nachfolgend werden die üblichsten Lymphtapes dargestellt. Am wichtigsten scheint es, die lymphatische Anatomie genau zu verfolgen, denn es wird angenommen, dass die Tapes dann am wirkungsvollsten sind.

▶ Tape

Anzahl: **variabel**

Form: **3-Zack oder 4er-Tentakel**

Breite: **5 cm**

Zug: **prinzipiell ohne (Fachleute kennen Ausnahmen)**

Dauer: **wie erforderlich, auch länger als 7 Tage**

Tipp

Achten Sie darauf, auch bei Lymphtapes immer alle Ecken zu runden, damit sich die Tape-Enden beim Drüberstreifen nicht so schnell von der Haut aufrollen. Wenn Sie mehrere Tapes anlegen, sollen und dürfen sich die Tentakel der Tapes kreuzen.

Anleitung

Messen Sie die benötigte Tapelänge von der Innenseite des nächstgelegenen Gelenks hinunter zum geschwollenen Bereich und schneiden das Tape ab. Bei einer Schwellung im Waden- oder Fußbereich messen Sie also vom Beginn der Schwellung bis zur Kniekehle. Schneiden Sie das Tape in Längsrichtung zwei- oder dreimal bis kurz vorm anderen Ende ein. So hat es eine Basis und 3 oder 4 Beinchen (Tentakel).

1. **Basis:** Kleben Sie das ungeschnittene Tape-Ende auf die Innenseite des Gelenks, das vom geschwollenen Gebiet aus gesehen näher zum Herzen gelegen ist. In unserem Beispiel würden Sie zwei Tapes verwenden und die Basis in die Kniekehle mittig bzw. innen anlegen.
2. **Verlauf und Ende:** Ziehen Sie Streifen für Streifen das Papier vom Tape nach unten ab und legen Sie jeden Tentakel ohne Zug leicht bogenförmig über das Schwellungsgebiet an.
3. Zwei oder mehrere, zugfreie Lymphtapes dürfen sich kreuzen. Beobachtungen in der Praxis haben gezeigt, dass sich dadurch die Wirkung nicht reduziert, sondern womöglich verstärkt.

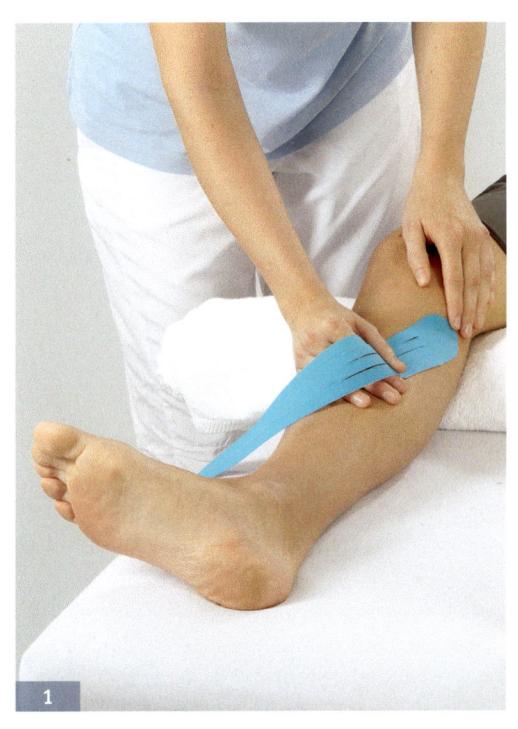

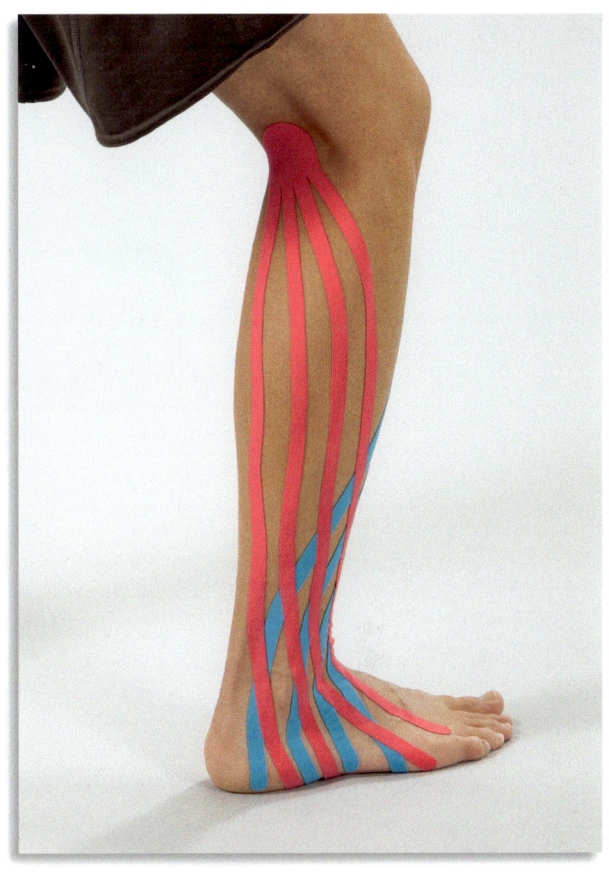

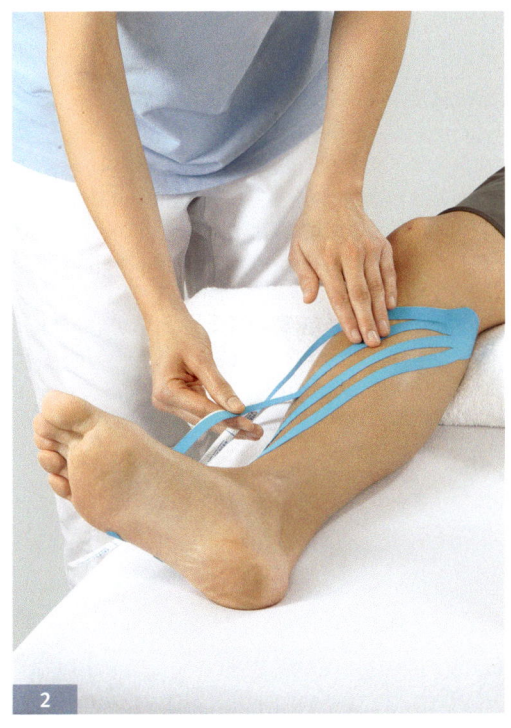

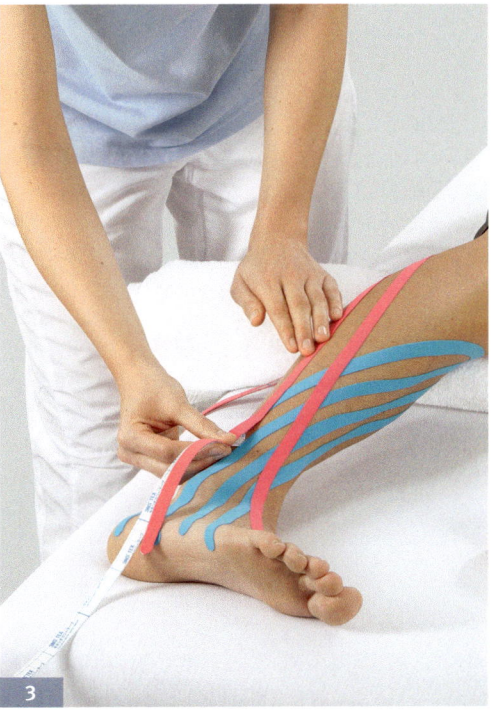

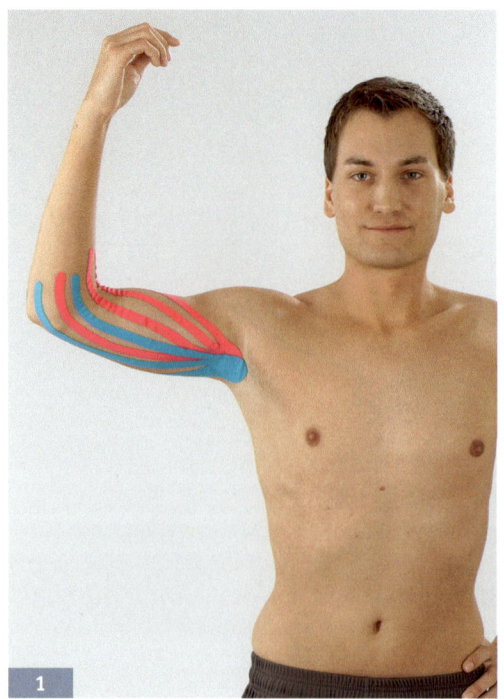

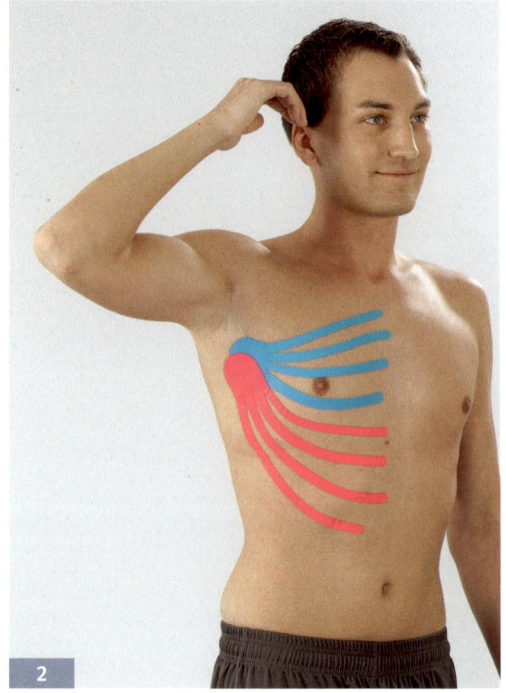

Auf die gleiche Art und Weise angelegt sehen Sie weitere
Lymphtapes:
1. oben links. von der Achsel über den Oberarm zum Ellbogen
   und wenn erforderlich weiter zur Hand bei traumatischen
   oder postoperativen Schwellungen im Arm
2. oben rechts. Von der Achsel zum vorderen Brustkorb, z. B.
   im Fall von Rippenverletzungen
3. nächste Seite. Von der Leiste zum Knie, z. B. bei einem geschwollenen Kniegelenk (Hydrops) nach einer Arthroskopie
   oder Kreuzbandoperation

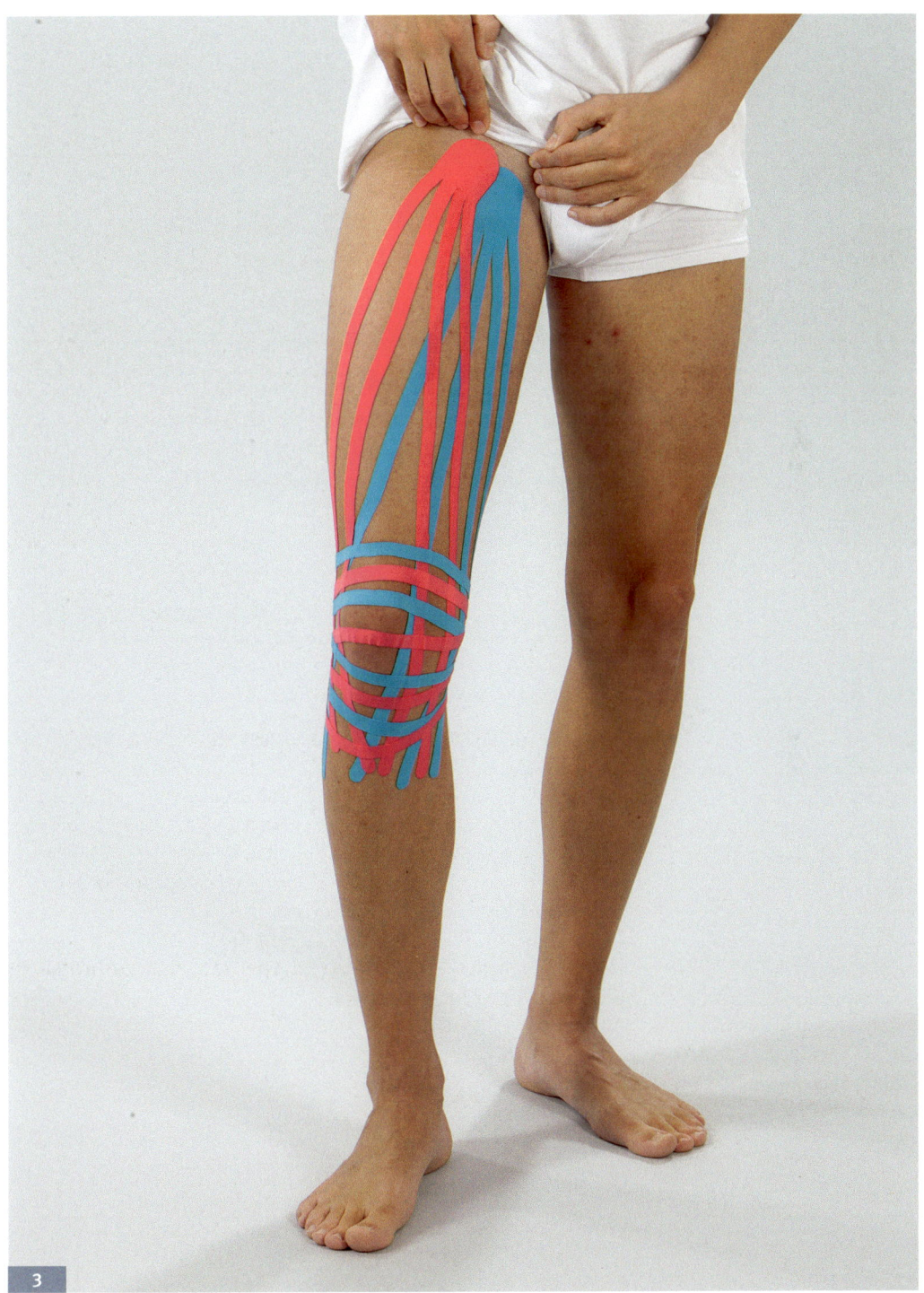

Fuß und Unter-
schenkel

Mit 30 Knochen, unzähligen Bändern, Muskeln und Sehnen ist unser Fuß ein Wunderwerk der Flexibilität und Kraftübertragung. Allerdings widmen wir diesem genialen Konstrukt meist erst dann unsere Aufmerksamkeit, wenn massive Probleme auftauchen. Obwohl die Füße im wahrsten Sinne fundamental für uns sind, werden sie oft sträflich vernachlässigt.

Eine Fußfehlentwicklung im Kindes- oder Jugendalter und andauernde Fehlbelastungen verursachen oft Probleme an anderer Stelle. Es kann zu Beschwerden an der Achillessehne, am vorderen Knie, in der Leistengegend oder dem unteren Rücken kommen. Häufig werden die ursächlichen Fußprobleme dabei nicht untersucht und erkannt.

Ein Schwachpunkt am Fuß ist die Achillessehne. Diese kann sogar reißen und erfordert dann eine langwierige und spezifische Rehabilitation. Etwas oberhalb der Achillessehne gibt es häufig Muskelzerrungen; und in Sportarten mit gegnerischer Einwirkung, Muskelprellungen der Wadenmuskeln.

Der häufigste Unfall des Beines ist jedoch das Umknicken des Sprunggelenks. Nach einem Umknicktrauma ist es das vorrangige Ziel der Therapie, weiteres Umknicken zu verhindern und das Sprunggelenk zu stabilisieren. Eine weitere Gelenkverletzung, die langfristig Probleme bereiten kann, ist eine Überdehnung der Bänder zwischen Waden- und Schienbein, genau oberhalb des Sprunggelenks. Eine leichtere Verletzung dieser Bandhaft (Syndesmosis), ohne begleitende Knochenbrüche, ist eine dankbare Anzeige für eine sofortige Behandlung mit Tape.

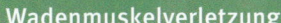

Wadenmuskelverletzung

Jegliche Stelle der Wade kann, vor allem im Fußball
oder Rugby, geprellt werden. Eine Zerrung dagegen
ist überwiegend im inneren Muskelbauch lokalisiert
und verursacht eher Schmerzen in Längsrichtung des Muskels.

Achillessehnenschmerz

Meist schmerzt es an der dünnsten Stelle der Sehne
oberhalb der Ferse und zwischen den Knöchelknochen.
Oft ist dort eine knötchenförmige Schwellung spürbar.
Athleten verschiedener Laufsportarten sind
am häufigsten betroffen.

Syndesmosis-Zerrung

Die Bänder zwischen Waden- und Schienbein,
etwas oberhalb des Sprunggelenks, können
bei Unfällen mit gegnerischer oder äußerer
(Fußball, Eishockey) Einwirkung
verletzt werden.

Umknicken

Gerade unterhalb des äußeren Knöchels werden Kapsel-
und Bandapparat beim Umknicken des Fußes, vor allem
bei Ballsportarten, als Erstes verletzt und dort ist der
Schmerz spürbar. Das Wadenbein und ein Fußknochen
an der Außenseite, das Würfelbein (Os cuboideum),
können mitbeteiligt sein.

Umknicktrauma

Das Umknicken des Fußes (Supinationstrauma) ist einer der häufigsten orthopädischen Unfälle des gesamten Körpers. Der äußere Kapselbandapparat des Sprunggelenks wird primär geschädigt.

Was ist passiert?

Umknicken kann einfach passieren, beim Gehen über schlechte Straßen, beim Joggen im Wald, beim Fußballspielen auf schlechten Plätzen oder beim Tragen von Stöckelschuhen. Beim Sport, wenn man gefoult wird, wenn man nach einem Sprung falsch, oder sogar auf dem Fuß eines Gegners, landet. Der Schmerz tritt sofort unterhalb des Außenknöchels auf und Gehen kann man nur noch hinkend, wenn überhaupt. Der äußere Kapselbandapparat ist überdehnt oder sogar gerissen. Verletzte Gefäße verursachen Blutungen und Schwellungen. Zusätzlich kann der darüber laufende oberflächliche Fußrückennerv (N. peroneus) geschädigt sein. Die Verletzungsbewegung kann auch eine leichte Verschiebung des Wadenbeins nach innen oder unten zur Folge haben,

wodurch die Stellung gegenüber Schienbein und Fußknochen Probleme bereiten wird. Das Würfelbein (Os cuboideum) an der Außenseite kann mitbetroffen sein, was z. B. bei Tänzern, die Fußverletzungen erleiden, häufig der Fall ist. An der hinteren Innenseite des Knöchels können die Knochen gegeneinander gestaucht sein.

Symptome:
- lokaler Schmerz am äußeren Knöchel und Mittelfuß
- manchmal zusätzlich an der hinteren Innenseite des Rückfußes
- Schwellung und Farbänderungen des Fußes als Folge des Blutergusses

Was ist zu tun?

Machen Sie keine schmerzhafte Bewegung. Belasten Sie den betroffenen Fuß nicht mehr. Wenn der erste Schmerz nicht schnell nachlässt bzw. sogar zunimmt: Stopp! Entlasten, hinlegen, Fuß hochlagern und kühlen (z. B. Eis, Coldspray oder kaltes Wasser).

Diese Anwendung mindestens für eine halbe Stunde durchführen! Die meisten machen es

nicht lang genug. Durch das Kühlen und Hochlagern werden Bluterguss und Schwellung begrenzt.

Danach legen Sie zwei Lymphtapes vom Knie zum Fuß an (siehe S. 50). Tragen Sie die Tapes, solange eine Schwellung besteht. Wie schwerwiegend ist die Verletzung? Benötigen Sie medizinische Versorgung? Legen Sie eine klassische Kompressionsbandage an, bis die weitere Untersuchung stattfindet. Belasten Sie den Fuß beim Gehen nicht, also hinken, oder besser noch, nehmen Sie zwei Krücken, um die Belastung zu meiden.

Soforthilfe

Leichte Überdehnungen des Kapselbandapparates, die keiner weiteren medizinischen Abklärung bedürfen, können durch Physiotherapeuten behandelt werden. Dazu kommen Elektrotherapie, Ultraschall, Laser und Weichteiltechniken wie Querfriktionen infrage. Weitere Tapes können angelegt werden. Die erste Anlage, die überlegt wird, dient dazu, die schmerzhafte Bewegungsrichtung zu verhindern, jedoch andere Bewegungen zu ermöglichen. Um die Selbstheilung des Körpers zu unterstützen, ist jede schmerzfreie Bewegung auf jeden Fall einer vollständigen Ruhigstellung vorzuziehen.

Ein Vorteil des elastischen Tapematerials ist, dass weiterhin Elektrotherapie durch das Tape möglich ist, vorausgesetzt, es ist richtig nass. Weitere oder andere Tape-Anlagen, zum Beispiel zur Korrektur der Fehlstellung des Wadenbeins, können nach sorgfältiger Untersuchung durch einen spezialisierten Arzt oder Therapeut überlegt werden.

Reha und Prävention

Frühmobilisation ist heutzutage die Devise. Das sollte ohne Gefahr für eine erneute Verletzung ausgeführt werden. Die beschriebene Tape-Anlage begrenzt dabei die schmerzhafte Bewegungsrichtung, aktiviert die Reaktionsfähigkeit und kann zudem zur Schmerzabnahme beitragen. Die Ziele der Sportphysiotherapie sind die schnellstmögliche – jedoch sichere – Rückkehr zum bisherigen Training, jedoch auch das Vorbeugen von jeglicher ungünstiger Entwicklung zur Instabilität und weiteren Umknicktraumen. Mit belastenden Übungen, die nicht oder kaum schmerzhaft sind, sollte so schnell wie möglich begonnen werden. Eine progressiv gestaltete Rehabilitation führt am schnellstens zu Ein-Bein-Stand-Übungen auf einem wackligen Untergrund (labile bzw. instabile Ebene). Das verhindert eine Abnahme in der Nervenleitgeschwindigkeit vom Rückenmark zum Muskel, was häufig eine Folge einer zu langen Immobilisation ist. Eine verzögerte Ansteuerung der Muskeln ist ein wichtiger Faktor bei der Entwicklung einer Sprunggelenksinstabilität, die somit häufig nicht nur durch die Bandkapselschwäche bedingt ist.

Tipp

Alle jugendlichen Fußball-, Basketball-, Handballspieler usw. sollten lernen, die eigenen Sprunggelenke selbst zu bandagieren. Bandagen schützen und werden nach einer kurzen Eingewöhnungsperiode, wie bei Schienbeinschonern, nicht stören. Im Fall einer Verletzung wird diese weniger schlimm sein. Die Bandage begrenzt dazu die Schwellung. Die klassische Anlage einer 7,5 cm breiten, selbstklebenden, wiederholt benutzbaren Bandage, um Umknicken zu verhindern und das Gelenk zu schützen, wird zu jedem Training oder Spiel empfohlen.

Sprunggelenk

So schützen Sie das umgeknickte Sprunggelenk

Egal, wobei es passiert ist, durch einen unsanften gegnerischen Kontakt im Sport oder beim Joggen oder Spazierengehen, mit dieser Tape-Anlage wird in den ersten Tagen nach der Verletzung (oder auch länger) ein erneutes Umknicken verhindert.

▶ **Tape**

Anzahl: **4 bis 6**

Form: **I**

Breite: **5 cm**

Zug: **deutlich bis maximal**

Dauer: **bis 4 Tage**

Tipp

Überprüfen Sie abschließend, ob die Tape-Anlage den Schmerz bei der Umknickbewegung und beim Laufen ausreichend verhindert.

Anleitung

Messen Sie die Tapelänge von der unteren Innenseite des Schienbeins, vorne schräg über das Sprunggelenk, an der Innenseite des Außenknöchels vorbei, über die schmerzhafteste Stelle herüber, zur Unterseite des Außenrandes des Fußes. Schneiden Sie zuerst zwei bis drei Tapes jeweils ¼ kürzer als gemessen ab.

1. **Basis Tape 1:** Legen Sie die Basis an der unteren Innenseite des Schienbeins an. Das Tape zeigt nach unten zum Sprunggelenk. Halten Sie nun mit Ihrem Oberschenkel den Fuß mit einem hochgezogenen Außenrand nach oben gedrückt.

2. **Verlauf und Ende Tape 1:** Ziehen Sie das Tape mit deutlichem Zug schräg nach außen unten, über das obere Sprunggelenk, weiter mit starkem Zug innen am Außenknöchel vorbei, über den Außenrand zur Fußsohle und weiter zum inneren Rand des Längsgewölbes. Kleben Sie halbüberlappend genauso noch ein zweites und bei Bedarf noch ein drittes Tape.

3. **Tape 2:** Legen Sie ein oder zwei Tapes mit maximalem Zug und entgegengesetzt an: vom Ende der ersten Tapes, über die vorherigen Tapes: über die Außenseite des Fußes und vorne über das Sprunggelenk zur Innenseite des Schienbeins. Diese Tapes schneiden Sie ⅓ kürzer als gemessen ab.

4. **Tape 3:** Zur Stabilisierung legen Sie Tape 2 in doppelter Länge an: Beginnen Sie mit der Mitte des Tapes als Basis unter der Fußsohle und ziehen Sie es wie Tape 3 mit vollem Zug über die Außenseite des Fußes und vorne über das Sprunggelenk zur Innenseite des Schienbeins. Das andere Tapeteil wird mit wenig Zug an der Innenseite des Fußes über den Innenknöchel hochgezogen und endet auf den Enden der letzten beiden Tapes.

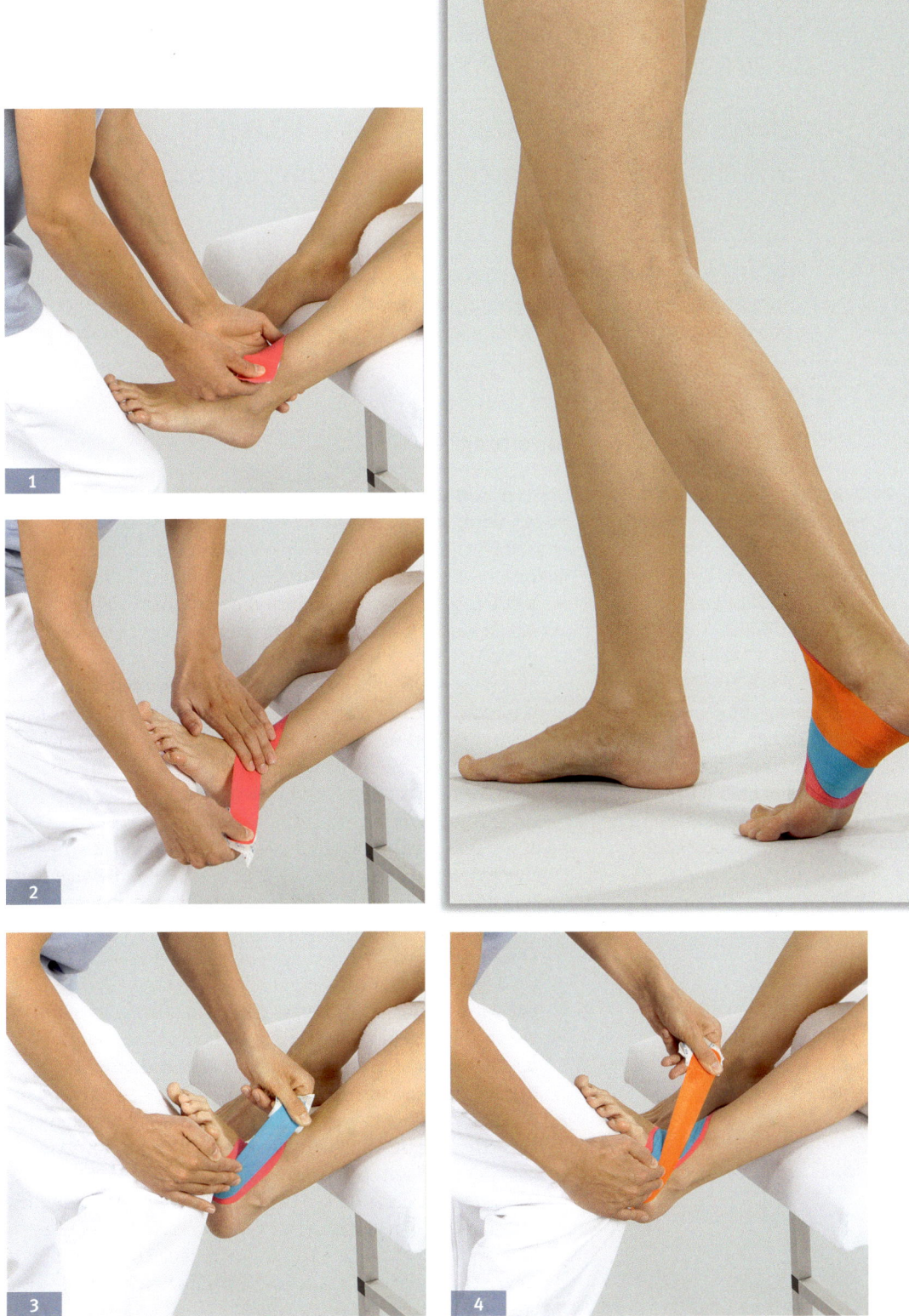

Umknicktrauma: rigides Taping
Stabilität für Ihr umgeknicktes Sprunggelenk

Alternativ zur eben beschriebenen elastischen Tape-Anlage können Sie Ihr Sprunggelenk auch durch eine rigide Tape-Anlage in der Richtung der Verletzungsbewegung immobilisieren.

Material
Underwrap für den gesamten Bereich
3,75 cm breites nicht elastisches Sporttape

Tipp
Testen Sie das Tape: Wird die schmerzhafte Bewegungsrichtung genügend gebremst und fühlt sich die Anlage nicht zu straff an?

Anleitung

Der Fuß ist hochgezogen, vor allem an der Außenseite (in Dorsalextension bzw. in Eversion).

Anker:
- Wickeln Sie zuerst das Underwrap vom vorderen Fuß über das Sprunggelenk bis ca. 20 cm oberhalb des Gelenks um das Bein herum.
- Legen Sie einen ersten Anker ca. 15–20 cm oberhalb des Knöchels, fast zirkulär um den Unterschenkel, und lassen Sie an der Rückseite die Achillessehne frei.
- Den zweiten Anker legen Sie über der Fußsohle, etwas vor dem Großzehballen an, und lassen auf dem Fußrücken einige Zentimeter frei.

Anlage:
1. Von der Schienbeinseite des oberen Ankers ziehen Sie ein Tape herunter über den Innenknöchel, über der Ferse nach außen und hoch über den Außenknöchel zum Anker an der Wadenbeinseite (Hufeisen).
2. Vom unteren Anker an der Großzehseite ziehen Sie ein zweites Tape zum Außenrand des Fußes und von dort schräg hoch über das Sprunggelenk zum oberen Anker an der Schienbeinseite.
3. Diesen Tapestreifen wiederholen Sie teilweise überlappend ein- oder zweimal. Wiederholen Sie nun den Hufeisenstreifen zur Fixierung noch einmal.
4. Wiederholen Sie beide zirkulären Anker, wenn erforderlich, zur Fixierung der Anlage.

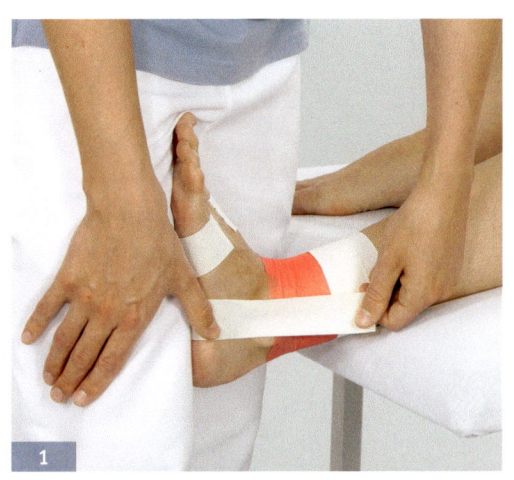

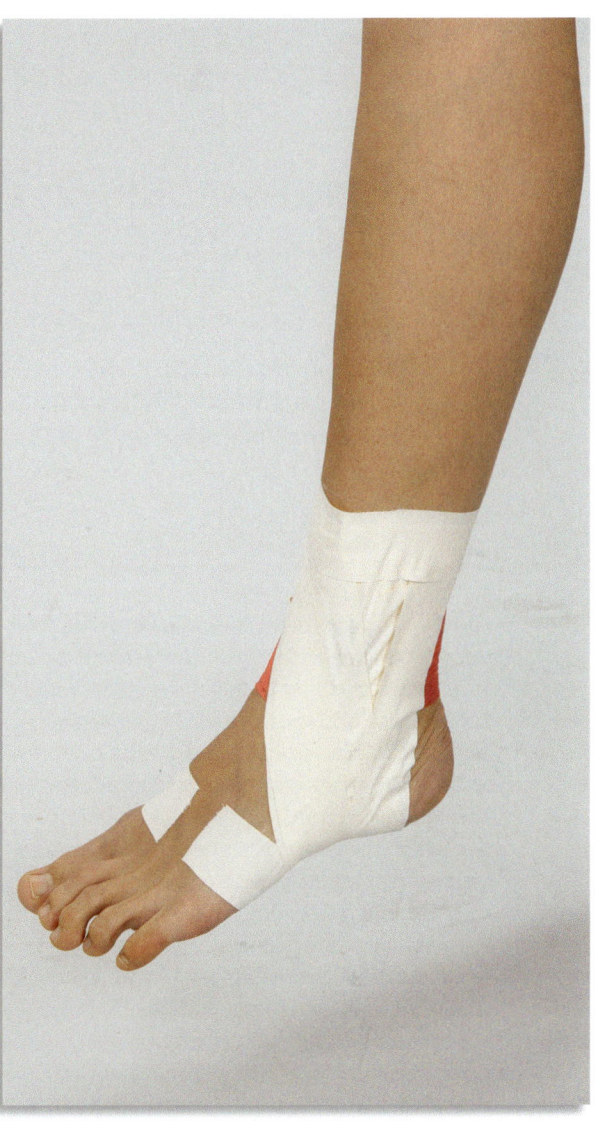

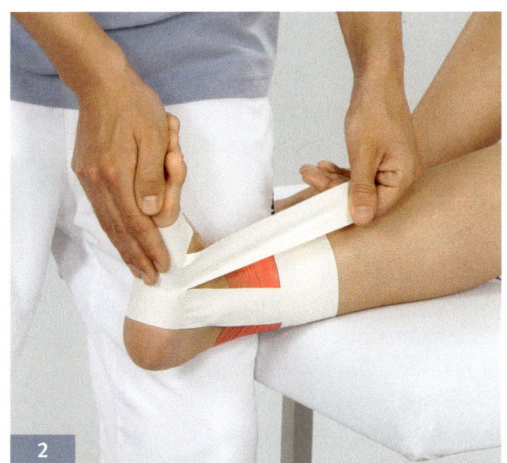

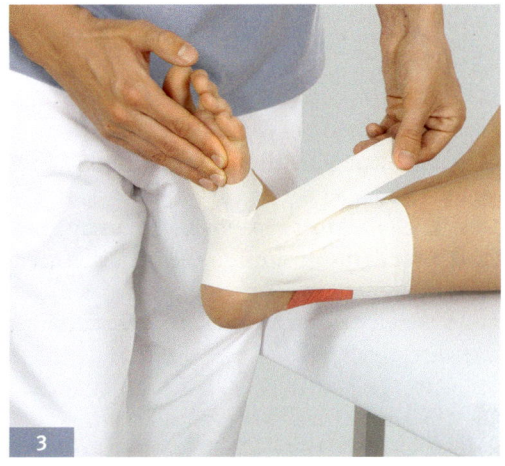

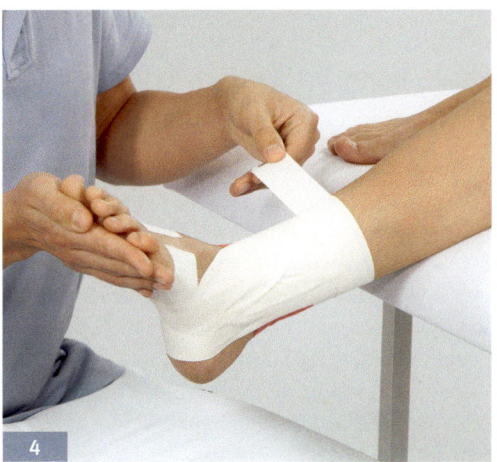

Syndesmosis-Verletzung

Oberhalb des Sprunggelenks werden Schien- und Wadenbein durch vier Bänder zusammengehalten, die Bandhaft oder Syndesmosis. Diese Bänder können auch ohne Knochenbruch verletzt werden.

Was ist passiert?

Fußverletzungen beim Fußball, beim Skifahren oder beim Landen in Sportarten mit vielen Springaktionen sind häufig durch abnormale Belastungen des Sprungbeins (Talus) gekennzeichnet. Knöchelbrüche sind die üblichsten Frakturen bei erwachsenen Menschen. Bei 10 % besteht auch noch eine Verletzung der Bandhaft. Diese Patienten müssen operiert werden. Die Syndesmose wird dabei mit Schrauben oder einer Kordel fixiert. Bei circa 1 % aller Sprunggelenkverletzungen ist die Bandhaft verletzt und das könnte leicht übersehen werden. Die meist spezifischen Verletzungsbewegungen sind schlagartige Außendrehung des Fußes, das nach außen Umknicken des Rückfußes oder Stauchung des Sprunggelenks zum Beispiel beim Landen. Diese Bewegungen sind eher entgegengesetzt zum klassischen Umknicken. Wenn das Sprungbein mit Gewalt in den Raum zwischen Schien- und Wadenbein gestaucht wird, verursacht das mindestens eine Ausdehnung der Zapfenverbindung zwischen Schien- und Wadenbein. Das Wadenbein wird dabei nach außen gedrückt, was zur Überdehnung der Bandhaft führt.

Symptome:
- lokaler Schmerz, etwas oberhalb des Sprunggelenks
- Schwellung, Schmerz und ein Gefühl von Instabilität bei Belastung des Fußes

Was ist zu tun?

Wenn so etwas passiert, wissen Sie sofort, dass es ernst ist. Wenn der unmittelbare Schmerz nicht nachlässt, sollten Sie jegliche Belastung vermeiden. Ein Knochen kann gebrochen sein. Die Verletzung wird bei Belastung noch schmerzhafter und die knöchernen Bruchteile können dabei weiter verschoben werden. Ein medizinische Betreuer oder Sie selbst sollten den Unterschenkel und Knöchel abtasten und den Fuß vorsichtig bewegen, um Beweglichkeit und Schmerz zu prüfen. Wenn es nicht gut aussieht und sich schlimm anfühlt, sollten Sie sich ins Krankenhaus bringen lassen. Ist es nichts Ernstes und der Schmerz lässt rasch nach, möchten Sie wahrscheinlich weiterspielen. Nach dem Spiel oder nach dem Skifahren könnten die Beschwerden allerdings zu- statt abnehmen. Eine klassische Bandage, die die beiden Unterschenkelknochen zusammendrückt, könnte lindern. Bitte bedenken Sie, dass viele Betroffene auch mit einem gebrochenen Wadenbein noch gehen können. Lassen Sie sich also bei einer möglichen Fraktur unbedingt ins Krankenhaus bringen.

Soforthilfe

Spezifische klinische Tests sollten die Verletzungsstelle herausfinden. Wenn einfühlsames Abtasten oberhalb des Knöchels schmerzhaft ist, deutet dies auf eine lokale Verletzung. Das Zusammendrücken von Schien- und Wadenbein, oberhalb der Schmerzstelle, könnte den Schmerz verschlimmern. Plötzlich Loslassen von einem solchen Druck am Knöchel ebenfalls. Auch das nach oben Drücken der Ferse in Richtung Unterschenkel, bevorzugt wenn der Sportler mit gebeugtem Knie auf dem Bauch liegt, wird den Schmerz verstärken. Die Außendrehung des Fußes (Sprungbeins) ist typischerweise sehr schmerzhaft. Das Vorwärts-rückwärts-Schieben des Wadenbeins, gegenüber dem Schienbein, ist schmerzhaft. Die betroffene Seite ist auch viel beweglicher als die andere Seite. Die Therapie hat zum Ziel, Waden- und Schienbein zusammenzubringen und -zuhalten. Wenn eine Operation oder Eingipsen nicht infrage kommt, ist in den nächsten Wochen wiederholtes Taping angebracht. Eine Belastung des Fußes ist dabei zu vermeiden.

Reha und Prävention

Lagern Sie das Bein hoch und vermeiden Sie Belastung. Üben, ohne zu belasten, ist mit Tapes um den Unterschenkel möglich und wichtig. Es hält den Blutkreislauf in Schwung und die Muskeln in Bewegung. Viele Patienten haben zusätzlich noch eine Schiene zum weiteren Schutz. Therapeuten können die Beweglichkeit des Waden- und Sprungbeins kontrollieren. Wenn eine Bewegungsrichtung,

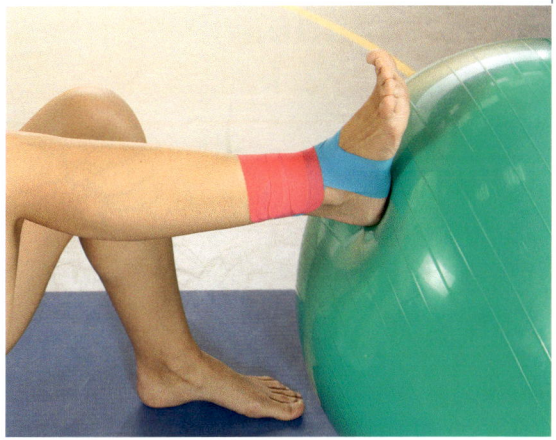

▲ Mit Tape kann die Belastbarkeit des Unterschenkels getestet und trainiert werden. Zuerst ohne Gewicht zu tragen und mit wenig Widerstand: Der Rückfuß wird in den großen weichen Gymnastikball gedrückt.

wie das nach Innendrehen des Sprungbeins, eingeschränkt scheint, ist eine Behandlung erforderlich. Eine allmähliche Belastungssteigerung, mit Tape, wird sorgfältig begleitet, bis schließlich volle Belastung ohne Tape möglich ist. Bis schmerzfreies Springen und Landen, und dazu ohne Angst, möglich ist, ist es ein langer Weg. Deshalb bietet es sich an, dass Sie sich im späteren Verlauf selbst mit Tape versorgen.

Tipp

Wie bei Beschwerden an der Achillessehne sind auch nach Bandhaftverletzungen orthopädische Schuheinlagen zur Unterstützung des Längsgewölbes sinnvoll. Ein Senkspreizfuß, der vorher keine Beschwerden verursacht hat, könnte nun einer optimalen Abheilung der verletzten Strukturen im Wege stehen, weil das Sprungbein keine gute Position im Sprunggelenk hat.

Syndesmoseband
Wie die Heilung der Bandhaft unterstützt wird

Die Tapes sorgen dafür, dass das Wadenbein so gut wie möglich gegen das Schienbein gehalten wird, ohne dabei die Achillessehne einzuschnüren. Dadurch kann die überdehnte oder verletzte Bandhaft regenerieren.

▶ **Tape**

Anzahl: **6**
Form: **I**
Breite: **5 cm**
Zug: **deutlich bis maximal**
Dauer: **bis zu 7 Tage**

Tipp

Halten Sie beim Anlegen aller Tapes Waden- und Schienbein so gut wie möglich zusammen. Drücken Sie, nicht schmerzhaft kneifen, mit dem Daumen einerseits und den übrigen Fingern andererseits die Außen- und Innenknöchel fest zusammen.

Anleitung

Der Sportler liegt auf dem Rücken und mit dem Unterschenkel halb über der Kante einer Liege. Das Sprunggelenk ist locker, es liegt eine Rolle unter den Knien. Messen Sie eine Tapelänge von der unteren Innenseite des Schienbeins horizontal zur Rückseite des Wadenbeins. Anders gesagt: von der Innenseite der Achillessehne vorne um den Unterschenkel herum zur Außenseite der Sehne. Schneiden Sie zwei oder drei Tapes jeweils ¼ kürzer und zwei Tapes ⅓ kürzer als gemessen ab.

1. Kleben Sie die Basis vor der Achillessehne an der Rückseite des Schienbeins, gleich oberhalb des Sprunggelenks. Während Sie Innen- und Außenknöchel mit einer Hand zusammengedrückt halten, ziehen Sie das Tape mit deutlichem Zug horizontal vorne über den Unterschenkel zur Rückseite des Wadenbeins, gerade vor der Achillessehne kleben. Wiederholen Sie diese Anlage, teilweise überlappend, noch ein- oder zweimal.

2. Wiederholen Sie diese erste Anlage noch einmal mit einem der kürzeren Tapes, jedoch in entgegengesetzter Richtung, von der Rückseite des Wadenbeins zur Rückseite des Schienbeins, während Sie die Knöchel zusammengedrückt halten, und mit maximalem Zug. Messen Sie ein weiteres Tape von der unteren Innenseite des Schienbeins, schräg über das Sprunggelenk, vorne am Außenknöchel vorbei, zum Außenrand des Fußes, unter dem Fuß durch und an der Innenseite des Fuß wieder hoch, schräg über das Sprunggelenk, vorne am Innenknöchel vorbei bis zur Rückseite des Wadenbeins. Schneiden Sie zwei Tapes jeweils ¼ kürzer als gemessen ab.

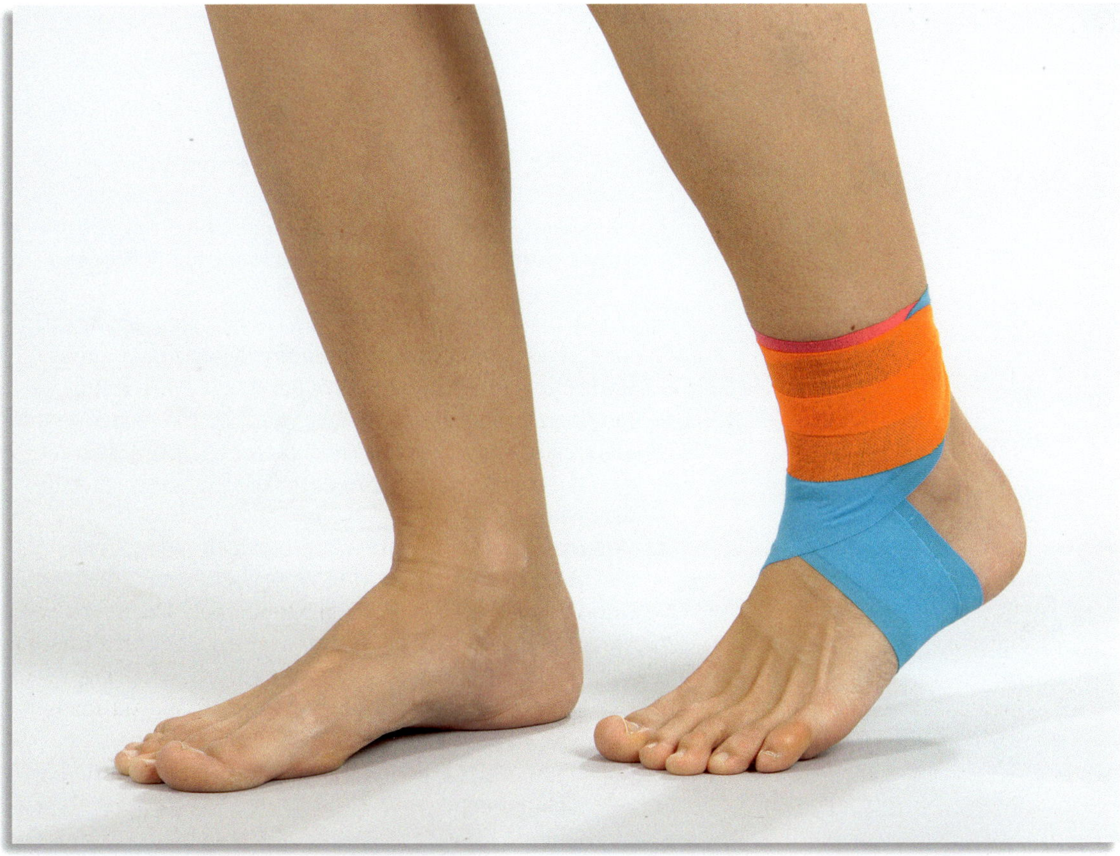

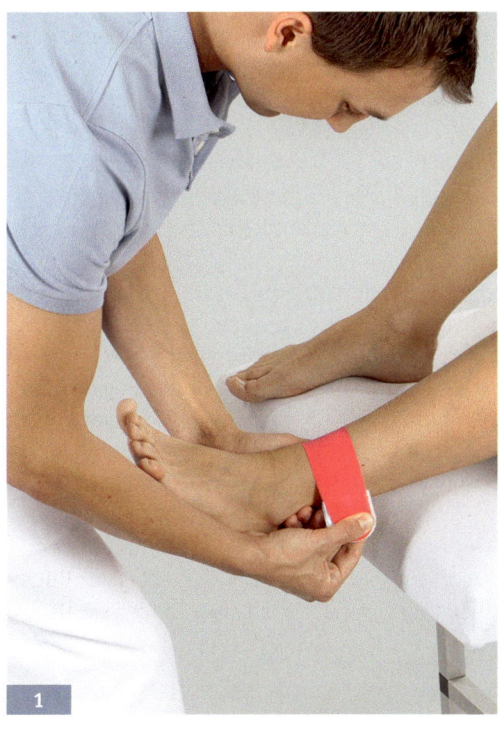

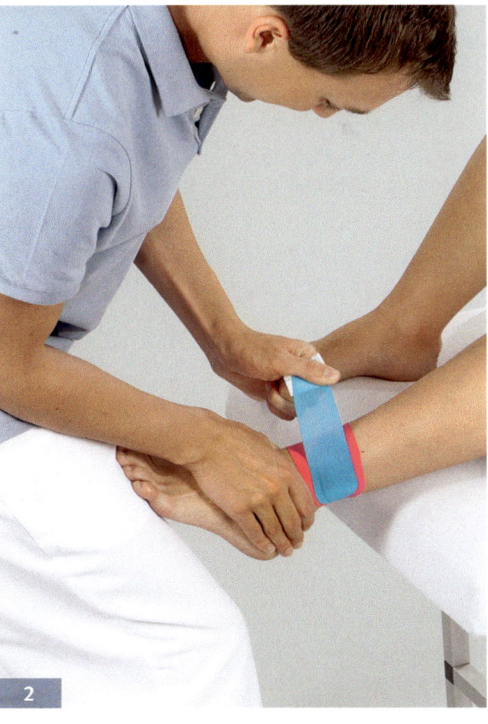

3. Kleben Sie die Basis auf die Basis der ersten Anlage an der Rückseite des Schienbeins. Ziehen Sie das Tape mit deutlichem Zug schräg nach außen und unten über das Sprunggelenk, vorne am Außenknöchel vorbei, zum Außenrand des Fußes, unter dem Fuß durch …

4. … und an der Innenseite des Fuß wieder hoch, schräg über das Sprunggelenk, vorne am Innenknöchel vorbei, bis zur Rückseite des Wadenbeins. Wiederholen Sie diese Anlage mit dem zweiten Tape. Die Tapes der zweiten Anlage lassen den inneren und äußeren Knöchel frei. Es ist beabsichtigt, dass das Anheben des Fußes durch die Tapes etwas behindert wird.

5. Wiederholen Sie die erste Anlage noch ein- (oder zwei-) mal mit maximalem Zug vom Wadenbein zum Schienbein. Dieses letzte Tape überklebt alle Enden und stabilisiert so die Anlage.

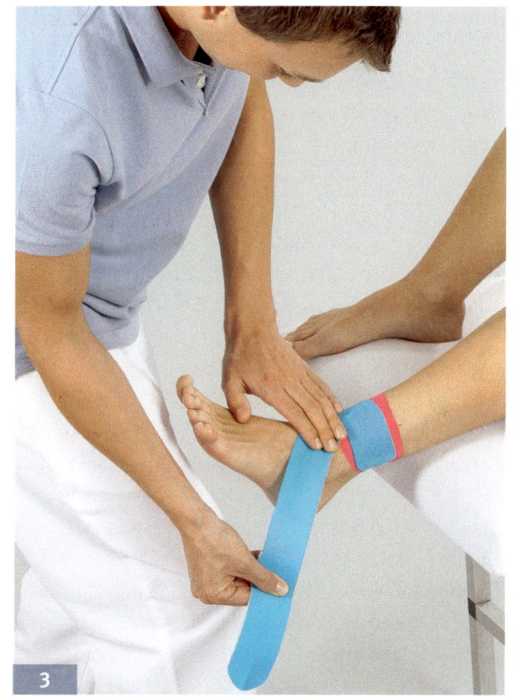

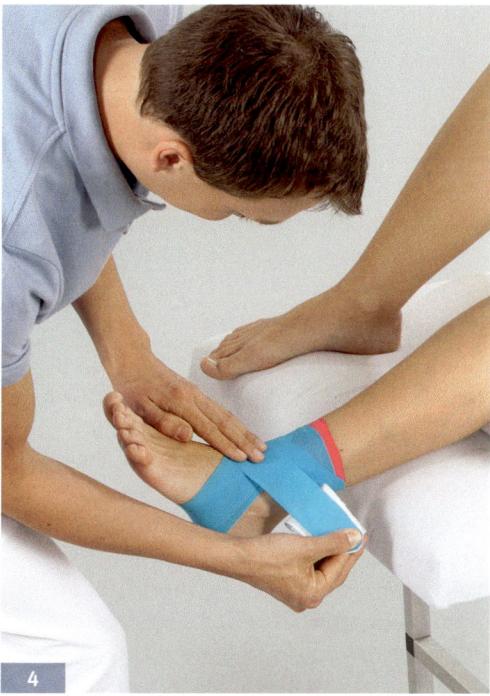

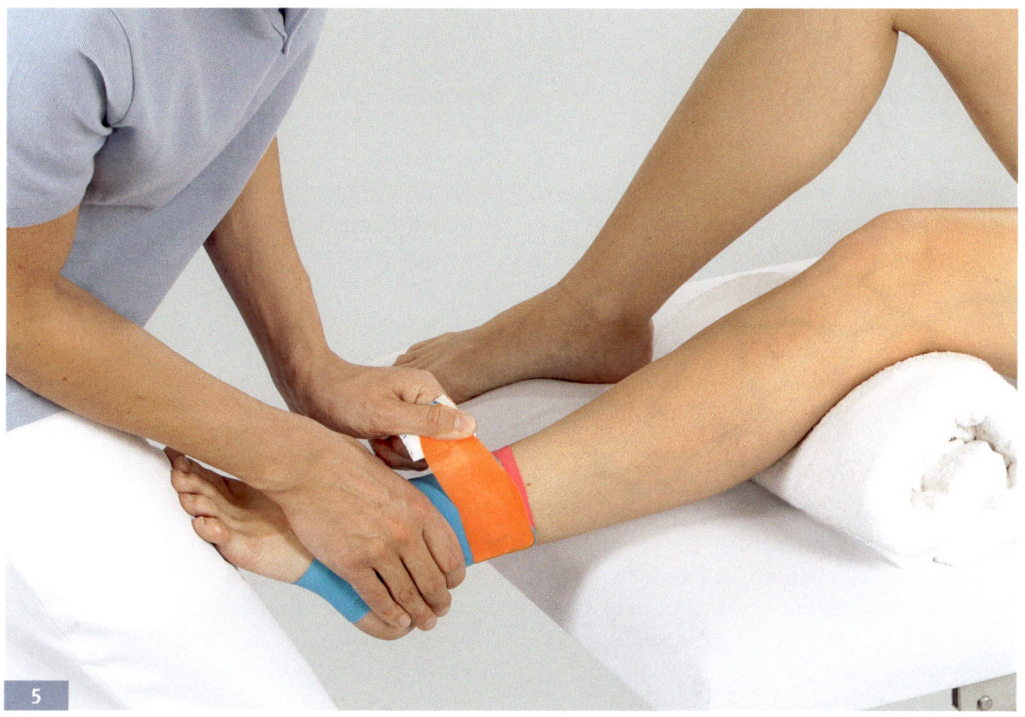

Wadenmuskelverletzung

In Sportarten mit gegnerischem Kontakt sind Prellungen am Oberschenkel oder an der Wade Alltagsgeschäft. Diese sollten normalerweise die Teilnahme am Mannschaftstraining nicht verhindern. Eine Muskelzerrung, üblicherweise ohne gegnerische Einwirkung, dagegen erfordert mindestens 10 Tage bis zur vollständigen Wiederherstellung.

Was ist passiert?

Eine Muskelprellung kann man sich beispielsweise während eines Spiels zuziehen, wenn man einen Schlag oder Tritt abbekommt. Ist ein Beinmuskel betroffen, ist das Laufen eingeschränkt. Meistens kann man jedoch weiterspielen, trotz einer Weichteilblutung. Nach dem Spiel oder Training, wenn man zur Ruhe kommt, wird die Stelle steifer und schmerzhafter. Am nächsten Morgen kann es so schlimm sein, dass Sie nur noch hinken können.

Ernsthafter ist eine Muskelzerrung. In vollem Lauf oder bei einer unkontrollierten Bewegung, wenn man zum Beispiel ausrutscht, fühlt es sich wie ein Peitschenschlag oder Messerstich im Muskel an. Schluss. Aus. Es gibt keine Möglichkeit weiterzumachen. Die Zerrung kann glimpflich sein und nur einige Muskelfasern betreffen. Es kann aber auch eine vollständige Muskel- oder Sehnenruptur sein. Das Ausmaß der Verletzung gibt einen Hinweis darauf, wie lange die Heilung und Rehabilitation dauern wird. Beispielhaft für Muskelprellungen und -zerrungen beschreibt dieses Kapitel die Tape-Anlagen für die Wadenmuskeln.

Symptome:
- lokaler Schmerz an der Stelle der Verletzung
- zunehmende Schwellung und Gefühl von Steifigkeit
- im Falle einer Zerrung: keine weitere Belastung oder Bewegung möglich

Was ist zu tun?

Vermeiden Sie schmerzhafte Bewegungen und Belastung. Legen Sie sich hin, lagern Sie den Fuß hoch und kühlen Sie die Stelle (Eis, Coldspray oder kaltes Wasser). Das ist entscheidend! Machen Sie diese Anwendung eine halbe Stunde! Oft wird nicht lange genug gekühlt. Es dient dazu Bluterguss und Schwellung so gut wie möglich zu begrenzen. Bei einer leichten Prellung des Wadenmuskels reicht es aus, Lymphtapes von der Kniekehle zur Ferse anzulegen (siehe S. 50), um den lymphatischen Fluss anzukurbeln. Vermuten Sie eine Zerrung, lassen Sie sich medizinisch untersuchen. Legen Sie bis zu dieser Untersuchung eine klassische Kompressionsbandage an. Belasten Sie Ihren Fuß beim Gehen nicht, sondern bewegen sich nur mit zwei Krücken vorwärts.

Soforthilfe

Eine Prellung oder leichte Zerrung, die keine weitere medizinische Betreuung erfordert, wird vom Physiotherapeuten mit Elektrotherapie, Ultraschall, Laser und Weichteiltechniken wie senkrechten oszillierenden Bewegungen behandelt. Nachdem die Blutung vollständig gestoppt ist, kann (2-)stündlich eine leichte, nicht schmerzhafte Elektrotherapie (Entspannungsmassage-Programm) angewandt werden, um die Flüssigkeitsdynamik anzukurbeln und die Schwellung zu lindern. Zudem können Tapes angelegt werden, ebenfalls mit dem Ziel Schmerz und Schwellung zu lindern. Das optimale Management einer Prellung verhindert, dass die tägliche Trainingsroutine unterbrochen werden muss. Im Fall einer Muskelzerrung ist dagegen eine schmerzfreie Anspannung des Muskels nicht möglich und ein Anspannungs- oder Dehnschmerz wäre an den ersten Tagen auch zu vermeiden.

Reha und Prävention

Frühmobilisation wird heutzutage befürwortet. Es zielt darauf ab, die schnellstmögliche Heilung zu ermöglichen und dazu eine nicht optimale Heilung mit einer schlechten Ausrichtung der Narbenfasern oder eine Faserwucherung zu verhindern. Ergänzend zu Weichteiltechniken, Massagegeräten, Elektrotherapie, Ultraschall und Laser können spezifische Tapes zur Unterstützung der Übungen angelegt werden. Abnahme der Schwellung durch die Förderung der Durchblutung und Lymphdrainage ist das erste Ziel. Die zweite

Phase konzentriert sich auf die Wiederherstellung der Funktion und Belastbarkeit sowie auf das Verhindern von Verklebungen und exzessivem Narbengewebe. Ein Laufband ist eine großartige Hilfe, um genau zu bestimmen, mit welcher Geschwindigkeit schmerzfreies Gehen möglich ist und um mehrere Male am Tag kontrolliert zu trainieren. Aktive Muskelanspannung kann mit Verkürzung oder Verlängerung des Muskels trainiert werden. Das Letztere ist bekannt aus der Rehabilitation nach Sehnenverletzungen. Jedoch ist es auch bei Muskelbauchverletzungen sinnvoll. Solche exzentrischen Muskelübungen sind wichtig, da Schmerz bei Muskelverlängerung länger vorhanden bleibt. Mehrere Behandlungen am Tag und eine progressive Belastungssteigerung ermöglichen bei leichten Zerrungen meist eine Genesung innerhalb von 10 Tagen.

TIPP

Muskelzerrungen können vielfältige Ursachen haben, wie zum Beispiel den Gebrauch von Antibiotika. Ein Muskelungleichgewicht, eine Dysbalance, zwischen entgegengesetzt wirkenden Muskelgruppen wie Beuger und Strecker ist eine häufige Erklärung. Das Neuausrichten des Muskelsystems ist ein wichtiger Bestandteil moderner Trainingsmethoden, vor allem integriert beim Auslaufen oder beim Regenerationstraining. Wenn der Effekt zu wünschen übrig lässt oder wenn Sie immer wieder Muskelkater nach dem Training entwickeln, sollte eine genaue Untersuchung die Ursache(n) herausfinden und eine darauffolgende spezifische Behandlung sollte Verletzungen vorbeugen.

Akute Muskelverletzung

Um Schwellung und Schmerz bei einer Muskelverletzung zu lindern

Muskelfaserrisse erfordern professionelles Management! Üblicherweise gibt es eine längsförmige Schwellung, die mit diagonalen Tapes in zwei Richtungen vollständig überklebt werden sollte. Vorher kleben Sie ein bis zwei Lymphtapes. Versuchen Sie weiterhin, Ihren Muskel zu bewegen, jedoch nur ohne Schmerz.

▶ **Tape**

Anzahl: **bis zu 8 je Farbe**
Form: **I**
Breite: **2,5 cm**
Zug: **deutlich**
Dauer: **bis 3 Tage**

Tipp

Trotz der Tape-Anlage, können manuelle senkrechte Massagetechniken und Elektrotherapie angewandt werden. Diese Anlagetechnik kann ebenfalls zur optimalen Heilung einer frischen Narbe, z. B. nach einer Achillessehnenoperation, angewandt werden.

Anleitung

Schneiden Sie 3 oder 4 Tapes von 8–10 cm ab, jeweils von zwei unterschiedlichen Farben. Schneiden Sie die Tapes in Längsrichtung durch, damit Sie mit 2,5 cm breite Streifen arbeiten können. Lagern Sie den Verletzten in Bauchlage auf einer Liege mit einer Rolle unter den Füßen. Das Knie ist leicht gebeugt und die Fußrolle liegt so, dass die Wade schmerzfrei liegt.

Legen Sie zuerst zwei Lymphtapes an, eines mit der Basis in der Mitte der Kniekehle und ein Tape mit der Basis an der Innenseite der Kniekehle.

1. Legen Sie die Mitte des Tapes knapp oberhalb der Verletzung schräg zur Längsrichtung (30 Grad) auf der Haut an, ohne darauf zu drücken. Das ist die Basis. Ziehen Sie das Tape in beiden Richtungen mit deutlichem Zug.
2. Ein zweites Tape der anderen Farbe auch schräg, jedoch in der anderen Richtung, damit ein Kreuz (X) entsteht. Der Winkel zwischen den Tapes ist nicht rechtwinklig, sondern 60 Grad und 120 Grad: Die Tapes verlaufen nicht in Längsrichtung und nicht quer zur Verletzung.
3. Wiederholen Sie dieses Vorgehen mit den weiteren Tapes,
+ jeweils mit minimaler Überlappung, bis die Verletzungs-
4. stelle vollständig überklebt ist. Achten Sie darauf, dass sich die Tapes genau über der längsförmige Verletzung kreuzen.

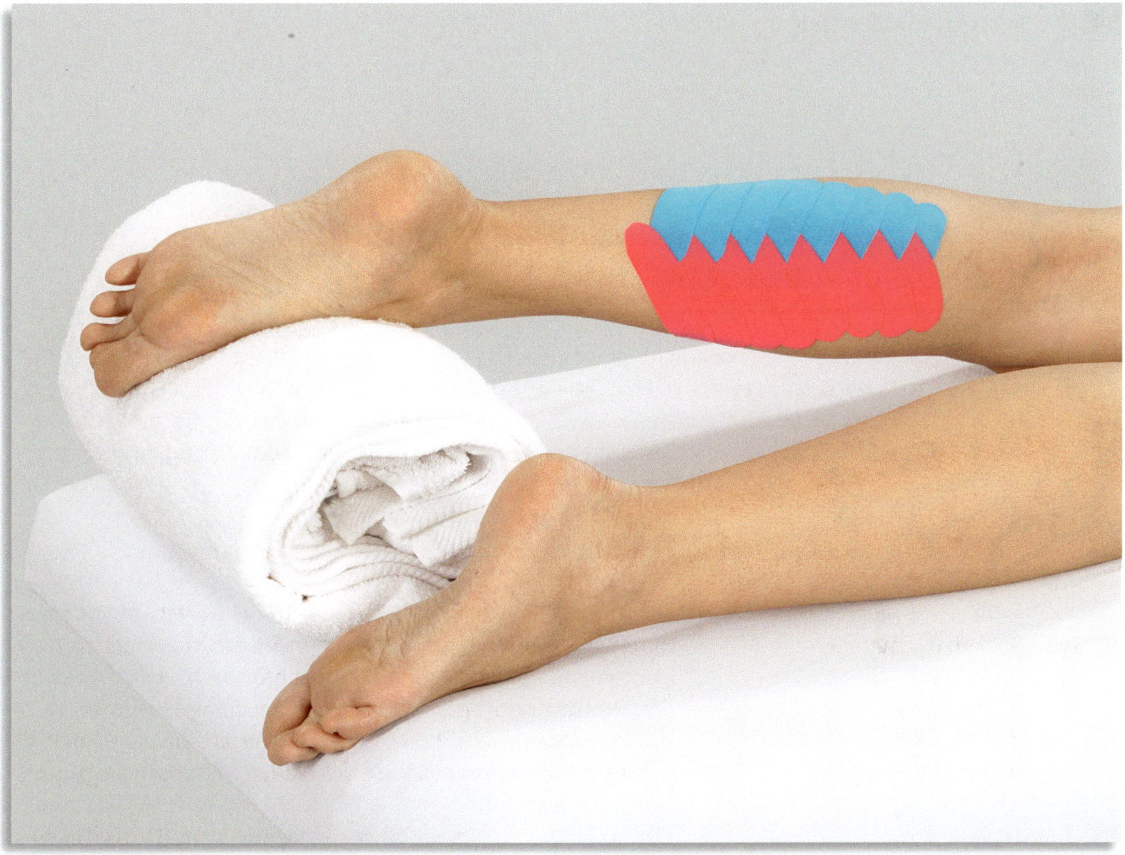

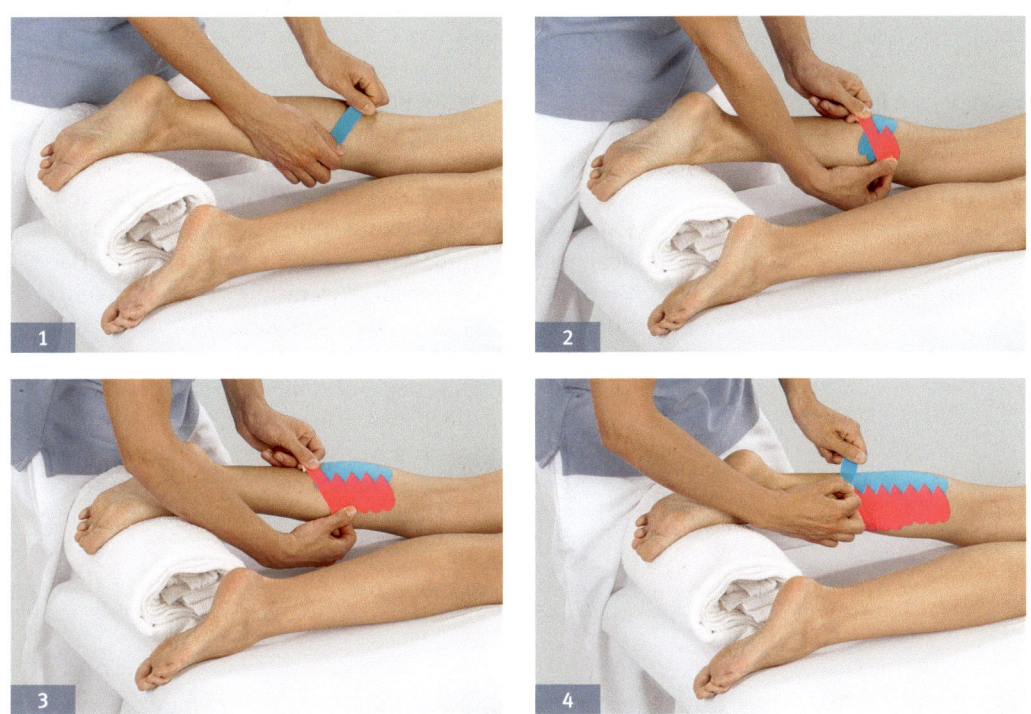

Verkürzendes Wadenmuskeltraining

Unterstützt das konzentrische – muskelverkürzende – Training des verletzten Muskels

Anspannen des verletzten Muskels kann noch lange schmerzhaft sein. Dieses Tape dient dazu, mit weniger Schmerz das konzentrische Muskeltraining schneller zu steigern. Diese Anlage wird also gebraucht, wenn das Training darauf ausgerichtet ist, den Muskel beim Anspannen zu verkürzen, wie beim Gehen und Laufen.

Anleitung

▶ **Tape**
Anzahl: **2**
Form: **I**
Breite: **5 cm**
Zug: **wenig**
Dauer: **bis zu 3 Tage**

Tipp
Die schmerzfreie Kraftentfaltung des Wadenmuskels kann sofort kontrolliert werden. Eine lange Variante empfiehlt sich bei stärkeren Schmerzen, gleicht jedoch der Tape-Anlage für die Achillessehne, die nachfolgend beschrieben wird.

Der verletzte Sportler liegt in Bauchlage auf einer Liege mit einer Rolle unter den Füßen. Die Knie sind leicht gebeugt und die Füße liegen so über der Rolle, dass die Wade schmerzfrei ist. In dieser Position sind die Muskeln verkürzt. Messen Sie die Tapelänge von der Rückseite des Oberschenkels, knapp oberhalb der Kniekehle bis zum Beginn der Achillessehne am Ende des Muskelbauchs. Schneiden Sie zwei Tapes jeweils ⅛ (die Hälfte von ¼) kürzer als gemessen ab.

1. **Basis Tape 1 und Tape 2:** Legen Sie beide Tapes etwas oberhalb der Kniekehle in der Mittellinie des Oberschenkels an. Das erste zeigt leicht schräg herunter, zur Seite des verletzten Muskelteils. Das zweite zeigt gerade zur Ferse herunter.
2. **Verlauf und Ende Tape 1:** Während Sie den Wadenmuskel mit einer Hand umfassen und anheben, zieht die andere Hand das Tape um den verletzten Muskelbauch herum zum Beginn der Achillessehne.
3. **Verlauf und Ende Tape 2:** Während Sie den Wadenmuskel mit einer Hand umfassen und anheben, zieht die andere Hand das Tape gerade herunter zum Beginn der Achillessehne und das Ende des ersten Tapes.

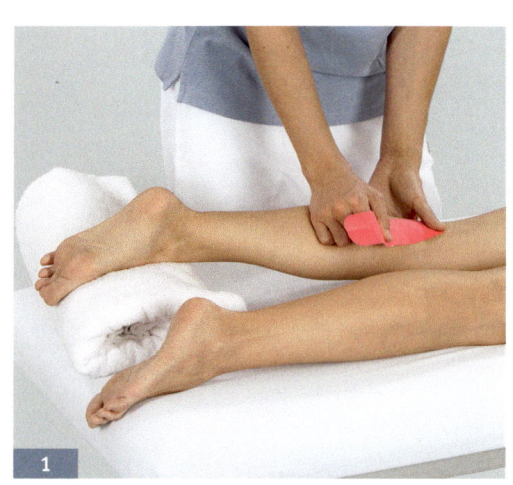

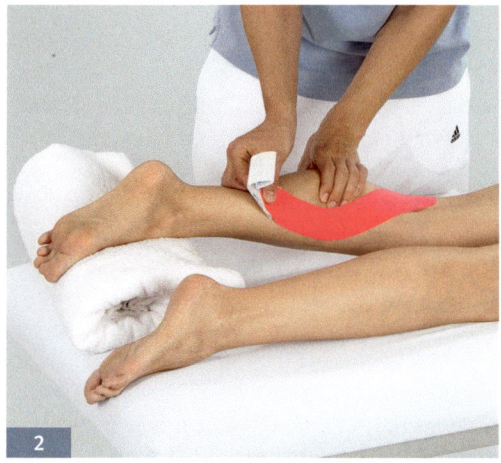

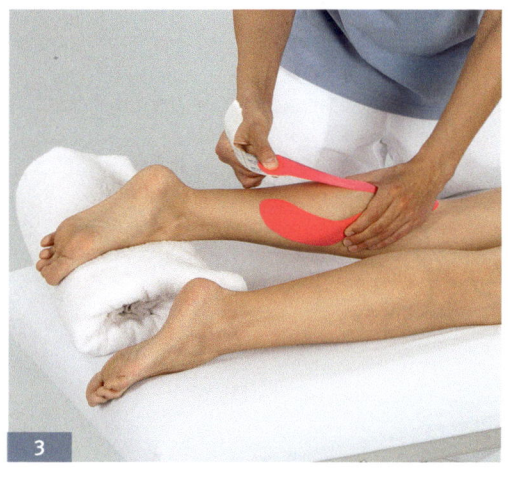

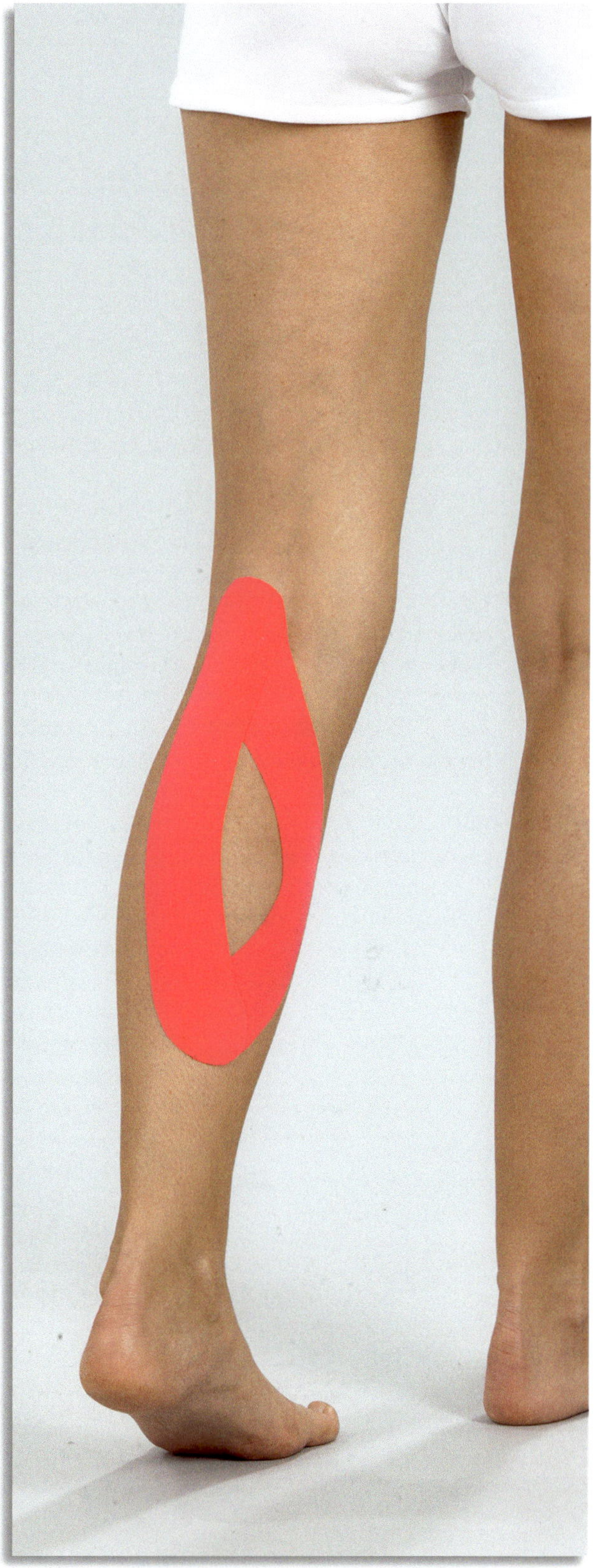

Verlängerndes Wadenmuskeltraining
Unterstützt das exzentrische – muskelverlängernde – Training des verletzten Muskels

Dieses Tape ist ein Muss in der Rehabilitation einer Sehnenverletzung oder eines Sehnen-Muskelbauch-Übergangs-Problems: Es unterstützt das Muskeltraining, wobei der Muskel sich beim Anspannen verlängert. Zum Beispiel, wenn Sie die Ferse heben und senken, während der Sportler mit dem Vorfuß auf einer Stufe steht.

▶ **Tape**

Anzahl: **2**
Form: **I**
Breite: **5 cm**
Zug: **deutlich (circa 33 %)**
Dauer: **bis zu 3 Tage**

Tipp
Kontrollieren Sie umgehend die Ausführung der Übung auf einer Stufe.

Anleitung

Der verletzte Sportler liegt auf dem Bauch auf einer Liege mit den Füßen über der Kante. Die Knie sollen voll durchgestreckt sein, also keine Rolle unterlegen. Messen Sie die Tapelänge von der Rückseite des Oberschenkels, gerade oberhalb der Kniekehle, bis zum Ende der Ferse auf der Fußsohle. Schneiden Sie zwei Tapes jeweils ¼ kürzer als gemessen ab.

1. **Basis Tape 1 und Tape 2:** Legen Sie beide Tapes etwas oberhalb der Kniekehle in der Mittellinie des Oberschenkels an. Das erste zeigt leicht schräg herunter, zur Seite des verletzten Muskelteils. Das zweite zeigt gerade zur Ferse herunter.
2. **Verlauf und Ende Tape 1:** Mit dem Oberschenkel drücken Sie den vorderen Fuß hoch, bis ein Gefühl von Steifigkeit der Waden gespürt wird („1. Stopp"). Während Sie den Wadenmuskel mit einer Hand umfassen und anheben, zieht die andere Hand das Tape mit deutlichem Zug um den verletzten Muskelbauch herum …
3. … und seitlich an der Achillessehne entlang zur Ferse und Fußsohle.
4. **Verlauf und Ende Tape 2:** Während Sie den Wadenmuskel mit einer Hand umfassen und anheben, zieht die andere Hand das Tape mit deutlichem Zug gerade herunter über die Achillessehne zur Ferse und Fußsohle.

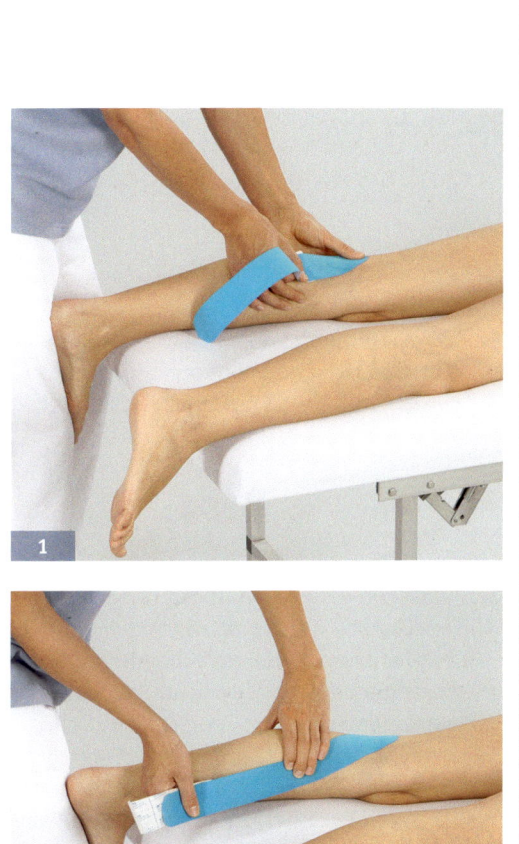

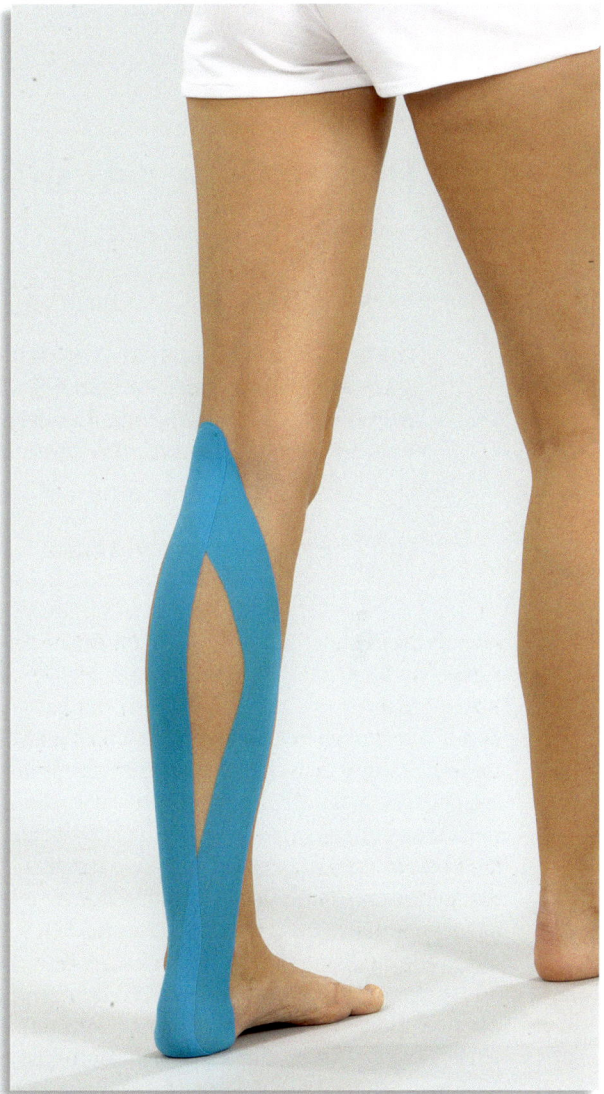

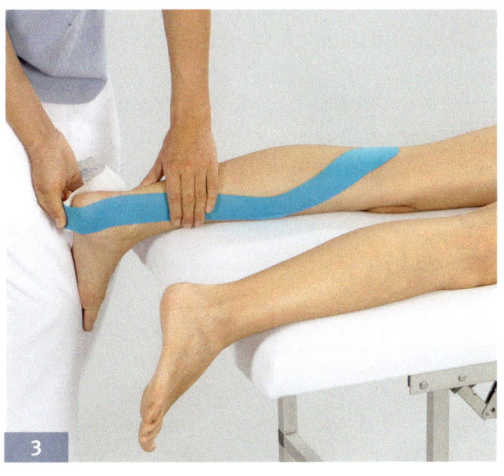

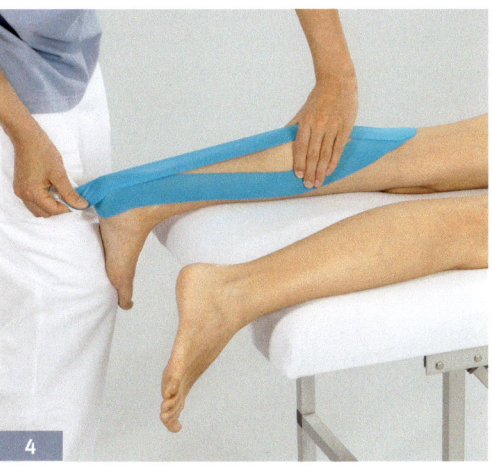

Reizung der Achillessehne

Die drei Muskelbäuche des Wadenmuskels vereinen sich und bilden die Fersensehne oder Achillessehne. Obwohl diese Sehne die Stärkste des menschlichen Körpers ist, ist sie zugleich eine klassische Schwachstelle. Ihren Namen erhielt sie von Achilles aus der griechischen Mythologie, der nur an dieser Stelle verletzlich war.

Was ist passiert?

Zwei Prozent aller Sportverletzungen sind Achillessehnenrisse. Die Sehne kann bei plötzlichen Bewegungen, beim Abstoßen oder Landen in Sportarten mit wiederholtem Springen reißen. Männer zwischen 30 und 50 Jahren, die Ballsportarten spielen, und Menschen, die nach längerer Zeit wieder mit Sport anfangen, sind besonders gefährdet. Nach einer vollständigen Ruptur ist eine Operation unvermeidbar. Wiederholte Risse treten in circa 4,5 % aller Fälle auf, vor allem bei Sportlern unter 30 Jahren. Teilrupturen werden nicht immer operiert, führen bei 12 % jedoch zur erneuten Verletzung.

Eine vermutlich viel größere Anzahl von Menschen leidet jedoch unter Achillessehnenschmerzen durch Überbelastung oder Verschleiß. Es kommt zu Steifigkeit und Schmerzen, wenn man morgens aufsteht und während den ersten Minuten beim Sport. Auch nach dem Sport treten Schmerzen auf, die 24 Stunden oder länger anhalten können. Die Beeinträchtigung kann so stark zunehmen, dass die ausgeübte Sportart, wie Ballsport oder Leichtathletik, nicht mehr möglich ist. Das Finden und Lösen der Ursache der Achillessehnenschmerzen ist wichtig, um eine vollständige Genesung ohne Gefahr für einen Rückfall zu erreichen.

Symptome:
- lokale Schmerzen und Schwellung an der dünnsten Stelle der Sehne, 4–6 cm oberhalb der Ferse
- Schmerzverbreitung über der Sehne nach oben und nach unten zur Ferse
- lokaler Schmerz nach längerer Ruhe (Nachtruhe), während dem Aufwärmen, nach dem Sport

Was ist zu tun?

Wenn es plötzlich passiert ist, kontrollieren Sie, ob Sie den Fuß noch aktiv hoch und herunter bewegen können. Kneifen Sie die Wade zusammen und beobachten, ob sich die Ferse nach oben bewegt. Ist weder aktiv noch mit dem Zusammenkneifen der Wade (Thompson oder Simmonds Test) eine Bewegung des Fußes möglich, ist die Achillessehne gerissen. Bei Verdacht auf vollständigen oder Teilrisse ist eine weitere medizinische Untersuchung erforderlich. Wenn das nicht nötig scheint, kann eine weitere Funktionsuntersuchung und eine Behandlung durchgeführt werden wie auch bei Fällen ohne plötzlichen Beginn. Ein feinfühliges Abtasten der Sehne sollte die genaue Schmerzstelle feststellen. Sofortige örtliche Behandlung ist mit Ultraschall, Elektrotherapie, Laser, Eis, manuellen Weichteiltechniken sowie Taping möglich. Eine ergänzende, klassische Bandage, die schmerzhaften Bewegungen begrenzt und/oder ein Fersenkissen unter der Ferse im Schuh, um die Dehnung der Sehne zu verringern, können hilfreich sein.

Soforthilfe

Ergänzend zu den genannten lokalen Behandlungsmöglichkeiten ist zuerst eine weitere Untersuchung erforderlich. Die Ursache kann eine Mittelfußschwäche sein. Die normale Maximalbelastung der Sehne beträgt 400 bis 800 kg. Diese Belastung kann sich durch die X-Stellung der Ferse bei einem Senkspreizfuß auf die Innenkante der Sehne konzentrieren. Diese asymmetrische Überbelastung führt zu Reizung, Schmerz und kleineren oder größeren Schäden an der Sehne. Eine Fußkorrektur mit orthopädischen Schuheinlagen, mit oder ohne Fersenkissen, ist unentbehrlich. Vorher kann mit Tapes die Rück- und Mittelfußstellung korrigiert werden, um beurteilen zu können, ob Schuheinlagen helfen werden. Eine weitere häufige Ursache ist ein Problem der unteren Lendenwirbelsäule mit einer Nervenreizung. Die Nervenfasern, die an beiden Seiten der Sehne verlaufen, verlassen die Wirbelsäule beim untersten Lendenwirbel. Jegliche Störung dort kann eine normale Funktion der Nerven an der Ferse beeinträchtigen.

Reha und Prävention

Die Therapie nach einer Operation mit passiven Techniken, aktiven Übungen, und, den vorher beschriebenen, Anwendungen, dauert lange und ist ein Vollzeitjob. Versuche, mit intensiver Steigerung der Belastung diese Rehazeit zu verkürzen, können leicht das Gegenteil bewirken. Von Beginn an mit vorsichtigen nicht Gewicht tragenden Fußbewegungen, über Springen und Landen, Übungen mit plötzlichem Richtungswechsel, arrhythmischen, funktionellen Übungen und Multi-tasking-Bewegungsmuster bis zur vollständigen Fitness dauert 5 bis 6 Monate. Während der Rehabilitation werden auch die Lendenwirbelsäule, die Beinachse und die Füße fortlaufend miteinbezogen. Die Reha-Phase wird ebenso dazu genützt, das beste Schuhwerk zu finden und zwischen klassischen und sensomotorischen Einlagen zu entscheiden. Das Endergebnis sollte sein, dass der Körper besser als vor dem Beginn der Verletzung funktioniert.

Tipp

Ja: Lassen Sie die Füße Ihres Kindes vor Beginn der schnellen Wachstumsphase untersuchen (8–11 Jahre) und wenn nötig mit Einlagen versorgen – mindestens bis zum zwanzigsten Lebensjahr.

Nein: Lassen Sie sich nie Kortikosteroide in die Sehnen spritzen. Der Soforteffekt kann magisch sein, jedoch gibt es unzählige Beispiele von Athleten, die deswegen wiederholte Rupturen hatten und ihre Sportlaufbahn aufgeben mussten. Überprüfen Sie auch Ihre weiteren Medikamente auf muskuläre Nebenwirkungen.

Achillessehne: Schmerz beim Landen

Lindert Achillessehnenschmerz beim Landen und beugt Wadenkrämpfen vor

Man unterscheidet, ob der Sportler vor allem Schmerzen beim Abstoßen oder beim Landen hat. Taping für das Letztere ist etwas einfacher und wird zuerst beschrieben. Sie können diese Anlage auch gebrauchen, wenn Sie Muskelkater oder einen Krampf in den Waden haben oder erwarten.

▶ **Tape**

Anzahl: **je 1**
Form: **I und Y**
Breite: **5 cm**
Zug: **deutlich (ca. 33 %)**
Dauer: **bis zu 7 Tage**

Tipp

Diese Tape-Anlage kann mit der anschließend beschriebenen Tape-Anlage zur Fußkorrektur kombiniert werden.

Hat der Sportler eher voluminöse Waden, können Sie anstelle des Y-Tapes auch zwei I-Tapes verwenden.

Anleitung

Der Sportler liegt auf dem Bauch mit den Füßen über der Bankkante. Messen Sie die Tapelänge vom oberen Rand der Kniekehle zum Ende der Ferse auf der Fußsohle. Schneiden Sie zwei Tapes jeweils ¼ kürzer als gemessen ab, eins davon schneiden Sie längs bis zu den letzten 5 cm ein (Y-Tape).

1. Legen Sie die Y-Form an der Ferse an. Die Schnittstelle kommt genau an den Übergang Unterseite-Hinterseite der Ferse. Die Basis des 2. Tapes wird präzise darüber geklebt. Das verringert die Gefahr von Blasen.
2. Die Knie des Sportlers sind vollständig gestreckt. Der Oberschenkel des Tapers drückt den Vorfuß des Sportlers so weit nach oben, bis eine erste Spannung (in der Wade) gespürt wird („1. Stopp"). Eine Hand zieht das Tape mit deutlichem Zug an einer Seite der Sehne entlang hoch.
3. Während mit einer Hand ein Muskelbauch angehoben wird, zieht die andere Hand das Tape um den Muskelbauch herum zur Kniekehle hoch. Das Ende ist in der Mitte des Oberschenkels, knapp oberhalb der Kniekehle. Die Sehnen der Ischios werden dabei nicht überklebt.
 – Wiederholen Sie das mit dem zweiten Teil des Y-Tapes auf der anderen Seite der Wade.
4. Den Unterschenkel mit einer Rolle unterlagern. Die Knie sind nun leicht gebeugt. Der Oberschenkel des Tapers drückt den Vorfuß des Patienten wieder so weit nach oben, bis eine erste Spannung gespürt wird. Eine Hand zieht das Tape mit deutlichem Zug über die Sehne hoch. Während mit einer Hand die Wade angehoben wird, zieht die andere Hand das Tape gradlinig zur Kniekehle hoch. Das Ende wird ohne Zug auf der Mitte des Oberschenkels, knapp oberhalb der Kniekehle auf dem Y-Tape geklebt.

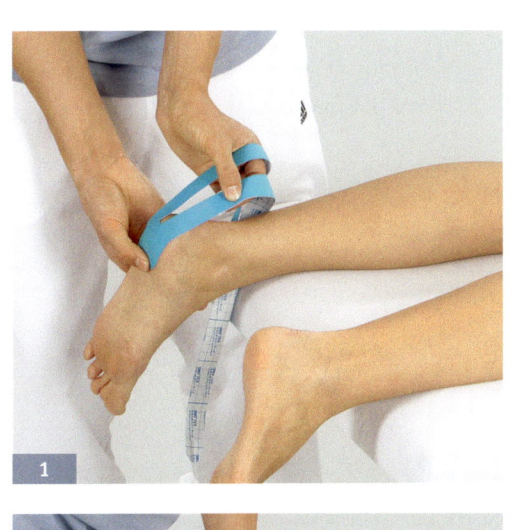

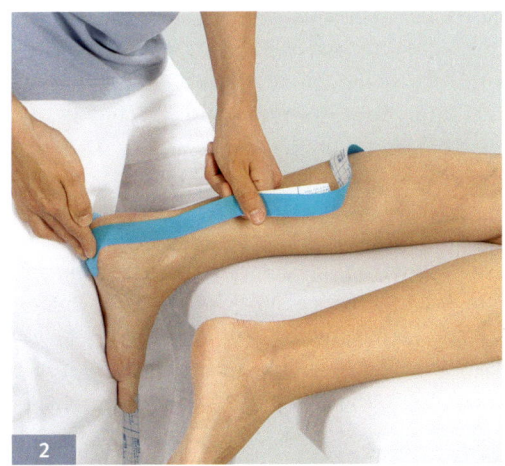

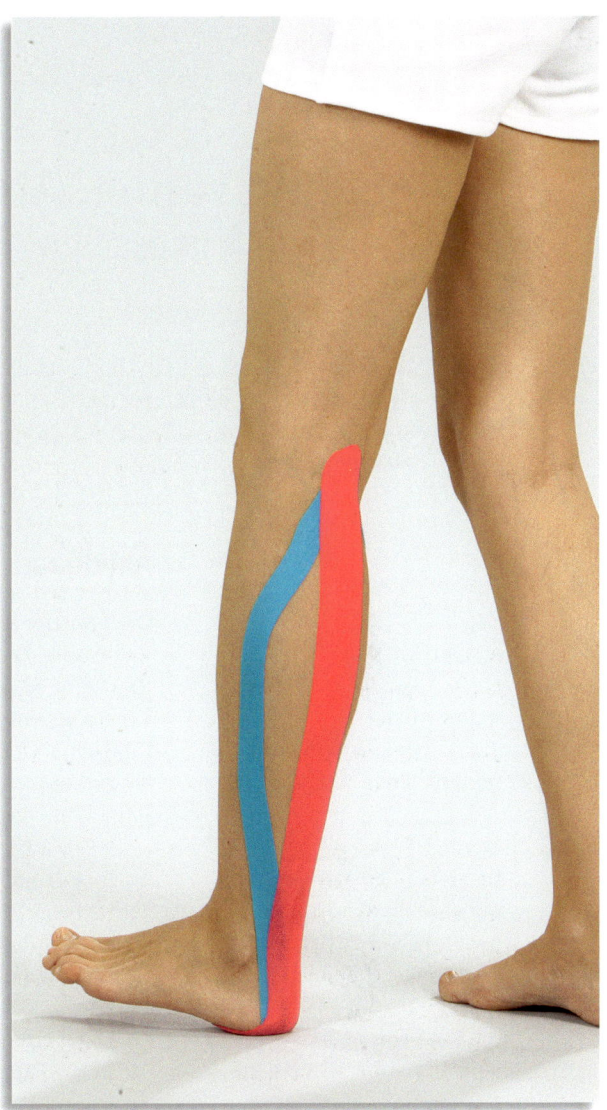

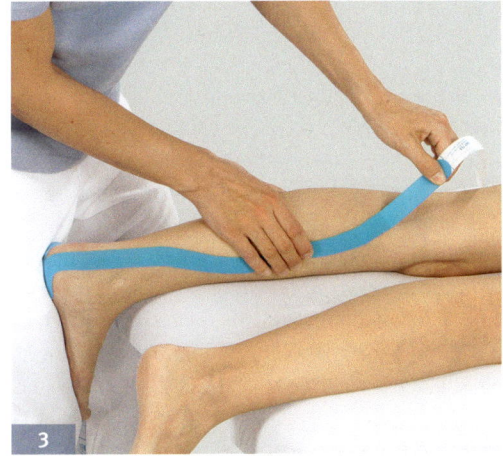

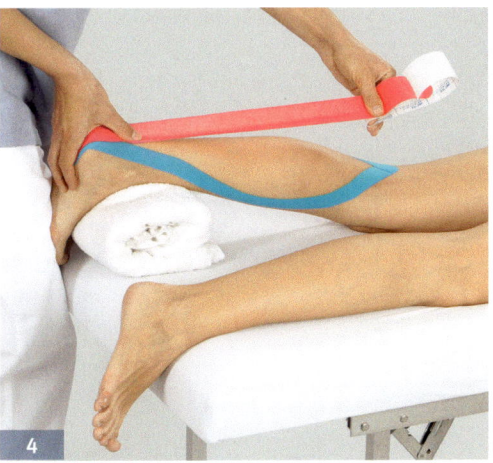

Achillessehne: Abstoßen schmerzt

Wenn die Achillessehne vor allem beim Abstoßen schmerzt

Wenn das Abstoßen beim Laufen oder Springen mehr Beschwerden als das Landen bereitet, probieren Sie diese entgegengesetzte Variante. Die Achillessehnetapes können mit Tapes zur Unterstützung einer Behandlung der Schmerzursache kombiniert werden.

▶ **Tape**

Anzahl: **je 1**

Form: **I und Y**

Breite: **5 cm**

Zug: **deutlich (ca. 33 %)**

Dauer: **bis zu 7 Tage**

Tipp

Diese Tape-Anlage kann mit der anschließend beschriebenen Tape-Anlage zur Fußkorrektur kombiniert werden.

Hat der Sportler eher voluminöse Waden, können Sie anstelle des Y-Tapes auch zwei I-Tapes verwenden.

Anleitung

Der Sportler liegt auf dem Bauch mit den Füßen über der Bankkante. Die Knie sollten vollständig durchgestreckt sein, also keine Rolle unter die Unterschenkel legen. Messen Sie die Tapelänge von der Rückseite des Oberschenkels – oberhalb der Kniekehle – zum Ende der Ferse auf der Fußsohle. Schneiden Sie zwei Tapes jeweils ¼ kürzer als gemessen ab, eins davon schneiden längs bis zu den letzten 5 cm ein (Y-Tape).

1. **Basis und Verlauf Y-Tape:** Legen Sie das Tape etwas oberhalb der Kniekehle in der Mittellinie des Oberschenkels an. Mit dem Oberschenkel drücken Sie den vorderen Fuß hoch, bis ein Gefühl von Steifigkeit der Waden gespürt wird („1. Stopp"). Während Sie den Wadenmuskel mit einer Hand anheben, zieht die andere Hand das Tape um einen Muskelbauch herum.

2. **Ende Y-Tape:** Ziehen Sie das Tape seitlich an der Achillessehne entlang zur Fußsohlenseite der Ferse. Wiederholen Sie das mit dem zweiten Teil des Y-Tapes an der anderen Seite.

3. **Basis und Verlauf I-Tape:** Der Fuß des Sportlers wird mit einer Rolle unterlagert, sodass das Knie nun leicht gebeugt ist. Legen Sie die Basis des Tapes auf der Basis des Y-Tapes an. Drücken Sie den Vorfuß des Sportlers mit Ihrem Oberschenkel wieder bis zum „1. Stopp" hoch und ziehen das Tape mit deutlichem Zug gerade herunter über die Achillessehne zur Fußsohlenseite der Ferse.

4. **Ende I-Tape.** Anschließend streichen Sie das Tape von der Achillessehne von der Mitte nach außen aus, über die ersten zwei schmalen Tapestreifen.

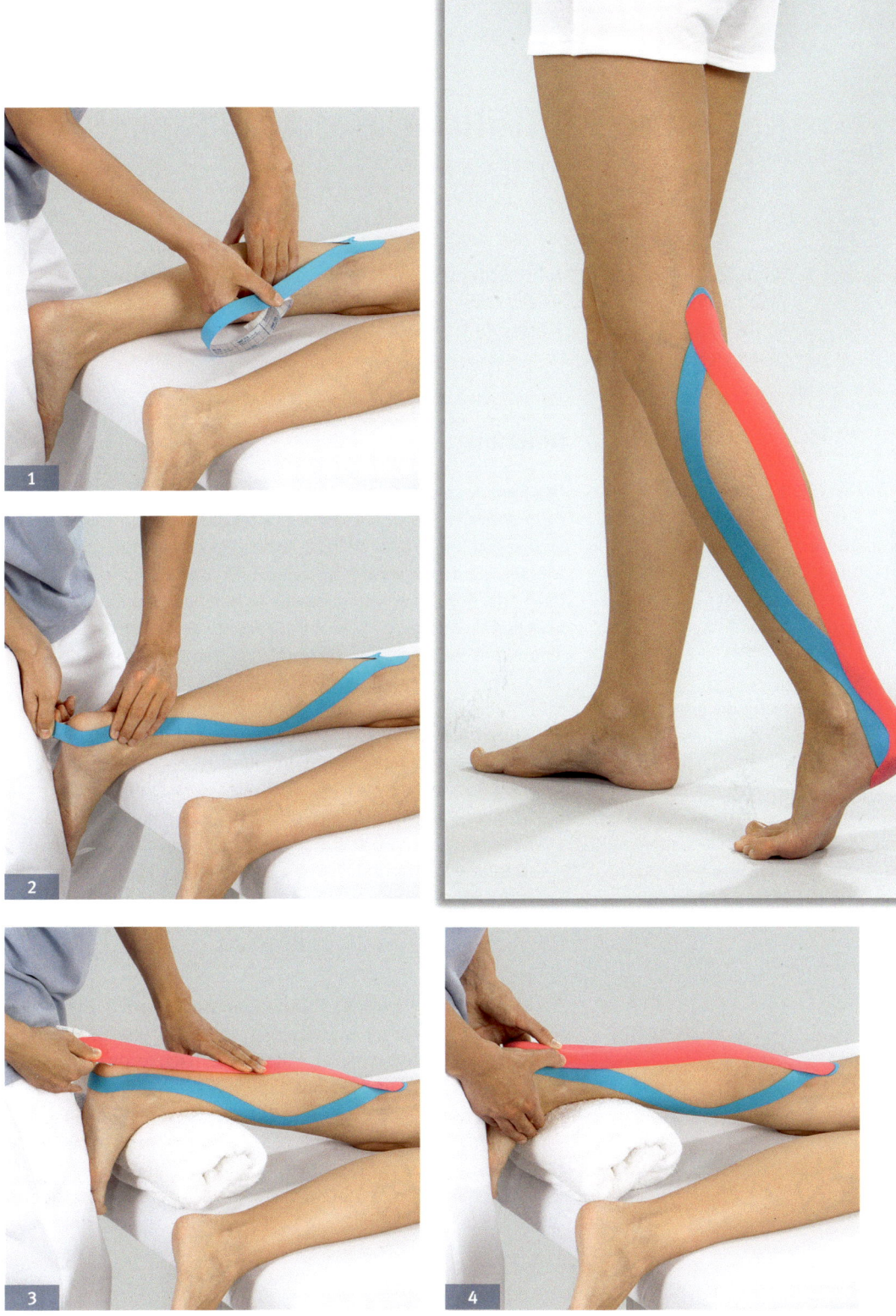

Korrektur: X-Stellung der Achillessehnen
Unterstützt die Achillessehnen bei Senkspreizfüßen

Beim Stehen ist eine X-Stellung der Achillessehne bei Menschen mit Senkspreiz-füßen deutlich sichtbar. Diese Anlage dient dazu, das (teilweise) zu korrigieren und somit Achillessehnenbeschwerden, vor allem die beim Landen, zu lindern. Sie können so auch Beschwerden bei ungewohnten Belastungen vorbeugen.

▶ **Tape**

Anzahl: **3**
Form: **I**
Breite: **5 cm**
Zug: **deutlich bis maximal**
Dauer: **bis zu 1 Tag**

Tipp

Meistens sind die beschriebenen drei Tapes ausreichend. Falls nicht, können Sie ein weiteres kurzes Tape (⅓ gekürzt) mit maximalem Zug anlegen. Diese Tape-Anlage wird häufig mit der nachfolgenden Anlage zur Unterstützung des Längsgewölbes kombiniert.

Anleitung

Der Sportler liegt auf dem Bauch und hat bei Bedarf eine Halbrolle oder ein Handtuch unter den Unterschenkeln. Die Knie sind somit leicht gebeugt. Die Füße liegen über der Bankkante. Messen Sie die Tapelänge von der Außenseite der Ferse, unter der Ferse durch zur Innenseite des Knöchels, vorne über dem Unterschenkel nach außen zur Rückseite des Wadenbeins. Schneiden Sie zwei Tapes ¼ kürzer als gemessen ab. Schneiden Sie 1 Tape ⅓ kürzer als gemessen ab.

1. Kleben Sie die Basis von der Rückseite des Wadenbeins über den Unterschenkel zum unteren Schienbein und Innenknöchel.
2. Während Sie den Rückfuß mit einer Hand nach innen gedrückt halten und so die Ausrichtung der Achillessehne maximal korrigieren, ziehen Sie das Tape mit der anderen Hand mit deutlichem Zug um die Ferse herum zur Außenseite, gerade unterhalb des Außenknöchels.
- Wiederholen Sie diese Anlage, teilweise überlappend, mit dem zweiten Tape.
3. Kleben Sie das kürzere Tape auf der Außenseite der Ferse, auf dem Ende der ersten beiden Tapes als Basis auf. Während Sie den Rückfuß mit einer Hand nach innen gedrückt halten, und so die Ausrichtung der Achillessehne maximal korrigieren.
4. Ziehen Sie das Tape mit der anderen Hand mit maximalem Zug um die Ferse herum zum Innenknöchel und von dort zum Beginn der ersten beiden Tapes.

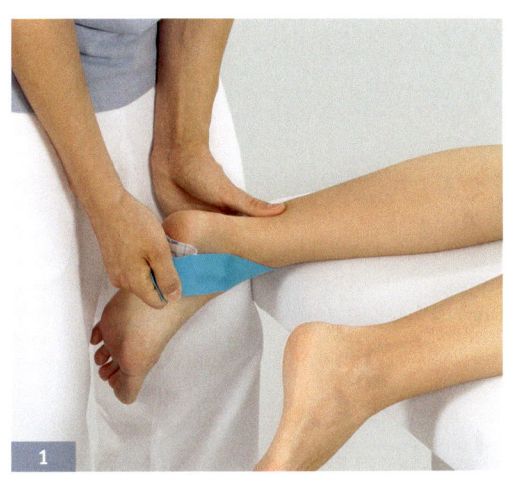

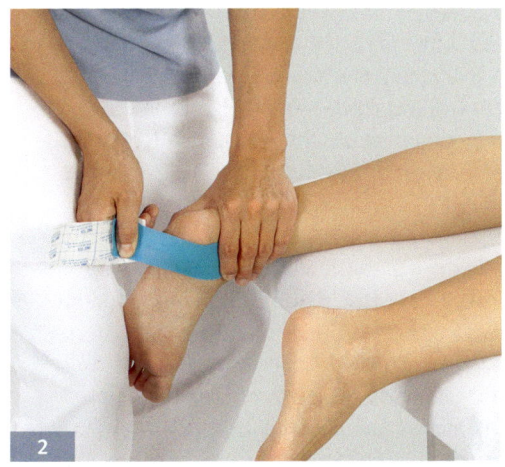

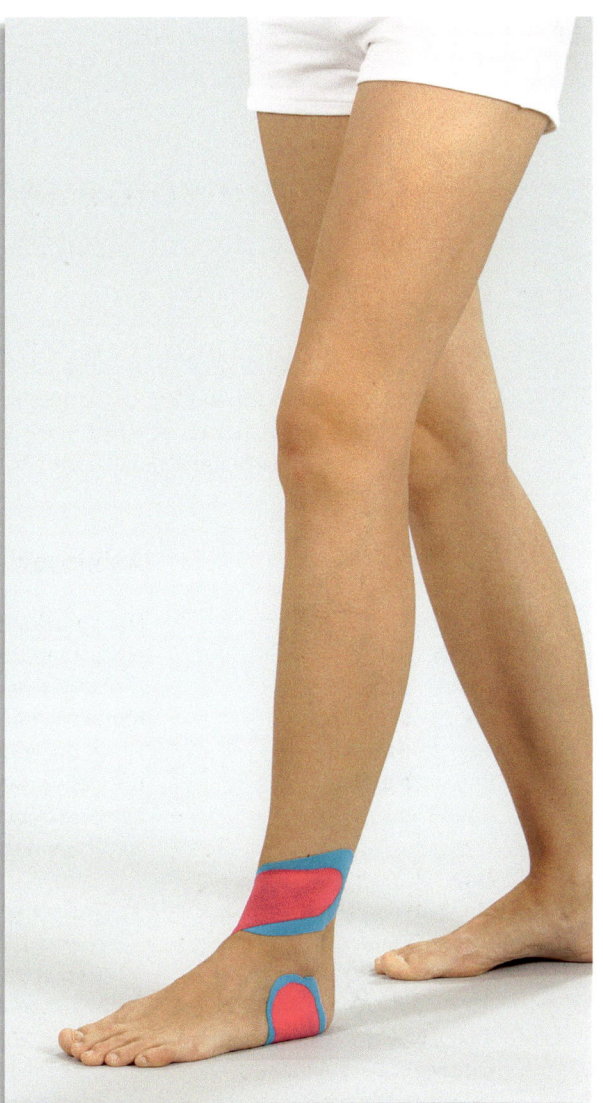

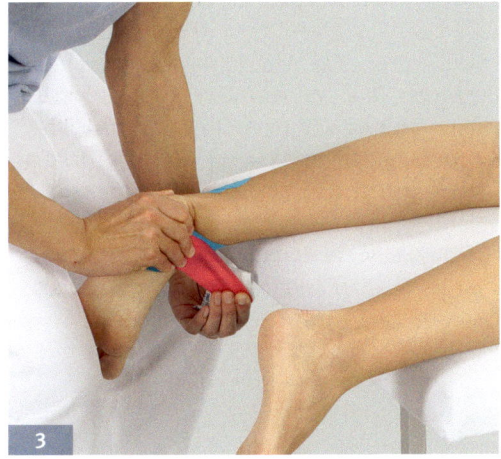

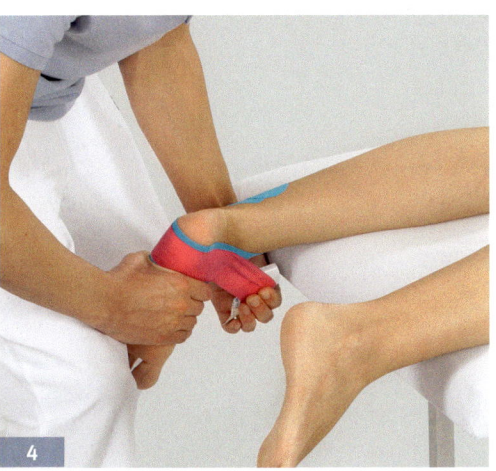

Längsgewölbeunterstützung
Hilft bei abgesenktem Längsgewölbe und entlastet die Achillessehne

Senkspreizfüße sind ein Zeichen von schwachen Längs- und Quergewölben. Wir empfehlen eindringlich, geeignete Schuheinlagen für Ihre Alltags- und Sportschuhe anfertigen zu lassen – und auch zu tragen! –, um Folgeschäden zu verhindern. Tapes können Sie anlegen, bevor Sie schwerere, belastende Aktivitäten beginnen.

▶ **Tape**

Anzahl: **3**
Form: **I**
Breite: **5 cm**
Zug: **deutlich bis maximal**
Dauer: **bis zu 1 Tag**

Tipp

Meist als Kombi mit der vorherigen Tape-Anlage (große Fotos). Kann auch in im Stehen in Schrittstellung angelegt werden. Die korrekte Stellung wird gefunden, indem das Knie so weit nach vorne gebracht wird, bis der Fuß einknickt.

Anleitung

Der Sportler liegt auf dem Bauch und hat eine Halbrolle oder ein zusammengerolltes Handtuch unter den Unterschenkeln. Die Knie sind somit leicht gebeugt. Die Füße liegen über der Bankkante. Messen Sie die Tapelänge von der Außenseite der Ferse, unter der Ferse durch zur Innenseite des Knöchels, vorne über dem Unterschenkel nach außen zur Rückseite des Wadenbeins. Schneiden Sie zwei Tapes ¼ kürzer und ein Tape ⅓ kürzer als gemessen ab.

1. **Basis:** Legen Sie die Basis an der Rückseite des Außenknöchels an. Wenn Sie das Tape in Kombination mit der vorigen Tape-Anlage verwenden, befindet sich die Basis unterhalb des Tape-Endes.
2. **Verlauf und Ende:** Während Sie das Längsgewölbe hochgezogen halten, ziehen Sie das Tape mit deutlichem Zug schräg nach innen über das Sprunggelenk zur Innenseite des Mittelfußes und weiter über die Fußsohle zum Außenrand des Fußes.
 - Wiederholen Sie diese Tape-Anlage, teilweise überlappend, mit dem zweiten Tape.
3. Kleben Sie das kürzere Tape auf den Außenrand des Fußes, auf dem Ende der ersten beiden Tapes, als Basis auf. Während Sie das Längsgewölbe hochgezogen halten, ziehen Sie das Tape mit der anderen Hand mit maximalem Zug über die Fußsohle nach innen, und dann hoch, schräg nach außen über das Sprunggelenk zur Rückseite des Außenknöchels, um die Ferse herum zum Innenknöchel und von dort zum Beginn der ersten beiden Tapes.
 - Sollten die drei Tapes nicht ausreichen, können Sie das letzte doppelt anlegen.

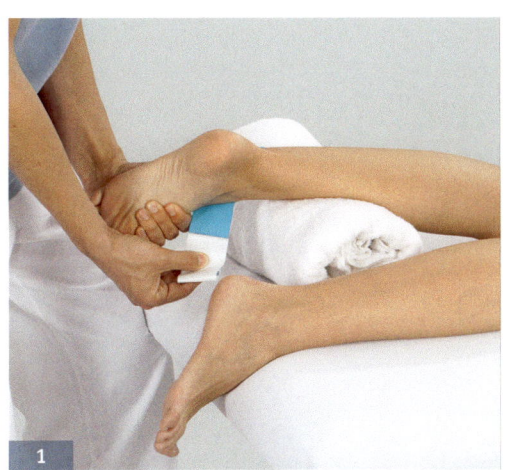

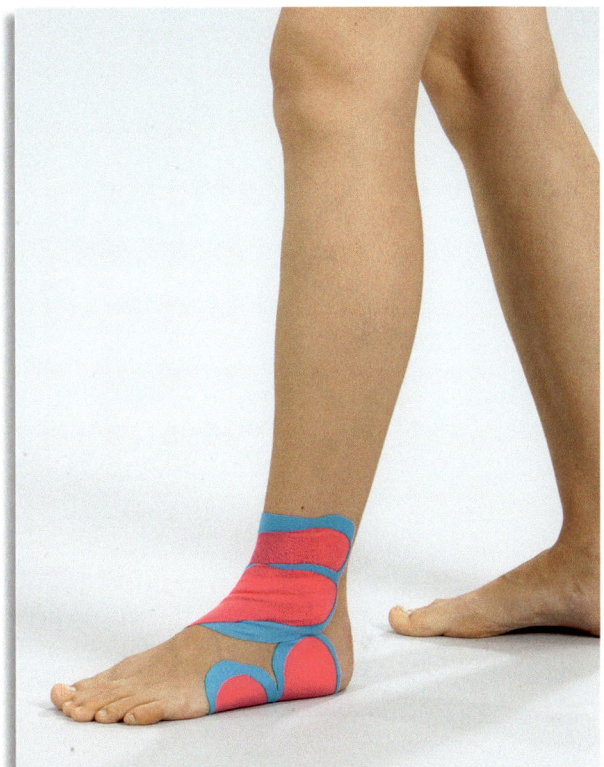

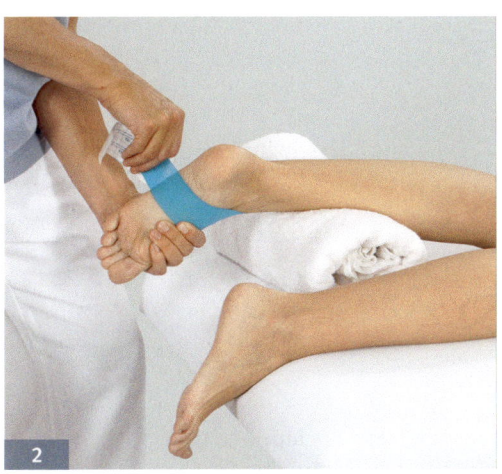

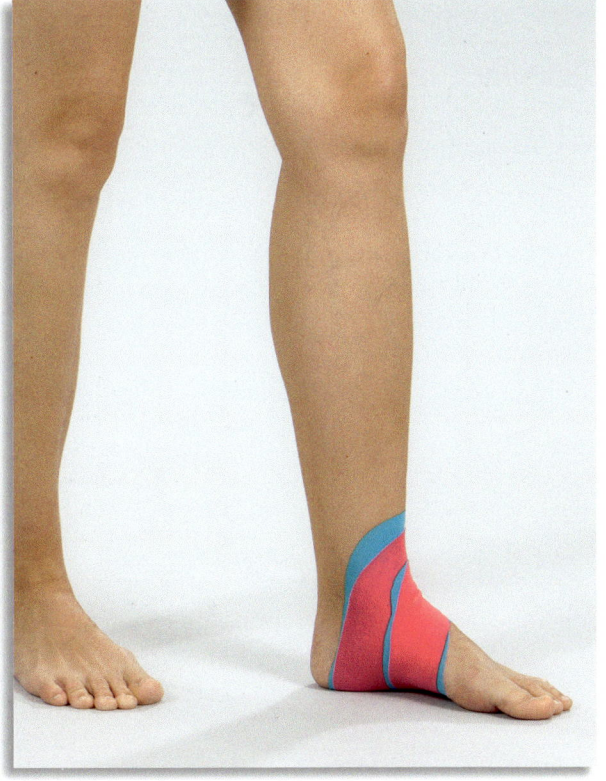

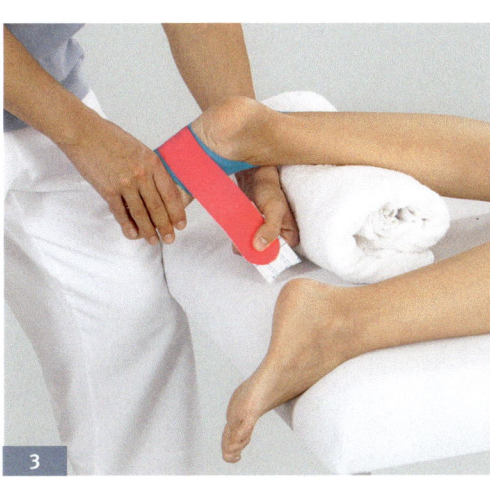

Knie und Oberschenkel

Äußerlich sehen Knie wie robuste, einfache „Scharniere" aus. Doch jeder, der schon einmal eine Knieverletzung hatte bzw. das Innenleben kennt, weiß, wie kompliziert dieses Gelenk konstruiert ist und wie leicht Bänder und Menisken reißen können.

Das Knie und die Kniescheibe sind häufig die leidtragenden Strukturen, denn hier wirken oft sowohl Belastungen vom Fuß als auch vom Becken ein. Das Knie steht im Fadenkreuz: Funktionelle Störungen projizieren sowohl von unten (wie Senkspreizfüße) als auch von oben (X-Beine durch Hüftgelenksprobleme oder Gesäßmuskelschwäche) hierher. Erster Ansatzpunkt bei Knieproblemen ist daher, die Auslöser zu suchen. Bei einer schleichenden Entwicklung zur X-Stellung des Knies aufgrund von Senkspreizfüßen beispielsweise sind orthopädische Schuheinlagen unentbehrlich. Tapes sind hilfreiche Unterstützungen für die schwächsten Glieder in der Beinachsenkette, wie Gesäß- und Schneidersitzmuskeln.

Bei den unfallbedingten Knie-Problemen sind Überdehnungen der Innenbänder die häufigsten Sportverletzungen im Fußball, Basketball, beim Skifahren usw. Vordere oder hintere Kreuzbandverletzungen werden, wenigstens bei Sportlern, meistens operiert und brauchen eine intensive halbjährige Rehabilitation. Ohne Operation von verletzten Kreuzbändern haben Sie keine ausreichende Kontrolle mehr über Ihr Knie und „sacken" durch das Knie hindurch. Solche instabilen Kniegelenke können beim Muskeltraining sehr von Tape-Anlagen profitieren. Auch Meniskusreizungen und Innenbandverletzungen sind dankbare Indikationen für Tape-Anlagen.

Die Oberschenkelmuskeln bedürfen häufig Therapie und Training. Tape-Anlagen bei Prellungen und Faserrisse sind exemplarisch im Fuß- und Unterschenkelkapitel besprochen worden. Quadrizeps-Tapes finden häufig bei Kniegelenk- und Kniescheibenbeschwerden Anwendung. Auch für die Ischios gibt es diverse Tapes – je nach Zielsetzung.

Muskelzerrungen

Der Peitschenschlag trifft im Oberschenkel am häufigsten die äußere ischiocrurale Muskulatur, z.B. bei Laufsportarten mit abrupten „Stop and Go"-Aktionen.

Kniescheibenschmerzen

Die üblichste Schmerzlokalisation ist die untere innere Seite der Kniescheibe (Patella). Der Schmerz tritt vor allem bei Sportarten mit ständigen Beugestellungen wie Skifahren auf oder auch bei Radfahrern und Langsteckenläufern durch Muskelungleichgewichte.

Kreuzbandverletzung

Die starken Kreuzbänder verlaufen im Inneren des Knies. Doch auch sie können ganz oder teilweise reißen: Vordere Kreuzbandverletzungen treten vor allem bei extremer Kniebeugung auf, während das hintere Band auch beim Landen mit gestrecktem Bein verletzt werden kann.

Meniskusschaden

Meist ist der größere Innenmeniskus betroffen. Ballsportarten (deshalb der Name Fußballknie) oder Skifahren bedeuten eine hohe Kniebelastung und stellen damit eine potenzielle Verletzungsgefahr des Meniskus dar.

Schwachpunkt Innenband

Bei Ballsportarten, Skifahren oder anderen Sportarten, bei denen der Fuß abrupt nach außen wegrutschen oder weggeschlagen werden kann, ist das Innenband in Gefahr. Wenn es nicht komplett gerissen bzw. keine OP erforderlich ist, kann vollständige Beschwerdefreiheit bis drei Monate dauern.

Innenbandüberdehnung

Die häufigste unfallbedingte Verletzung am Knie ist eine Überdehnung bis zum kompletten Riss des Innenbands. Zusätzlich können der Innenmeniskus und das vordere Kreuzband ebenfalls mitverletzt sein.

Was ist passiert?

Der Unterschenkel wird im Zweikampf oder beim Sturz nach außen geschlagen. Beim Abblocken, beim Grätschen, beim Landen nach einem Kopfballzweikampf oder auf dem Fuß eines Basketballkollegen, beim Sturz auf der Skipiste, beim Wegrutschen auf dem Eis. Es tut sofort weh und es wird wahrscheinlich nicht gleich abklingen. Wenn das Knie beim Schlag an der Innenseite aufklafft, ist das Innenband normalerweise die erste Struktur, die verletzt wird. Zwischen einer leichten

Überdehnung bis zur kompletten Ruptur mit weiteren geschädigten Strukturen ist alles möglich. Der Innenmeniskus kann mitverletzt sein, manchmal auch das vordere Kreuzband.

Symptome:
- lokaler Schmerz an der Innenseite des Knies
- Stehen und Gehen ist sehr schmerzhaft
- Dehnung des Unterschenkels nach außen ist am schmerzhaftesten

Was ist zu tun?

Machen Sie keine schmerzhafte Bewegung mehr. Belasten Sie das betroffene Knie nicht mehr. Wenn der erste Schmerz nicht schnell nachlässt bzw. sogar zunimmt, setzen Sie sich hin und lassen das Knie in leichter Beugung ruhen. Kühlen Sie es dabei mit Eis, Coldspray oder kaltem Wasser. Wenn Sie eine ernsthafte Verletzung vermuten, lassen Sie sich untersuchen bzw. ins Krankenhaus bringen. Häufig wird eine Bandage, die das Knie relativ ruhigstellen soll, angelegt. Das Knie lässt sich aber in der Verletzungsrichtung nicht so einfach immobilisieren wie ein Sprunggelenk und deshalb wäre eine Schiene zu bevorzugen. Manche Schienenmodelle können durch

Erwärmung und Verformung nach Maß angepasst werden. Belasten Sie das betroffene Bein beim Gehen nicht, also hinken Sie bzw. verwenden zwei Krücken.

Soforthilfe

Leichte Überdehnungen des Kapselbandapparates, die keiner weiteren medizinischen Abklärung bedürfen, können durch Physiotherapeuten behandelt werden. Dazu kommen Elektrotherapie, Ultraschall, Laser und Weichteiltechniken wie Querfriktionen infrage. Tapes können nun angelegt werden. Die erste

Kombinationsanlage, die überlegt wird, dient dazu, die schmerzhafte Bewegungsrichtung zu verringern. Eine Tape-Anlage, die beim Knie sehr häufig angelegt wird, ist das Knie-In-nendrehungstape. Dazu kommt bei einer Innenbandverletzung die Schneidersitzmus-kel-Tape-Anlage, ganz oder teilweise.

Reha und Prävention

Die Ziele der Rehabilitation sind die schnellst-mögliche, jedoch sichere, Rückkehr zum bis-herigen Training, jedoch auch das Vorbeugen von jeglicher ungünstiger Entwicklung zur Instabilität und weiterer Überdehnungen. Mit einer Schiene kann schnellstens wieder ge-wichttragend trainiert werden. Ein progressiv gestaltetes Programm führt schnellstens zu Ein-Bein-Stand-Übungen auf einem wackli-gen Untergrund (labile bzw. instabile Ebene). Funktionelle Übungen verhindern eine Ab-nahme in der Nervenleitgeschwindigkeit vom Rückenmark zum Muskel. Eine verzögerte

Ansteuerung der Muskeln durch eine verlang-samte Nervenleitgeschwindigkeit könnte ein Faktor beim Entstehen einer erneuten Über-dehnungsverletzung sein.

Tipp

Von einer allgemeinen Kniebandage ra-ten wir ab. Eine Kurzversion der beiden folgenden Tapes können Sie im späteren Verlauf der Reha selbst anlegen. Diese wir-ken spezifischer als eine Rundumbandage. Leichter Schmerz, vor allem beim Drücken auf den Ursprung des Innenbands auf den inneren Knieknochen oberhalb des Ge-lenkspalts bleibt lange bestehen, ist aber nicht schlimm. Wir empfehlen Ihnen, sich vor jedem Training oder Spiel selbst zu ta-pen, das stabilisiert und gibt Sicherheit.

▼ Funktionelles, gewichttragendes Training auf einer labilen oder instabilen Unterlage (z. B. Bosu) für das verletzte Bein als Standbein oder Schussbein.

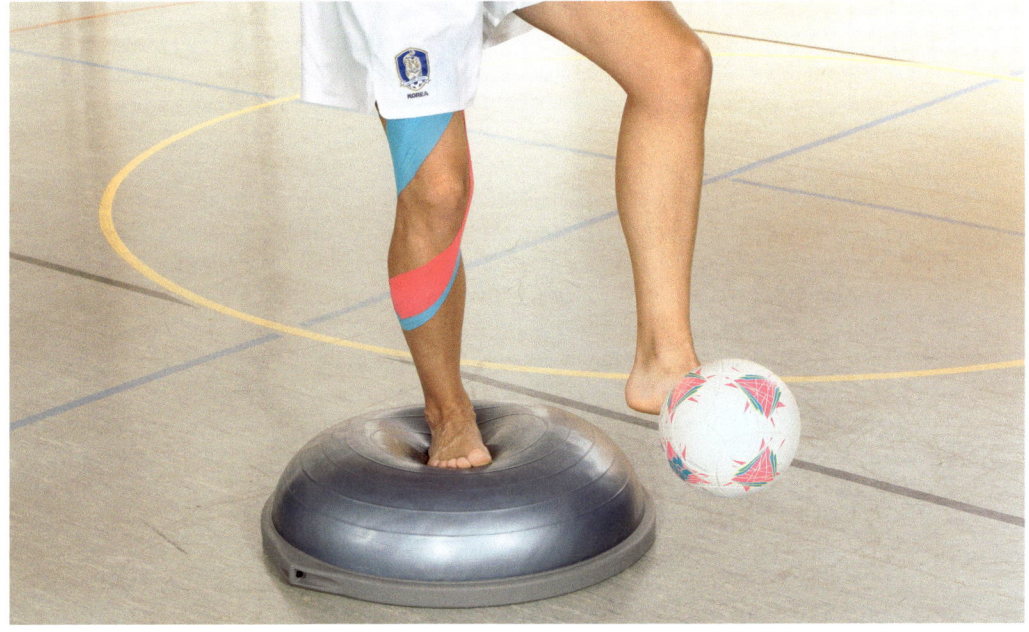

Knie Innendrehung
Bei Überdehnung des Innenbands und zur Beinachsenkorrektur

Dieses Tape in Kombination mit dem nächsten Tape (Schneidersitzmuskel) stabilisiert das Knie bei Innenbandüberdehnung. Auch bei Muskelschwäche und X-Beinen, die häufig zu einer verdrehten Stellung vom Unter- zum Oberschenkel führen, leistet es gute Dienste.

▶ **Tape**
Anzahl: **2**
Form: **I**
Breite: **5 cm**
Zug: **deutlich**
Dauer: **bis 4 Tage**

Tipp
Legen Sie die beiden Tapes bei Kombination mit einer weiteren Tape-Anlage im Wechsel an. Also erst Tape 1 dieser Anlage, dann Tape 1 der zweiten Anlage. Danach Tape 2 dieser Anlage und Tape 2 der zweiten.

Anleitung

Der Sportler liegt in Rückenlage mit leicht gebeugtem Knie (ca. 30 Grad). Der Taper steht am Fußende und setzt den Fuß des Sportlers so in seiner Leiste fest, dass der Unterschenkel in Innendrehung gehalten wird. Messen Sie die Tapelänge der spiralförmigen Anlage von der Kniekehle über die Außenseite des Oberschenkels bis zum Adduktoren-Bereich und über die Innenseite des Unterschenkels zur Rückseite des Wadenbeins. Schneiden Sie zwei Tapes jeweils ¼ kürzer als gemessen ab.

1. **Basis:** Legen Sie die Mitte des Tapes ohne Zug als Basis schräg in der Kniekehle an. Die Außenseite ist dabei höher als die Innenseite.
2. **Verlauf und Ende nach unten:** Ziehen Sie das untere Stück Tape mit deutlichem Zug schräg von der Basis nach innen unten, vorne schräg über das Schienbein zur Rückseite des Wadenbeins. Halten Sie dabei den Unterschenkel mit Ihrer Leiste und mit einer Hand fest nach innen gedreht.
3. **Verlauf und Ende nach oben:** Ziehen Sie das obere Stück Tape mit deutlichem Zug schräg nach außen oben, schräg über den vorderen Oberschenkel, mit deutlichem Abstand zur Kniescheibe, zur oberen, vorderen Innenseite des Oberschenkels.
4. Kleben Sie teils überlappend genauso noch ein zweites Tape. Halten Sie dabei wieder einen deutlichen Abstand zur Kniescheibe. Wenn dieses Tape in Kombination mit einem weiteren Tape verwendet wird, empfiehlt es sich, die Tapes im Wechsel anzulegen. Auf dem Übersichtsfoto sehen Sie die Kombination mit dem Schneidersitzmuskel-Tape, wobei hier nicht im Wechsel geklebt wurde.

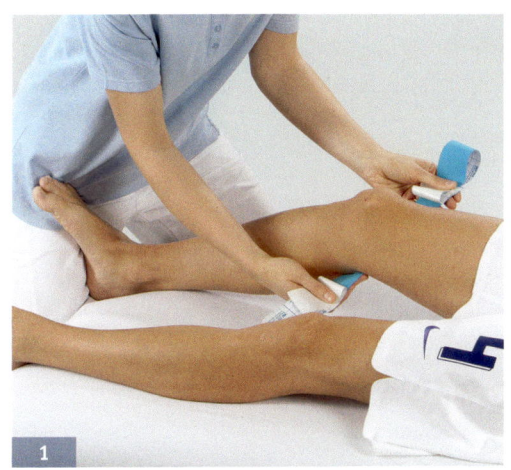

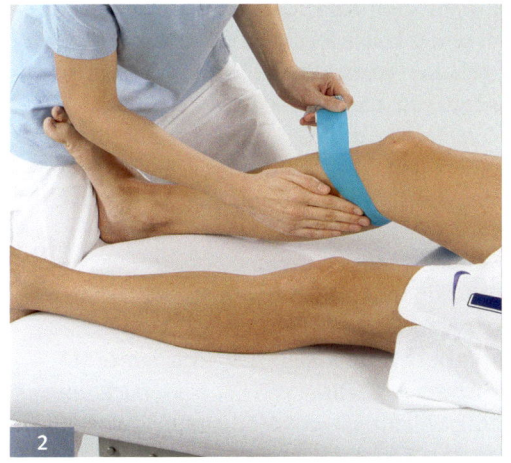

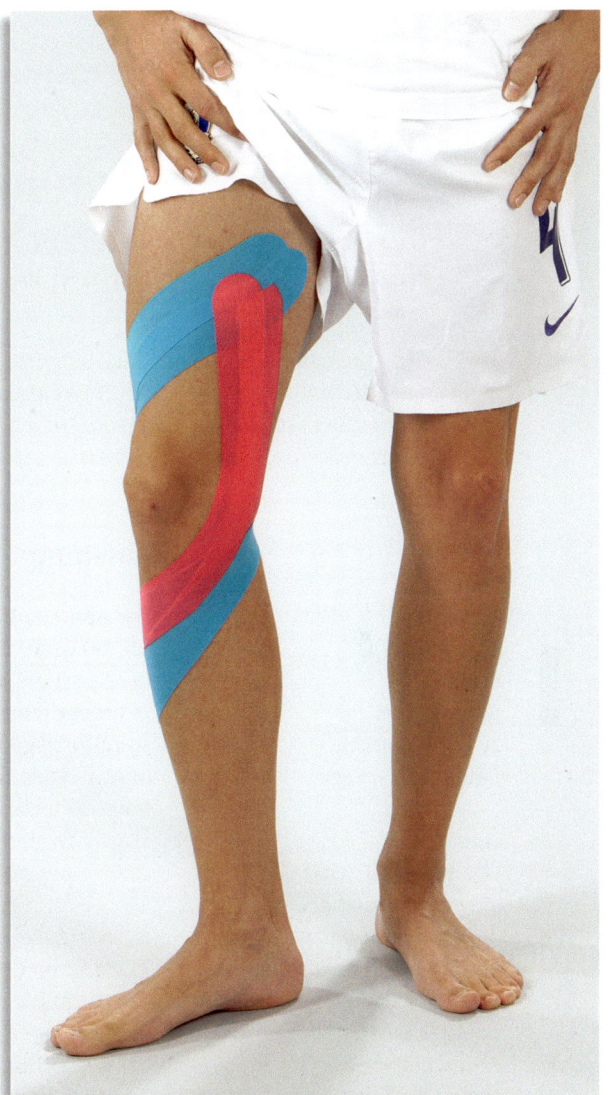

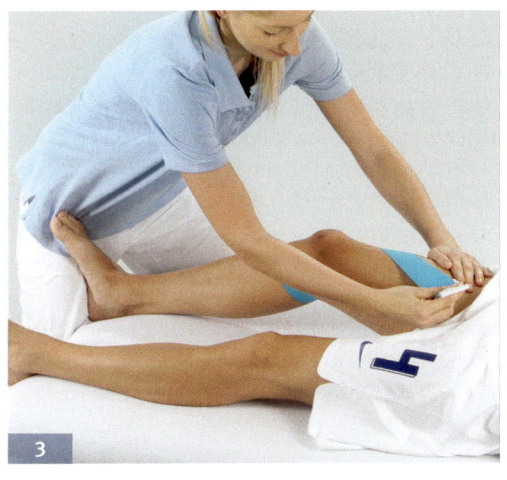

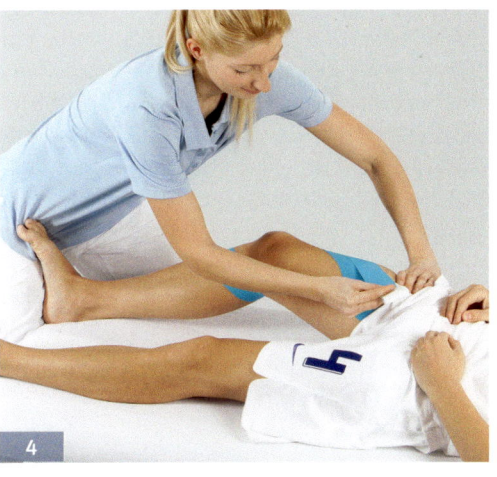

Schneidersitzmuskel

Korrigiert die Beinachse bei X-Beinen und schützt das Innenband

Legen Sie dieses Tape in Kombination mit der vorherigen Anlage bei einer Innenbandüberdehnung an. Der Schneidersitzmuskel ist ein wichtiges Bindeglied zwischen Becken, Ober- und Unterschenkel. Dieser sogenannte Sartorius fördert die Außendrehung des Oberschenkels und die Innendrehung des Schienbeins.

▶ **Tape**

Anzahl: **2**

Form: **I**

Breite: **5 cm**

Zug: **deutlich**

Dauer: **bis 4 Tage**

Tipp

Überprüfen Sie die Beweglichkeit und den Schmerz bei funktionellen Beinachsentests wie in die Hocke gehen (ein- oder zweibeinig) oder Landen auf einem Bein.
Dieses Tape kann im weiteren Verlauf einer Rehabilitation und zum Beinachsentraining auch im Einbeinstand mit leicht gebeugtem Hüft- und Kniegelenk und mit einer unterlagerten Ferse angelegt werden.

Anleitung

Der Sportler liegt in Rückenlage mit leicht gebeugtem Knie (ca. 30 Grad). Der Taper steht am Fußende und setzt den Fuß des Sportlers so in seiner Leiste fest, dass der Unterschenkel in Innendrehung gehalten wird. Messen Sie die Tapelänge der spiralförmigen Anlage vom oberen Ende des Knieinnendrehungs-Tapes zur Innenseite des Kniegelenks und oberen inneren Schienbeins und weiter vorne über den Unterschenkel schräg herunter zur Rückseite des Wadenbeins. Schneiden Sie zwei Tapes jeweils ¼ kürzer als gemessen ab.

1. **Basis:** Legen Sie die Mitte des Tapes ohne Zug als Basis am inneren Ende der Kniekehle an.
2. **Verlauf und Ende nach unten:** Ziehen Sie das untere Stück Tape mit deutlichem Zug schräg von der Basis nach unten, vorne schräg über das Schienbein zur Rückseite des Wadenbeins. Halten Sie dabei den Unterschenkel mit Ihrer Leiste und mit einer Hand fest nach innen gedreht.
3. **Verlauf und Ende nach oben:** Ziehen Sie das obere Stück Tape mit deutlichem Zug schräg nach oben, über den inneren Oberschenkel, zum Ende des Knieinnendrehungstape, während Sie mit einer Hand den Oberschenkel nach außen gedreht halten. Vorsicht: Der Zug muss innen am empfindlichen Oberschenkel geringer sein, sonst kann es zu Blutergüssen in der Haut kommen!
Kleben Sie teils überlappend genauso noch ein zweites Tape. Wenn dieses Tape in Kombination mit dem Innendrehungstape verwendet wird, empfiehlt es sich, die Tapes im Wechsel anzulegen.

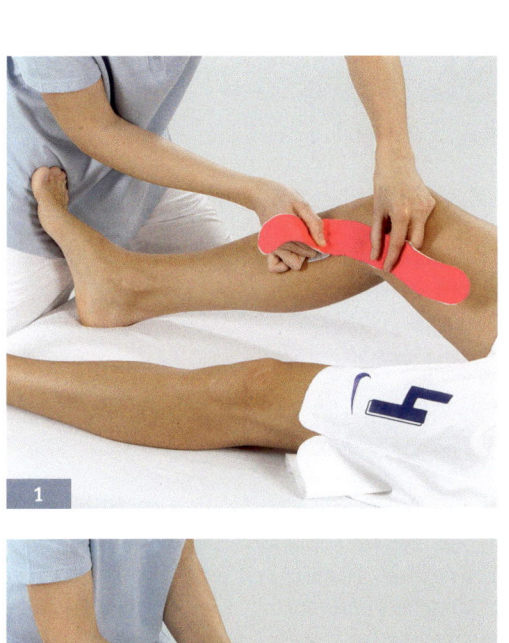

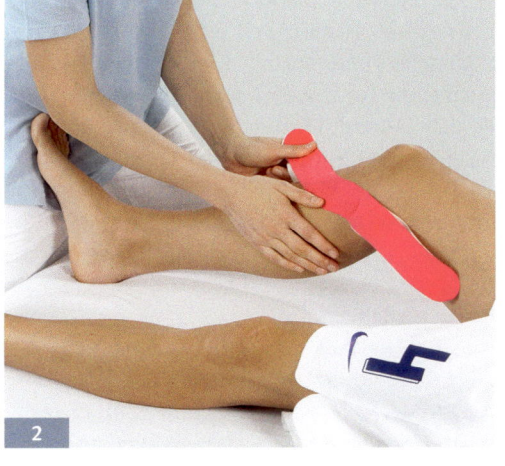

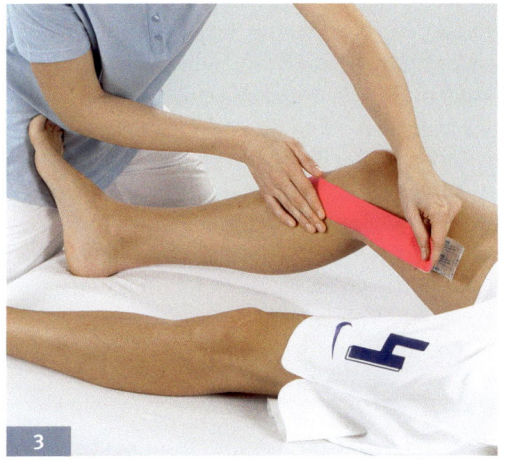

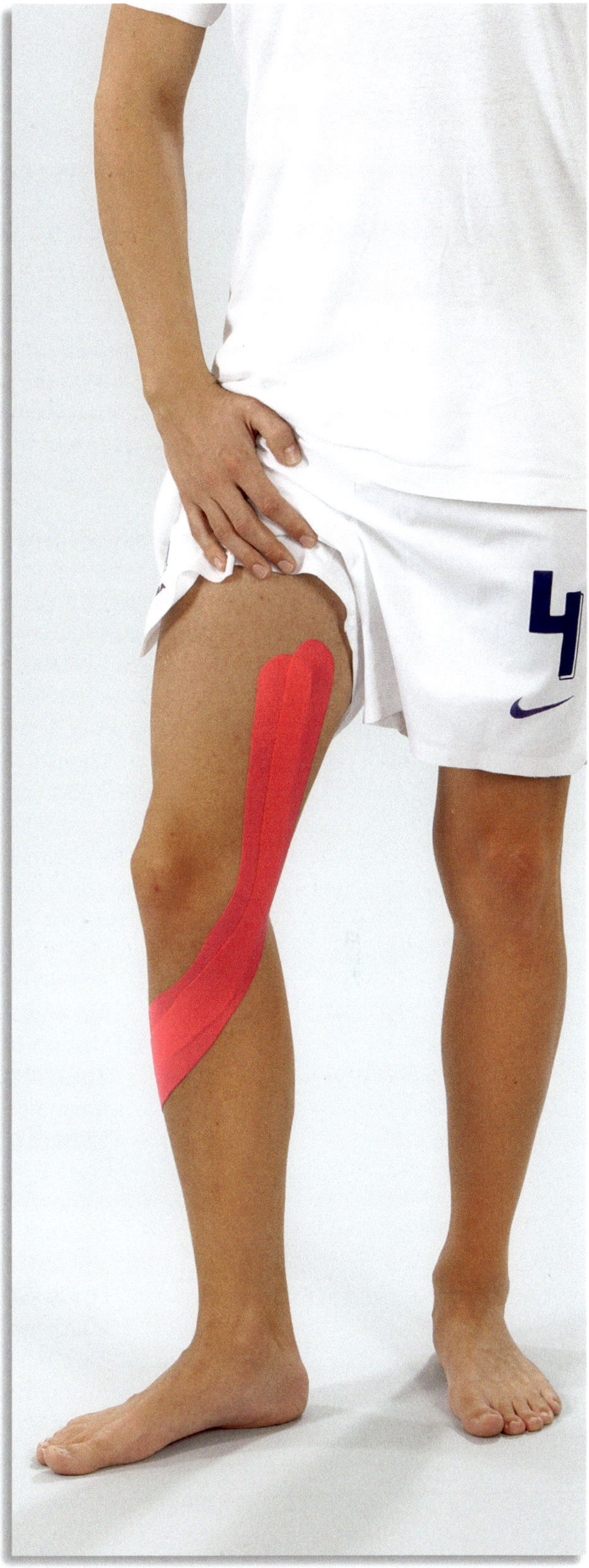

Schneidersitzmuskel, lange Variante
Korrigiert die Beinachse bei X-Beinen und schützt das Innenband

In dieser langen Version dient das Tape auch zur Unterstützung eines Beinachsentrainings bei Sportlern, die X-Beine und kein gutes Muskelgleichgewicht haben. Vor allem x-beinige Frauen haben aufgrund der größeren Beckenbreite und der geringeren Muskelkraft öfter Beschwerden beim Joggen.

▶ **Tape**
Anzahl: **1**
Form: **I**
Breite: **5 cm**
Zug: **deutlich**
Dauer: **bis 4 Tage**

Anleitung

Der Sportler steht neben einer Liege in Schrittstellung mit dem vorderen (betroffenen) Bein leicht in Knie und Hüfte gebeugt (ca. 30 Grad) und mit einem Absatz unter der Ferse. Die Außenseite des Oberschenkels des vorderen Beins wird dabei gegen die Liege gedrückt. Die Ferse wird nach außen und der Unterschenkel nach innen gedreht. Messen Sie die Tapelänge der spiralförmigen Anlage von der Außenseite des Beckens zum inneren Gelenkspalt des Knies und weiter zum oberen inneren Schienbein, vorne über den Unterschenkel schräg herunter zur Rückseite des Wadenbeins. Schneiden Sie ein Tape ¼ kürzer als gemessen ab.

1. **Basis:** Legen Sie ein Tape-Ende ohne Zug als Basis außen am Becken, oberhalb des äußeren Hüftknochens an.
2. **Verlauf:** Ziehen Sie das untere Stück Tape mit deutlichem Zug schräg von der Basis nach unten (Vorsicht: Der Zug muss innen am empfindlichen Oberschenkel geringer sein, sonst kann es zu Blutergüssen in der Haut kommen!), präzise im Schneidermuskelverlauf, zur Innenseite des Knies, während Sie mit der anderen Hand den Oberschenkel nach außen gedreht halten.
3. **Verlauf und Ende:** Ziehen Sie das Tape mit deutlichem Zug schräg nach unten über das Schienbein nach außen zur Rückseite des Wadenbeins, während Sie den Unterschenkel nach innen gedreht halten.
   Anschließend macht der Sportler mit dem hinteren Bein einen Schritt nach vorne und nimmt den erwünschten Tapezug war.

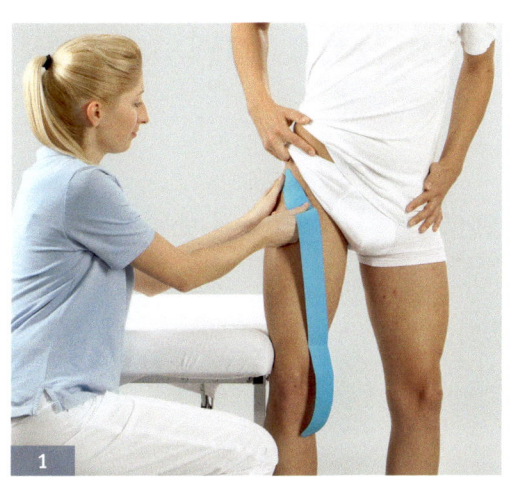

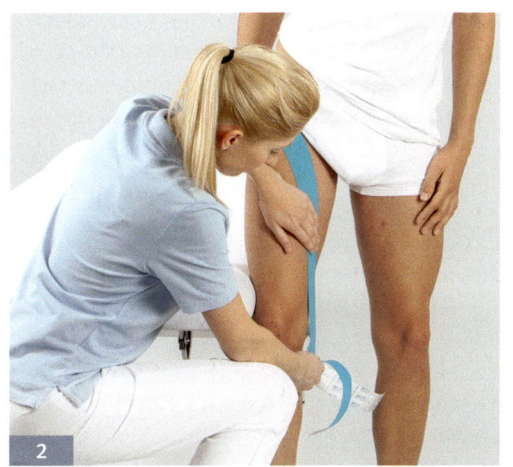

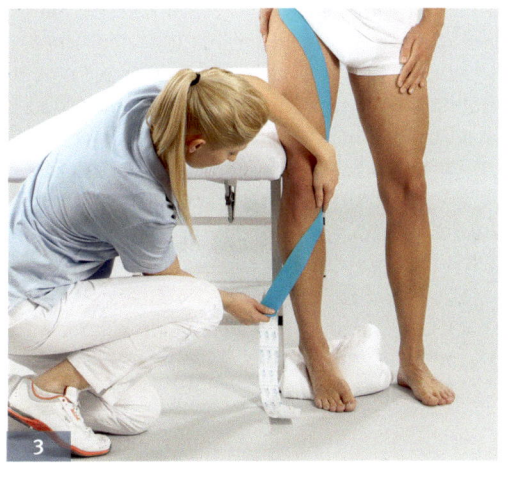

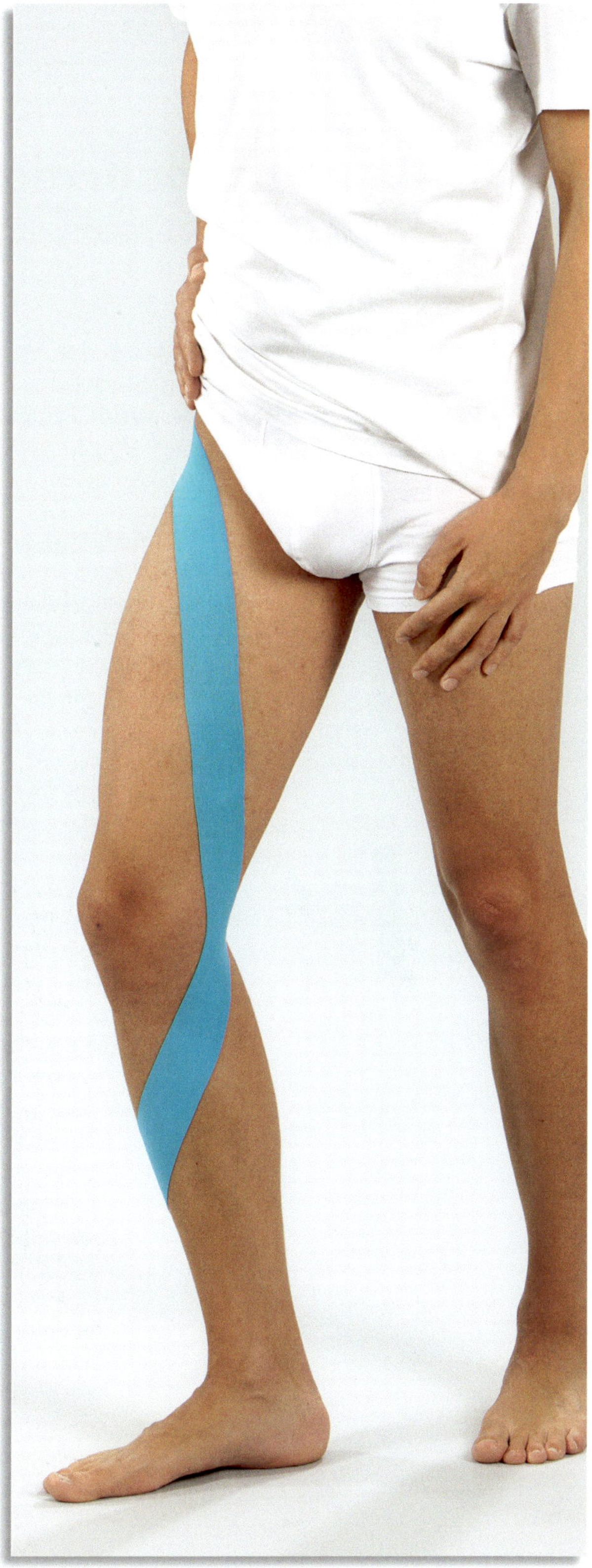

Innenbandüberdehnung: rigides Taping
Zur Immobilisation des Kniegelenks

Nicht elastische Tape-Anlage zur Immobilisation des Kniegelenks nach einer Innenbandüberdehnung. Die bessere Alternative zur Immobilisation ist allerdings eine, durch Wärme formbare, Schiene.

▶ **Material**
Underwrap für den gesamten Bereich
3,75 cm breites nicht elastisches Sporttape

Tipp
Unter der rigiden Tape-Anlage können Sie zunächst elastische Tapes, auch Lymphtapes von der Leiste herunter zum Knie, anlegen.

Anleitung

In Rückenlage wird das Knie zwischen 15 und 30 Grad Beugung möglichst schmerzfrei platziert. Die Anlage kann jedoch auch im Stehen angelegt werden. Eine Unterlagerung der Ferse sorgt für die Beugestellung des Knies.

Anker:
- Umwickeln Sie das Knie von ca. 20 cm unterhalb der Kniescheibe bis ca. 20 cm oberhalb der Patella mit Underwrap.
1. Legen Sie den ersten Anker ca. 20 cm oberhalb und unterhalb der Kniescheibe, auf dem oberen und unteren Rand des Underwraps fast zirkulär um den Unterschenkel. Lassen Sie jedoch die Mitte an der Rückseite des Oberschenkels frei.
- Legen Sie zwei weitere Anker halbüberlappend mit den beiden ersten oberen direkt auf die Haut.

Anlage:
2. Vom unteren Anker legen Sie über die Innenseite ein Tape senkrecht nach oben zum oberen Anker an.
3. Senkrecht vom oberen Anker legen Sie ein zweites Tape über die Innenseite des Knies zum unteren Anker. Die Tapes kreuzen sich in Höhe des Kniegelenkspalts.
4. Diese Prozedur wiederholen Sie noch zweimal. Die Tapes überlappen sich jeweils ca. zur Hälfte. Achten Sie darauf, dass die Tapes die Innenseite der Kniescheibe deutlich freilassen.
- Wiederholen Sie beide Anker zur Fixierung der Anlage.
- Testen Sie das Tape: Wird die schmerzhafte Bewegungsrichtung genügend gebremst?

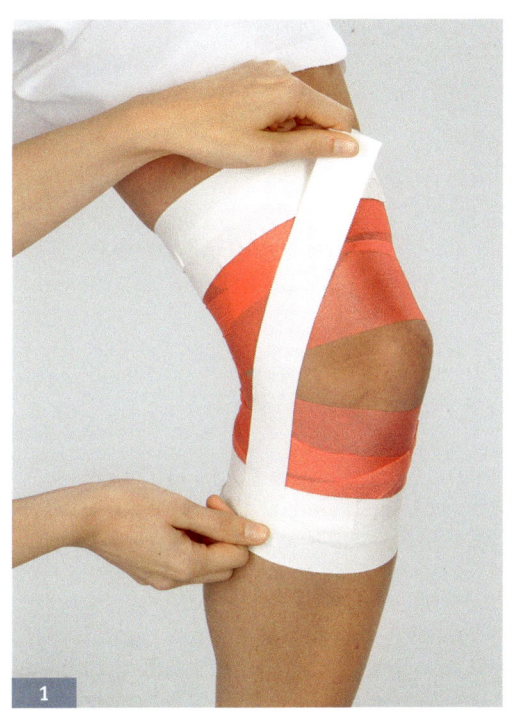

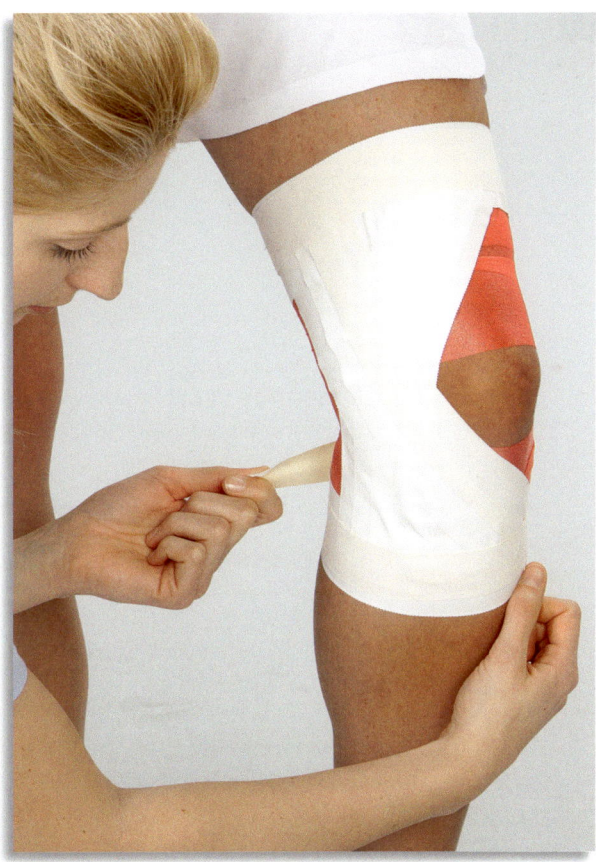

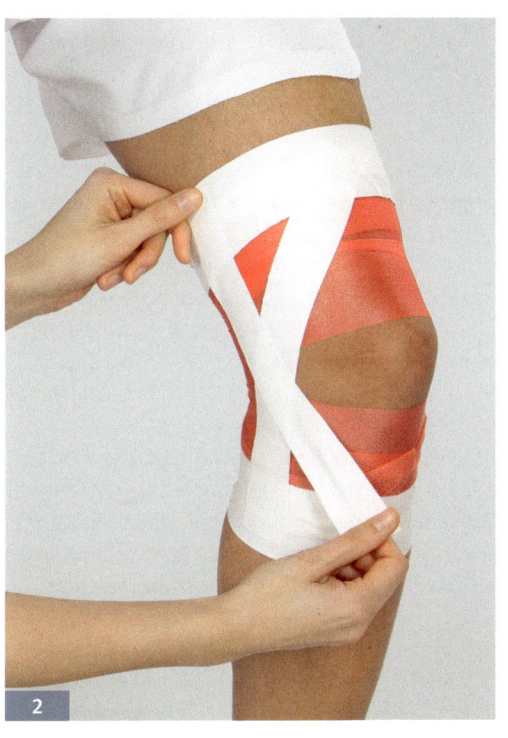

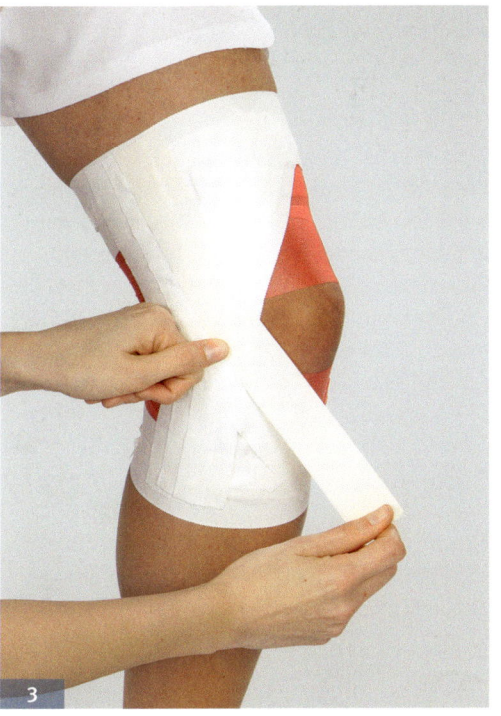

Instabiles Kniegelenk

Kaum eine Belastung oder Sport ist ohne stabile Kreuzbänder möglich. Unfallbedingte Schäden an Kniegelenksstrukturen wie Kreuz-, Innen- und Außenbändern sind die häufigsten Ursachen für Einknicken, Weg- oder Durchsacken und Nachgeben des Knies.

Was ist passiert?

Das vordere Kreuzband wird vor allem bei unkontrollierten Beugebelastungen mit Drehungen des Knies, wie beim Fußball, beim Basketball, beim Skifahren, verletzt, während das hintere Kreuzband sowohl bei Beuge- als auch Stecktraumen wie bei Autounfällen (Druck des Armaturenbretts) oder beim Landen in Sportarten mit vielen Springaktionen verletzt werden kann.

Symptome:
- lokaler Schmerz im Knie
- Schwellung und ein Gefühl von Instabilität bei Belastung des Beines

Was ist zu tun?

Dass es ernst ist, ist meistens sofort klar. Wenn der unmittelbare Schmerz nicht schnell nachlässt, sollten Sie jegliche Belastung vermeiden. Ein Knochen kann gebrochen sein und die knöchernen Bruchteile können bei Belastung weiter verschoben werden. Bei anhaltenden Schmerzen im Kniegelenk sollten Sie sich auf jeden Fall ärztlich untersuchen lassen.

Soforthilfe

Spezifische klinische Tests sollten die Verletzungsstelle herausfinden. Weil alle Bewegungen (Beugung, Streckung und Drehen des Knies) wehtun, lässt sich selten sofort sagen, was alles geschädigt ist. Ausführliche Diagnostik mit bildgebenden Verfahren ist wichtig.

Wenn eine Operation oder Eingipsen nicht infrage kommt, ist in den nächsten Wochen konservative Therapie, zuerst zur Schmerzlinderung durch Kühlen mit Eis und anschließendes wiederholtes Taping, angebracht. Belastung des Beines ist in der Akutphase nicht möglich und ist zu vermeiden.

Reha und Prävention

Zwei Sachen sind äußerst wichtig. 1. Halten Sie sich an das Reha-Schema Ihres Operateurs und 2. betrachten Sie Ihre Nachbehandlung als Vollzeitjob. Muskelkräftigung zur Stabilisierung des Kniegelenks hört sich einfach an, adäquate Reha dauert Monate und erfordert erhebliches Fachwissen des Therapeuten. Es geht dabei nicht um das Gelenk allein und auch nicht um pure Kraft. Wichtig ist vielmehr das Gleichgewicht zwischen allen Muskeln, die auf das Knie einwirken. Es geht um Ausdauerkraft, Reaktionsgeschwindigkeit, Körperwahrnehmung und Gelenkgefühl. Spezialisierte Physiotherapeuten kümmern sich deshalb auch um Lendenwirbelsäule, Becken und Fußstatik. Denn wiederholte Verletzungen sind nicht selten. Vor allem Frauen erleiden häufiger Verletzungen bei fortgeschrittener Müdigkeit. Eine allmähliche Belastungssteigerung, oft hilfreich durch Tapes unterstützt, wird sorgfältig begleitet, bis schließlich volle Belastung und voller Einsatz ohne innere Hemmung und ohne Tape möglich ist. Der oft bei Fußballern gesehene Torjubel im „Kniesitz" (Vorwärtsrutschen auf gebeugten Knien) ist übrigens Gift für die Kreuzbänder!

Tipp

Wo auch immer Sie sich befinden (Küche, Bushaltestelle, Kasse), was auch immer Sie tun (kochen, warten, bügeln): stellen Sie sich aus Freude auf ein Bein, mit leicht gebeugtem Knie, und fordern Sie Ihr Gleichgewicht heraus.

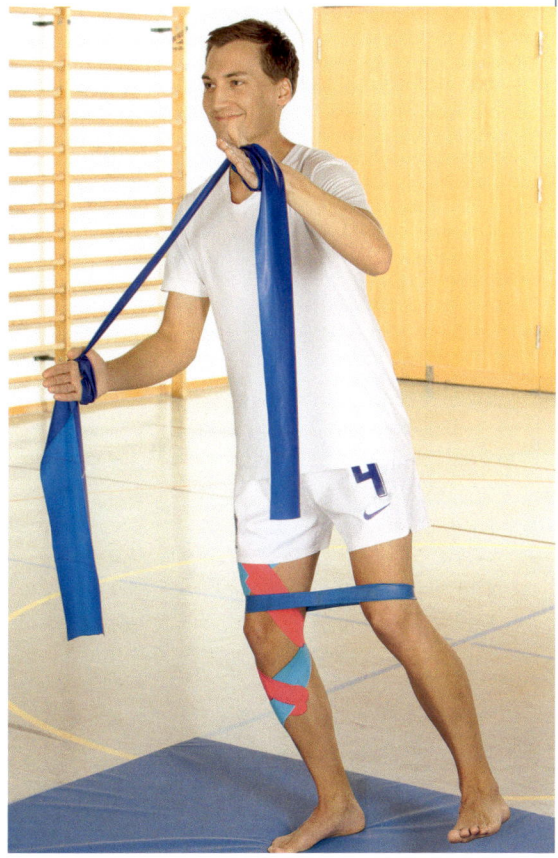

▲ Funktionelles Üben im Ein-Bein-Stand: Sorgen Sie für Abwechslung und steigern die Intensität und Belastung mit verschiedensten Hilfsmitteln.

Knie Außendrehung
Kombitapes zur Unterstützung Ihres Reha-Programms

Bei Kreuzbandverletzungen fördert das folgende Tape in Kombination mit dem Innendrehungstape (S. 90) das Stabilitätstraining. Beide Tapes werden zweimal im Wechsel angelegt. Bei einer akuten Meniskusverletzung, bei der die Innendrehung sehr schmerzhaft ist und zunächst vermieden werden sollte, kann dieses Tape auch allein angelegt werden.

▶ **Tape**

Anzahl: **2**
Form: **I**
Breite: **5 cm**
Zug: **deutlich**
Dauer: **bis 4 Tage**

Tipp

Die Stellung des Unterschenkels ist entweder in voller Außendrehung (bei akuten Innenmeniskusverletzungen häufig am wenigsten schmerzhaft) oder mittig zwischen maximaler Außen- und Innendrehung (bei Kombinationstapes zur Unterstützung des Trainings bei Instabilität des Knies).

Anleitung

Der Sportler liegt in Rückenlage mit leicht gebeugtem Knie (ca. 30 Grad). Der Taper steht am Fußende und setzt den Fuß des Sportlers so in seiner Leiste fest, dass der Unterschenkel in der gewünschten Stellung gehalten wird. Messen Sie die Tapelänge der spiralförmigen Anlage von der Kniekehle über die Innenseite des Oberschenkels bis zur Außenseite und über die Außenseite des Unterschenkels zum inneren Rand des Schienbeins. Schneiden Sie zwei Tapes jeweils ¼ kürzer als gemessen ab.

1. **Basis:** Legen Sie die Mitte des Tapes ohne Zug als Basis schräg in der inneren Hälfte der Kniekehle an. Die Innenseite ist dabei höher als die Außenseite.
2. **Verlauf und Ende nach unten:** Ziehen Sie das untere Stück Tape mit deutlichem Zug von der Basis in der Kniekehle schräg nach außen und unten, vorne schräg über das Schienbein. Halten Sie dabei den Unterschenkel mit Ihrer Leiste und mit einer Hand fest.
3. **Verlauf und Ende nach oben:** Ziehen Sie das obere Stück Tape mit deutlichem Zug schräg nach innen oben, schräg über den vorderen Oberschenkel, mit deutlichem Abstand zur Kniescheibe zur oberen, vorderen Außenseite des Oberschenkels.
4. Kleben Sie teils überlappend genauso noch ein zweites Tape. Halten Sie dabei wieder einen deutlichen Abstand zur Kniescheibe. Wenn dieses Tape in Kombination mit dem Innendrehungstape verwendet wird, empfiehlt es sich, die Tapes im Wechsel anzulegen.

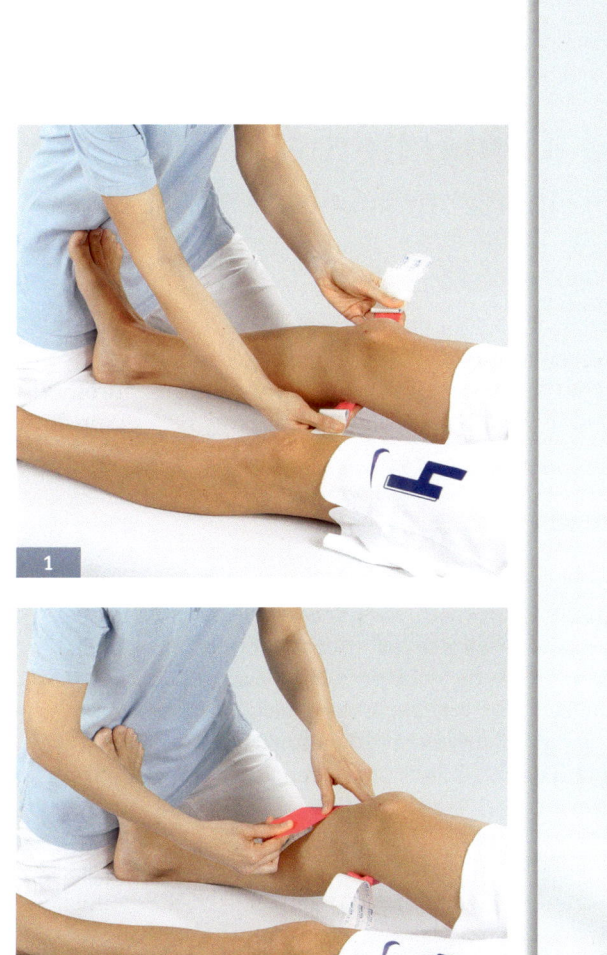

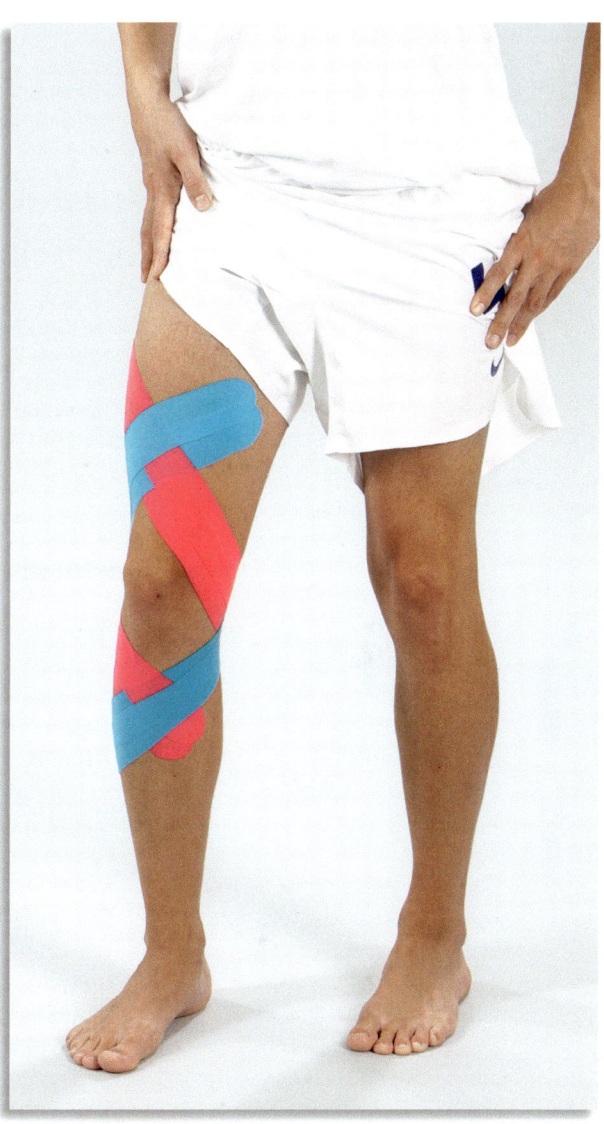

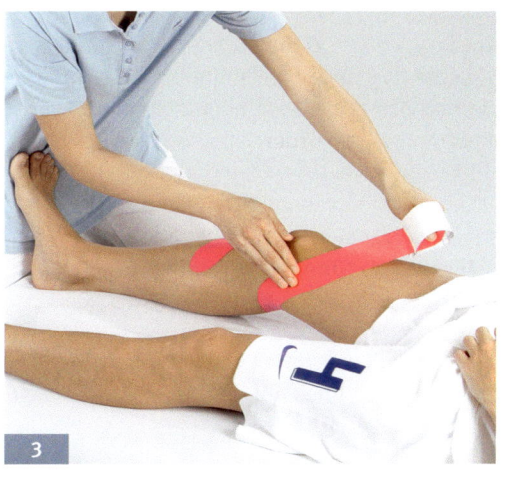

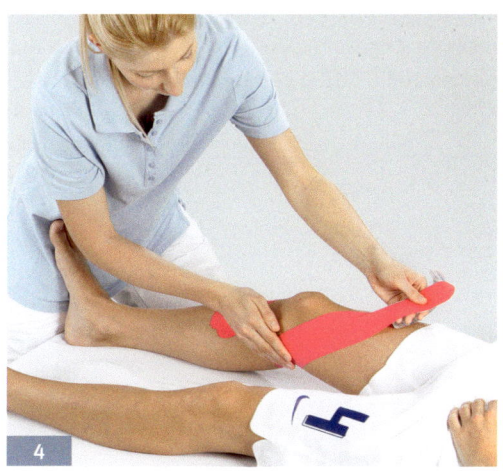

Quadrizeps und Kniescheibe

Für Tapes der vorderen Oberschenkelmuskeln gibt es viele Variationen

Häufige Einsatzgebiete dieser Tapes sind die Unterstützung von Muskeltraining, Verlängerungsübungen, die Linderung von Muskelkater oder Prellungsschmerzen. Die Kniescheibe muss meist nicht freigelassen werden und oft reicht es, die Innen- oder die Außenseite zu versorgen.

▶ **Tape**

Anzahl: **2 bis 4**
Form: **I (oder I und Y)**
Breite: **5 cm**
Zug: **deutlich**
Dauer: **bis zu 4 Tage**

Tipp

Tape 1 für den äußeren Muskelbauch dient meistens zur Entspannung dieses überaktiven Muskelteils. Das innere Tape wird dann nicht angelegt. Die Ausgangsstellung ist mit gestreckter Hüfte und gebeugtem Knie bis zum Auftreten der ersten Spannung im Oberschenkel.

Anleitung

Der Sportler liegt auf dem Rücken, Knie und Hüfte sind um ca. 30 Grad gebeugt. Messen Sie eine Tapelänge von der oberen Vorderseite des Oberschenkels über die Kniescheibe, Kniescheibensehne bis zum oberen Schienbein. Schneiden Sie zwei (bei schlanken Oberschenkeln) oder drei (bei dickeren Oberschenkeln) Tapes jeweils ¼ kürzer als gemessen ab. Bei 2 Tapes, eines als Y-Tape längs einschneiden.

1. **Basis 1 – 1× Y oder 2× I:** Kleben Sie die Basis vorn oben am Oberschenkel. Ein Y-Streifen zeigt gerade zum Knie herunter, die I-Tapes eher schräg zur Innen- bzw. Außenseite des Knies.
2. **Verlauf und Ende 1:** Während Sie mit einer Hand den inneren bzw. äußeren Muskelteil anheben, ziehen Sie die Tapestreifen mit deutlichem Zug am Rande des Muskels zum Knie neben der Kniescheibe und über das Kniegelenk zur vorderen Seite des Schienbeins.
   - Wenn die Anlage zur Unterstützung des Muskeltrainings eingesetzt wird oder Beschwerden nur an der Innenseite im Knie empfunden werden, kleben Sie nur einen I-Streifen über den inneren Muskelbauch, während Sie den Unterschenkel mit Ihrer Leiste nach innen gedreht halten (großes Foto).
3. **Basis 2:** Kleben Sie die Basis ohne Zug auf der Basis der ersten Anlage an der Vorderseite des Oberschenkels, jedoch in Richtung der Kniescheibe.
4. **Verlauf und Ende 2:** Ziehen Sie das Tape gerade, mit deutlichem Zug zur Kniescheibe herunter, genau über die Kniescheibe und Kniescheibensehne zum Ende der ersten Anlage und kleben das Tape-Ende ohne Zug auf.

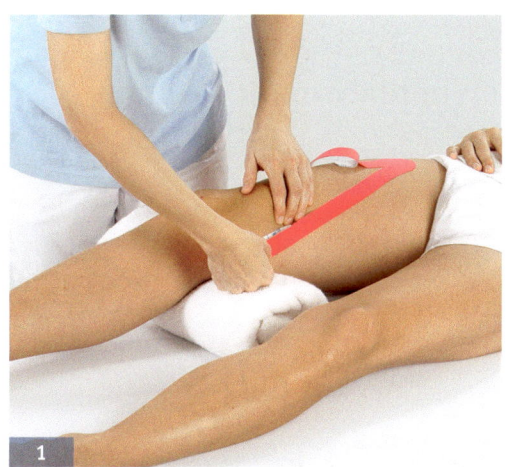

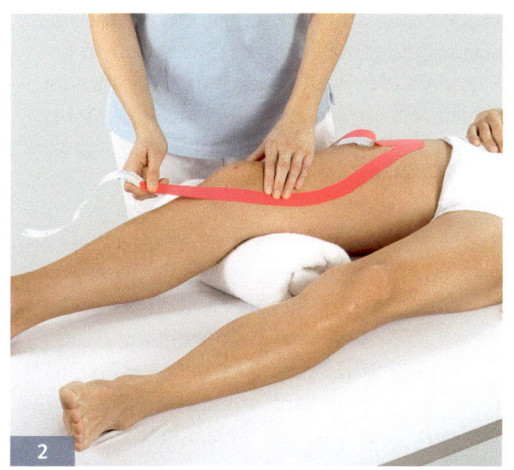

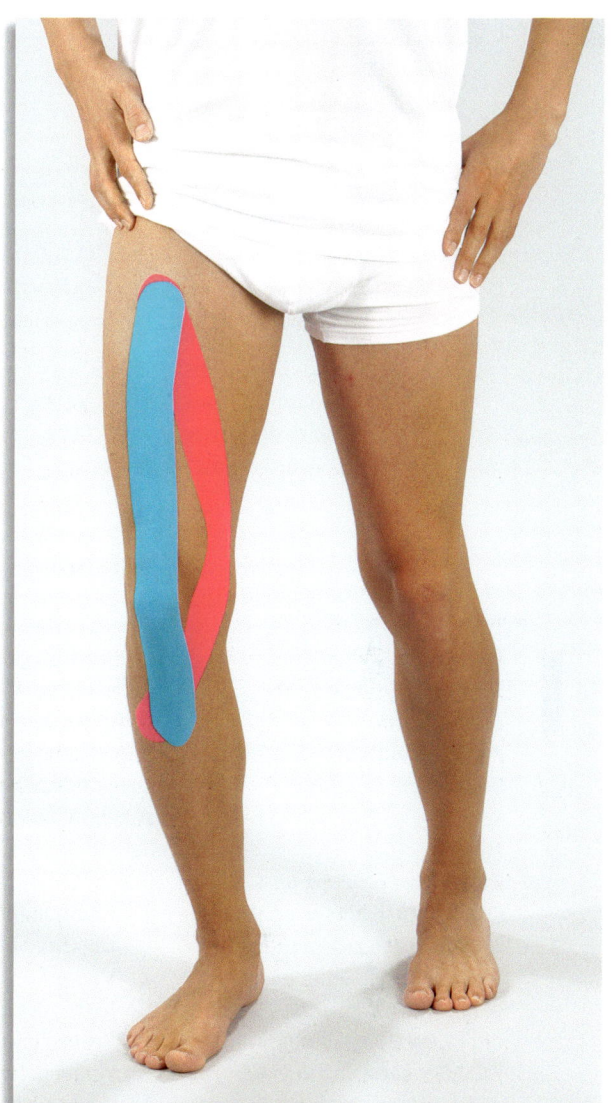

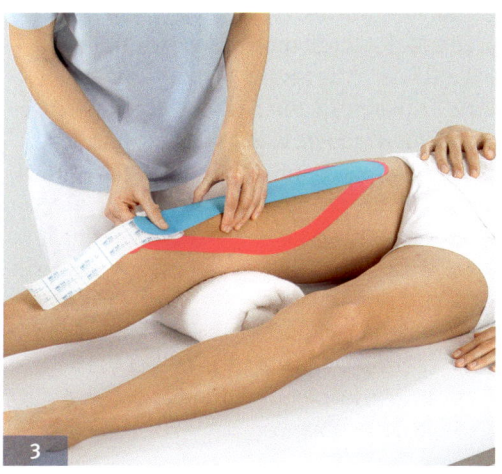

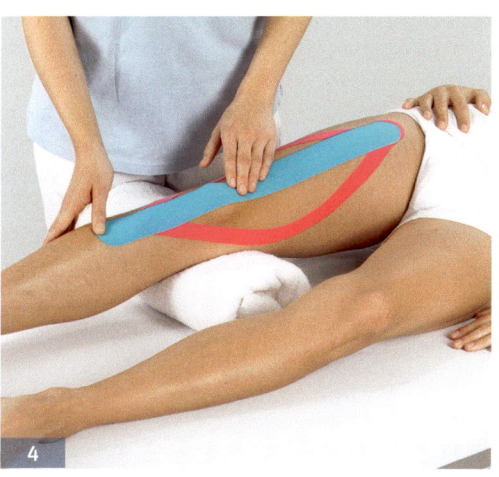

Kniescheibe, unten

Wenn das Patellagleiten nach unten wehtut oder die Kniescheibe zu weit oben sitzt

Das Gleiten der Kniescheibe über den Oberschenkel oder das Drücken auf Teile der Kniescheibe (Patella) beim Beugen und Strecken des Knies löst Schmerzen aus. Muskeldehnungen und -kräftigung zur Verbesserung der Gleitbahn und Ruheposition der Patella sind langwierige Präzisionsarbeit.

▶ **Tape**

Anzahl: **2**
Form: **I**
Breite: **5 cm**
Zug: **deutlich**
Dauer: **bis zu 4 Tage**

Tipp

Obwohl die Stellung des Knies je nach Einsetzen der Beschwerden zwischen 20 und 60 Grad Kniebeugung sein kann, empfiehlt es sich, die Tapes in maximal 45 Grad Beugung anzulegen.

Anleitung

Der Sportler liegt auf dem Rücken. Knierollen oder Kissen gewährleisten die gewünschte Beugestellung des Knies. Lagern Sie das Knie in der Beugestellung, bei der im Stehen der Schmerz beginnt. Messen Sie eine Tapelänge von der oberen Vorderseite des Schienbeins über die Kniescheibensehne bis zum oberen Rand der Kniescheibe. Eine zweite Tapelänge messen Sie vom oberen Schienbein rund um den Unterschenkel. Schneiden Sie beide Tapes ¼ kürzer als gemessen ab.

1. **Basis 1:** Kleben Sie die Basis vorne oben am Schienbein. Das Tape zeigt nach oben zur Kniescheibe.
2. **Verlauf und Ende 1:** Ziehen Sie den Tapestreifen mit deutlichem Zug über die Patellasehne hoch. Während Sie die Kniescheibe mit einer Hand nach unten drücken, ziehen Sie es über die Kniescheibe und kleben Sie das Ende des Tapes an den oberen Rand der Kniescheibe.
3. **Basis 2:** Kleben Sie eine mittige Basis mit starkem Zug quer auf der Basis der ersten Anlage an der oberen Vorderseite des Schienbeins.
4. **Verlauf und Ende 2:** Ziehen Sie das Tape mit starkem Zug nach innen und außen zur Seite und mit wenig Zug horizontal über die Wadenmuskeln, bis beide Tape-Enden sich überlappen. Dieses Quertape bleibt unterhalb des Kniegelenkspalts.

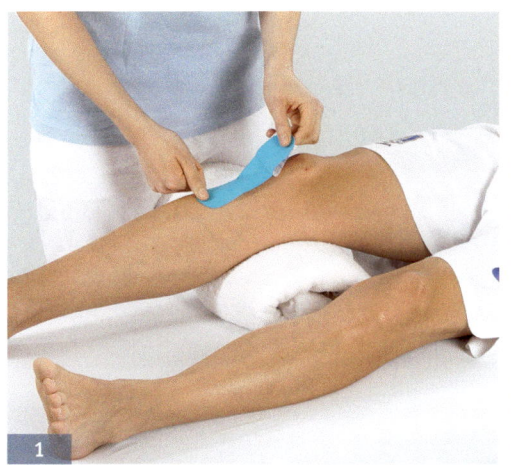

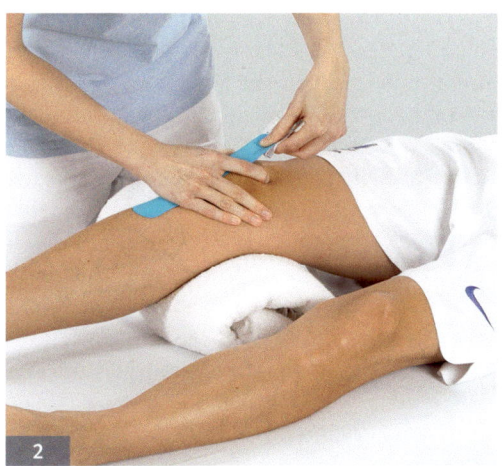

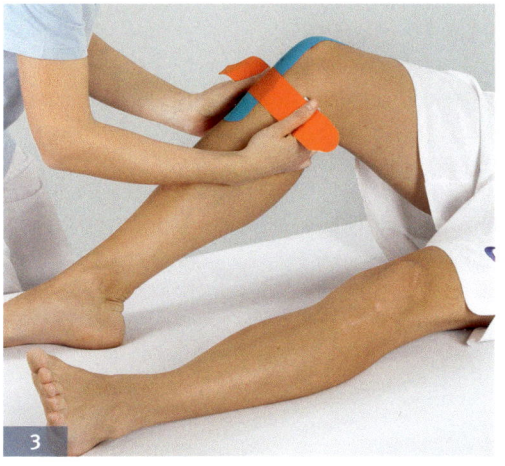

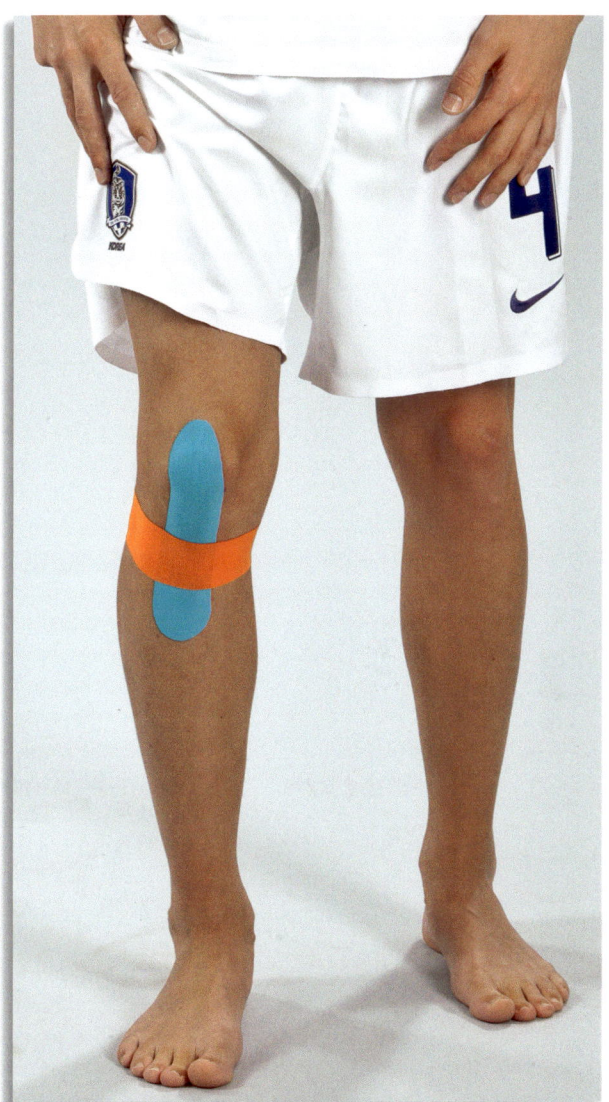

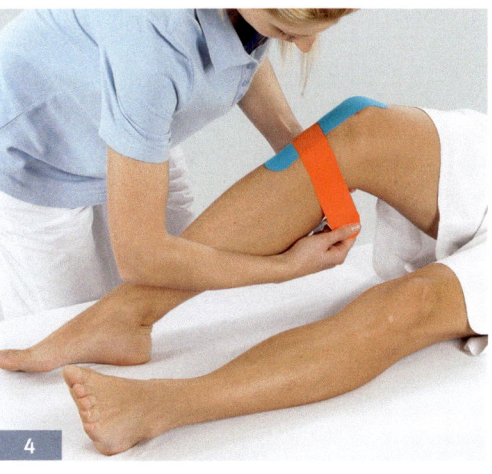

Kniescheibe, oben

Wenn das Patellagleiten nach oben wehtut oder die Kniescheibe zu weit unten sitzt

Tut das Gleiten der Patella nach oben weh oder ist die Kniescheibe zu weit unten positioniert? Dann ist die folgende Tape-Anlage richtig. Diese Tape-Anlage lässt sich hervorragend mit einem der beiden nachfolgenden Tapes zur seitlichen Korrektur der Kniescheibe kombinieren.

▶ **Tape**
Anzahl: **2**
Form: **I**
Breite: **5 cm**
Zug: **deutlich**
Dauer: **bis zu 4 Tage**

Anleitung

Lagern Sie das Knie in der Beugestellung, bei der im Stehen der Schmerz beginnt, am effektivsten ist es zwischen 20 und 45 Grad. Messen Sie eine Tapelänge von der oberen Vorderseite des Oberschenkels zur unteren Spitze der Kniescheibe. Schneiden Sie zwei Tapes ¼ kürzer als gemessen ab. Ein Tape schneiden Sie bis zu den letzten 5 cm längs ein, sodass eine Y-Form entsteht. Eine weitere Tapelänge messen Sie quer von der Patella rund um den Oberschenkel (¼ kürzen).

1. **Basis und Verlauf Tape 1, Y-Form:** Kleben Sie die Basis vorn oben am Oberschenkel. Während Sie mit einer Hand den inneren Muskelteil anheben, ziehen Sie den inneren Tapestreifen mit deutlichem Zug am Rande des Muskels zur Kniescheibe.
2. **Verlauf und Ende Tape 1:** Während Sie die Kniescheibe mit einer Hand nach oben drücken, ziehen Sie das Tape zur unteren Spitze der Kniescheibe. Das Gleiche machen Sie mit dem äußeren Tapestreifen.
3. **Tape 2:** Kleben Sie die Basis vorn oben auf die Basis von Tape 1. Ziehen Sie das Tape mit deutlichem Zug nach unten zur Patella. Während Sie die Kniescheibe mit einer Hand nach oben drücken, ziehen Sie es über die Kniescheibe und kleben das Tape-Ende auf die Spitze der Kniescheibe.
4. **Tape 3:** Kleben Sie eine mittlere Basis mit starkem Zug quer auf den Enden der vorherigen Tapes. Ziehen Sie das Tape mit starkem Zug nach innen und außen zu den seitlichen Oberschenkelknochen und mit wenig Zug weiter horizontal über die Rückseite des Oberschenkels, bis beide Tape-Enden sich überlappen. Dieses Quertape bleibt oberhalb des Kniegelenkspalts.

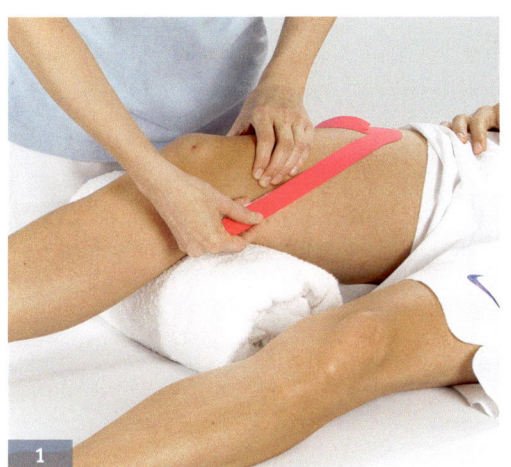

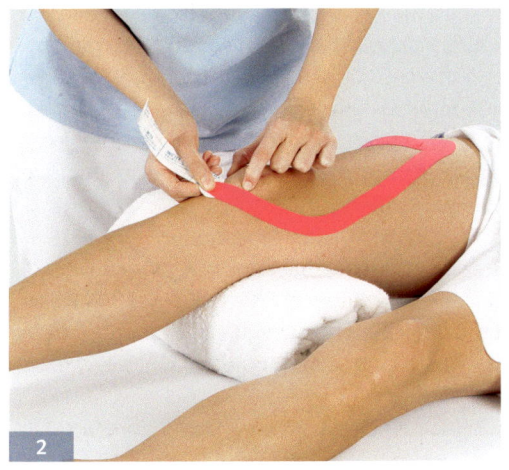

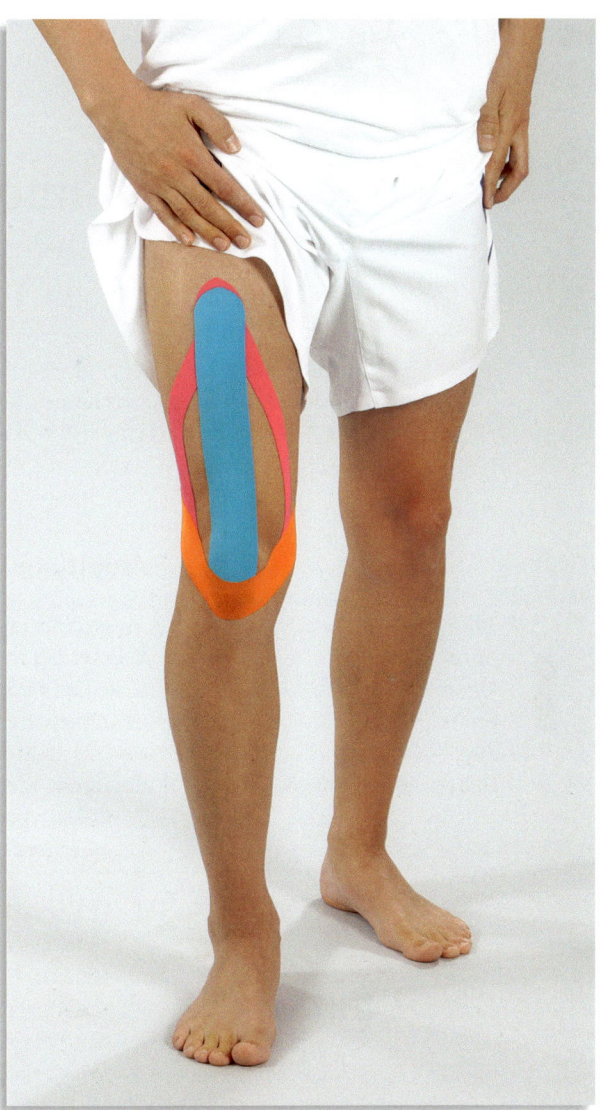

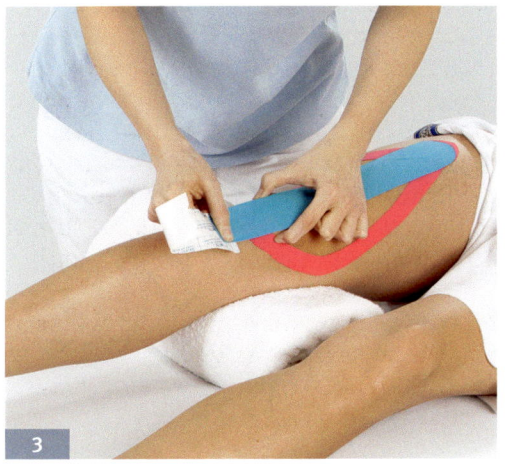

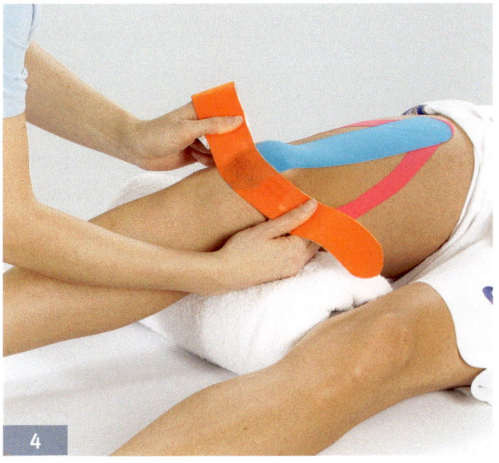

Kniescheibe, innen

Wenn das Patellagleiten nach innen wehtut

Wenn die Kniescheibe beim Anspannen des Quadrizeps nach außen gezogen wird, sind die äußeren Muskelanteile zu kurz oder zu stark, während der innere Muskelbauch zu schwach ist. Dann sollte zuerst diese Tape-Anlage angelegt werden.

▶ **Tape**

Anzahl: **2**
Form: **I**
Breite: **5 cm**
Zug: **deutlich**
Dauer: **bis zu 4 Tage**

Anleitung

Messen Sie eine Tapelänge von der Innenseite des Oberschenkels schräg runter über die Patella zur gegenüberliegenden Seite der Kniescheibe. Schneiden Sie zwei Tapes ¼ kürzer als gemessen ab.

1. **Basis:** Kleben Sie die Basis vorne innen am Oberschenkel, etwas oberhalb der Kniescheibe. Das Tape zeigt schräg nach unten innen zur Kniescheibe.
2. **Verlauf und Ende:** Ziehen Sie den Tapestreifen mit deutlichem Zug über den Oberschenkel und die Kniescheibe schräg herunter. Während Sie die Kniescheibe mit einer Hand nach innen gedrückt halten, ziehen Sie das Tape über die Kniescheibe und kleben das Ende an den äußeren Rand der Kniescheibe.
3. Wiederholen Sie dasselbe mit dem zweiten Tape, teils überlappend.
- Wenn der gewünschte Effekt ausbleibt (häufig!), kleben Sie beide Tapes von der Außenseite des Oberschenkels zur Innenseite der Kniescheibe, während Sie die Kniescheibe nach außen gedrückt halten. Diese Anlage funktioniert meistens besser und hilft, das Bewegungsverhalten der Kniescheibe (Bewegungsbahn im Gleitlager) bei Muskelanspannung zu verbessern (großes Foto unten).

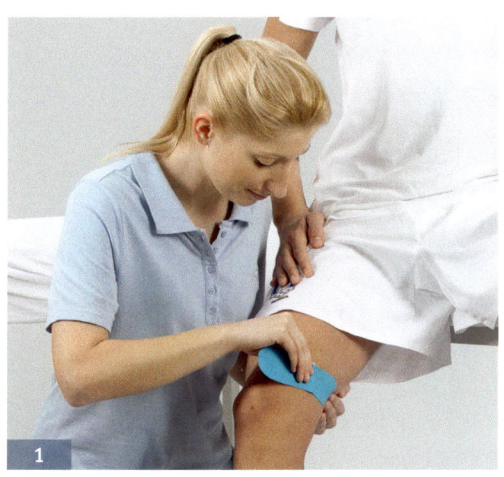

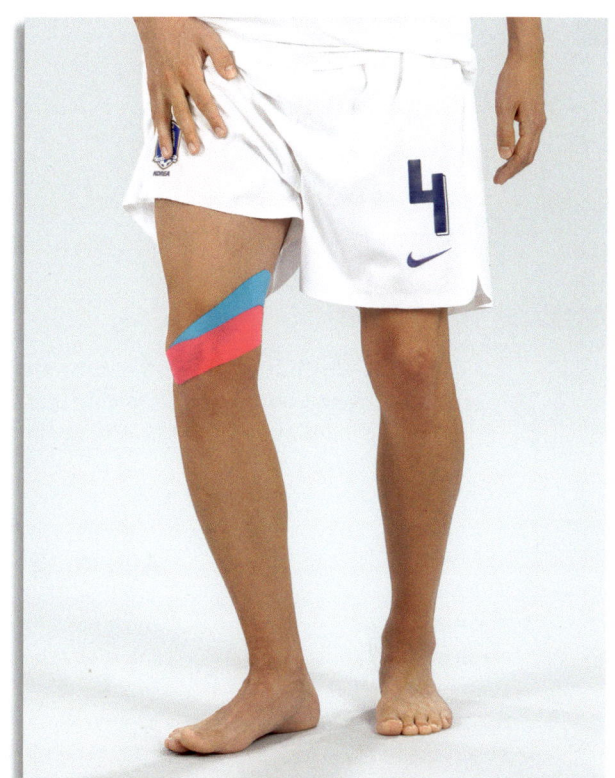

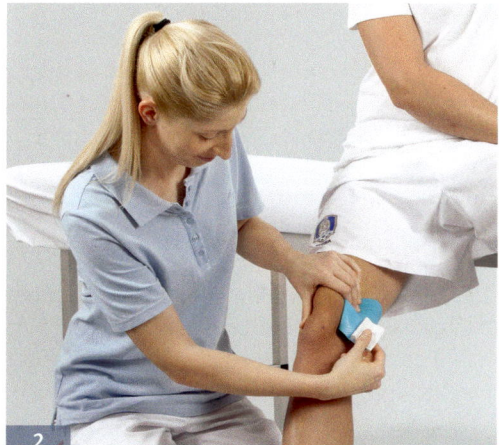

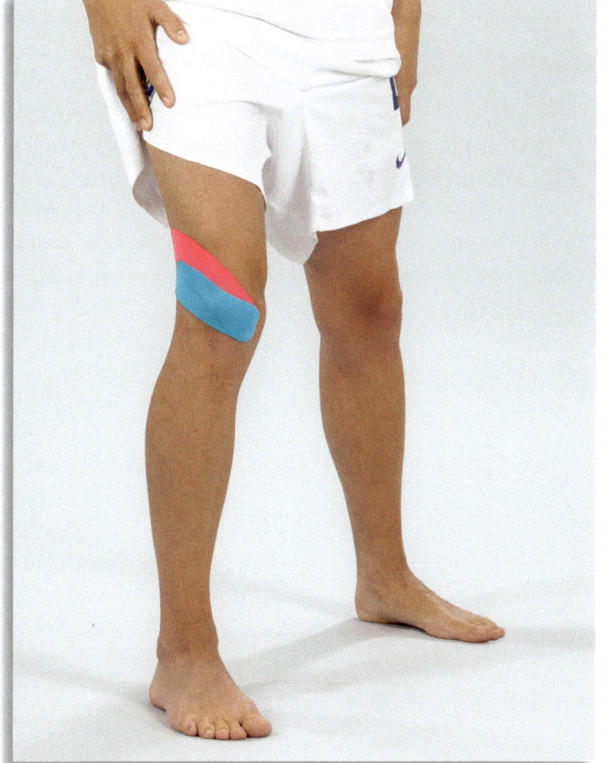

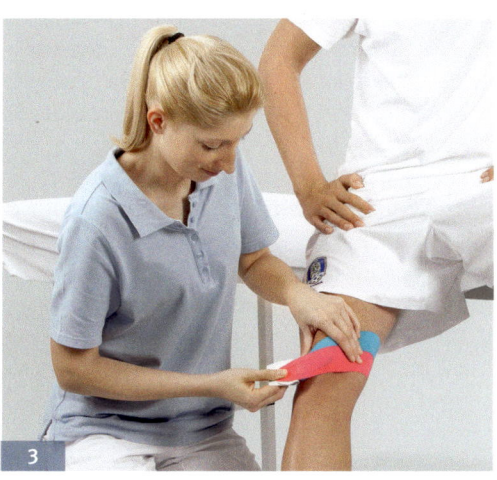

Patellasehne: rigides Taping

Zur Entlastung der Patellasehne bei Schmerzen

Nicht-elastische Tape-Anlage zur Entlastung der Patellasehne. Für die beiden schrägen Tapes können Sie alternativ auch elastisches Tape verwenden. Sie können diese Tape-Anlage auch in Kombination mit elastischen Tape-Anlagen für die Kniescheibe anlegen.

▶ **Material**
wenn möglich ohne
Underwrap
3,75 cm breites nicht
elastisches Sporttape

Tipp
Weil die Benutzung von
Underwrap sich bei dieser
Anlage nicht besonders
eignet, können Sie die-
se rigiden Tapes auch in
Kombination mit elastischen
Tapes anlegen. Zuerst direkt
auf der Haut elastische und
genau darüber die rigiden
Tapes.

Anleitung

Das Knie ist in ca. 30 Grad Beugung platziert, z. B. im Stehen mit einer Unterlagerung der Ferse.

Kleben Sie zuerst zwei 20 cm lange elastische Tapes ohne Zug vom Schienbein an der Kniescheibe vorbei zu den inneren und äußeren Knochen des Oberschenkels.

Anker und Anlage:

1. Einen ersten Anker legen Sie quer über das Schienbein, ca. 2 cm vom oberen Rand zur Innen- und Außenseite des Unterschenkels. Der zweite Anker wird teils überlappend höher angelegt und ist in diesem Fall schon ein wirksames Tape.

2. Von der Oberkante des Schienbeins, dort wo die Patellasehne zum Knochen kommt, beginnen Sie mit einem Quertape zur Innen- und Außenseite des Schienbeins und weiter zirkulär um die Wade herum, bis die beiden Enden zusammenkommen.

3. Danach legen Sie ein Tape über das schräge elastische Tape von der Innenseite des ersten Ankers am Schienbein über die Mitte des zweiten Ankers, außen an der Kniescheibe vorbei zur Außenseite des Oberschenkels.

4. Als viertes legen Sie ein weiteres Tape über das schräge elastische Tape von der Außenseite des ersten Ankers am Wadenbein über die Mitte des zweiten Ankers, innen an der Kniescheibe vorbei zur Innenseite des Oberschenkels.

5. Nun wiederholen Sie die beiden Anker am Unterschenkel und wenn erforderlich legen Sie einen abschließenden zirkulären Anker um die Enden am Oberschenkel an.

6. Testen Sie das Tape: Wird die Patellasehne genügend entlastet? Ist das Anspannen des Quadrizeps weniger schmerzhaft?

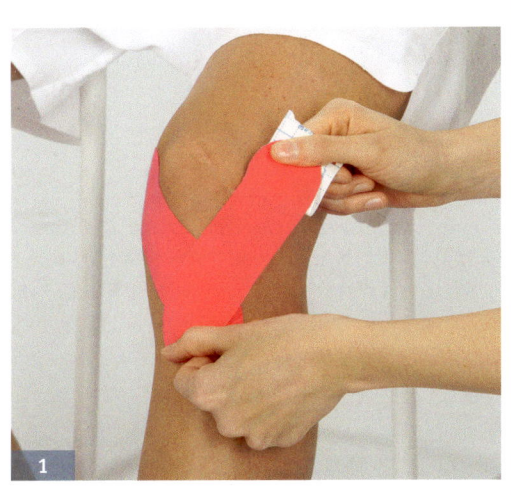

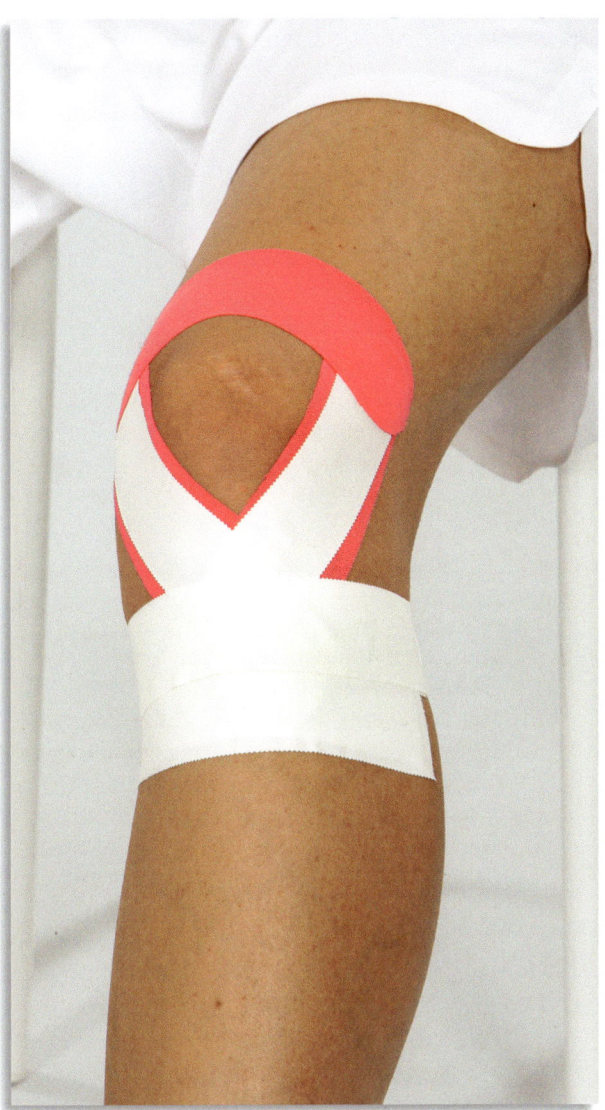

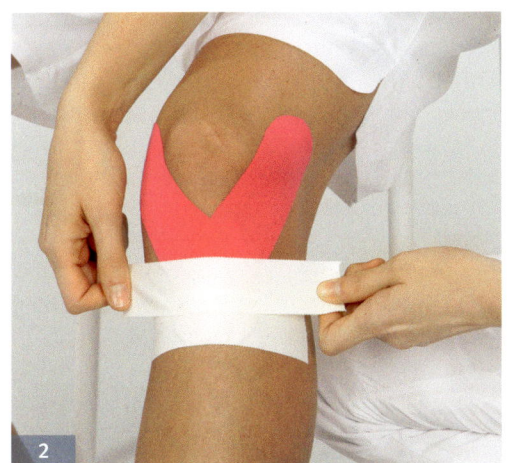

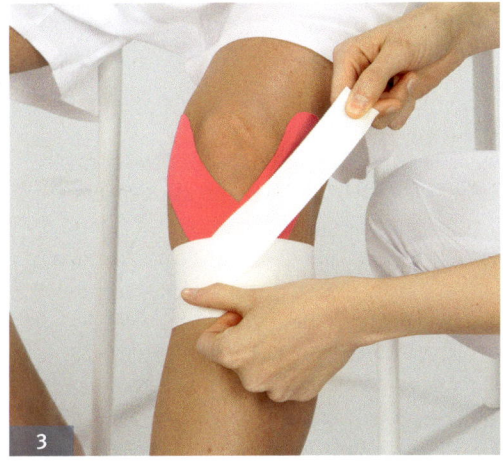

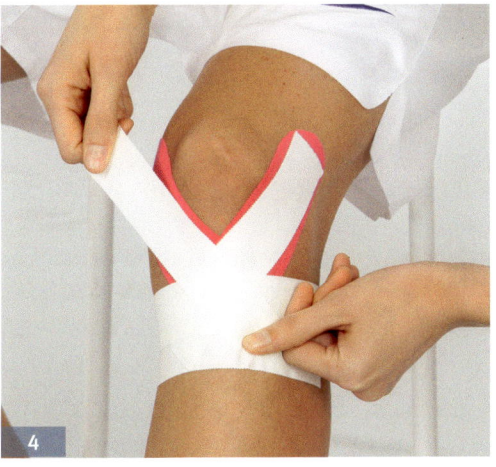

Ischios Muskelverletzung

Schmerzhaft und langwierig: Eine Verletzung der Ischios erfordert erheblich mehr Wiederherstellungszeit als einfache Prellungen vorn am Oberschenkel oder am Wadenmuskel. – Sie werden Ihr Training zunächst aussetzten und dann erheblich umstellen müssen.

Was ist passiert?

Im hinteren Oberschenkelbereich, den ischiocruralen Muskeln (Ischios), kann es beim Sport zu Rissen im Muskelbauch, am Muskelsehnenübergang oder im Sehnenbereich am Ansatzpunkt am Sitzbeinknochen kommen. Ursachen können Beckenverdrehungen, Instabilität im Kniegelenk, eine Verschiebung des Wadenbeinköpfchen nach einem Umknicktrauma des Fußes und häufig Lendenwirbelsäulenprobleme mit mehr oder weniger Reizung des Ischias-Nervs sein.

Eine Muskelzerrung der Ischios macht sich mitten in der Bewegung und ohne gegnerische Einwirkung durch plötzlichen, heftigen Schmerz (Peitschenhieb oder Messerstich) bemerkbar. Manchmal spürt man auch ein Knacken. Es kann beim Rennen, bei einer Landung nach einem Sprung oder auch beim Abstoßen passieren. Die Zerrung kann nur einige Muskelfasern betreffen oder fast eine vollständige Muskel- oder Sehnenruptur sein.

Symptome:
- lokaler Schmerz an der Stelle der Verletzung
- zunehmende Schwellung und Gefühl von Steifigkeit
- im Falle einer Zerrung: keine weitere Belastung mehr möglich

Was ist zu tun?

Legen Sie sich hin und lassen die verletzte Stelle kühlen (Coldspray, Eis, kaltes Wasser), damit der Bluterguss und die Schwellung sich möglichst wenig ausbreiten. Lassen Sie sich dann zwei Lymphtapes (von der Leiste zur Kniekehle) und eine Kompressionsbandage anlegen.

Wenn es sich vermutlich um eine ernstere Zerrung handelt, lassen Sie sich medizinisch untersuchen. Das verletzte Bein sollte nicht belastet werden, verwenden Sie also zwei Krücken zur Fortbewegung.

Soforthilfe

Bei leichten Zerrungen sind die physiotherapeutischen Maßnahmen sinnvoll, die schon bei der Wadenmuskelzerrung beschrieben wurden (siehe S. 68), um Schmerzen und Schwellungen möglichst rasch zu lindern. Mit dem gleichen Ziel können zusätzlich auch Tapes angelegt werden, wie schon bei den Wadenmuskeln beschrieben (siehe S. 72). Im Fall einer Muskelzerrung ist eine schmerzfreie Anspannung des Muskels nicht möglich, dies sollte auch in den ersten Tagen vermieden werden.

Reha und Prävention

Wie lange die Reha nach einer Zerrung der Ischios dauert, hängt davon ab, wie viele Muskelfasern gerissen sind und ob Sehnenanteile beteiligt sind (langwieriger). Nachdem die Schmerzen und die Schwellung abgeklungen sind, geht es darum, die Funktion und Belastbarkeit wieder herzustellen: Aktive Muskelanspannung kann mit Verkürzung oder Verlängerung des Muskels trainiert werden.

▼ Setzen Sie sich weit nach hinten, machen ein Hohlkreuz und heben die Füße abwechselnd an.

Rumpfneigungen mit Gleichgewichtsübungen auf einem Bein, Landen auf einem Bein, Spurten und plötzliche Richtungswechsel sind einige Beispiele wie die Ischios immer funktionell in Kombination mit anderen Muskelgruppen trainiert werden. Zur Trainingsunterstützung können spezifische Tapes angelegt werden. Um Verklebungen und übermäßiges Narbengewebe zu verhindern, können Massagen und physiotherapeutische Maßnahmen eingesetzt werden. Die Heilungszeit sollte ausreichen, um die vorher beschriebenen Ursachen zu finden und zu beseitigen.

Tipp

Achten Sie auf Ihre Ischios! Die äußeren Ischios neigen sehr zur Verspannung und sind verletzungsanfälliger. Machen Sie vor, während und nach dem Training ausgleichende Verlängerungs- und Entspannungsübungen, um das muskuläre Gleichgewicht zu optimieren. Dazu gibt es mehrere Übungen mit wiederholten Bewegungen, die heutzutage dem klassischen, passiven und schmerzhaften Dehnen vorgezogen werden.

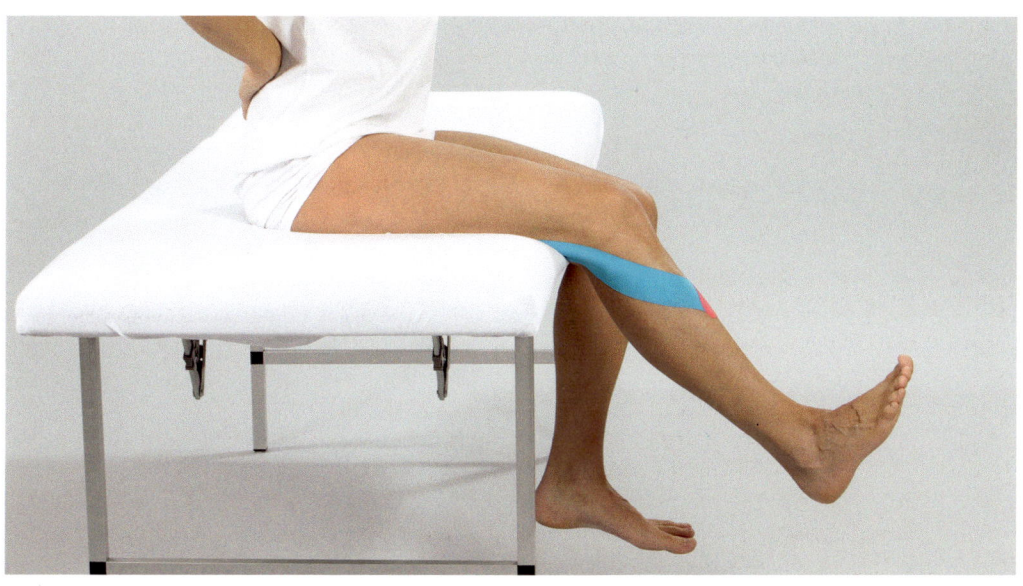

Ischios entspannen
Wohltat für verspannte Ischios

Aufwärm- vor bzw. Ausgleichsübungen nach schweren oder längeren Laufbelastungen sind Pflichtprogramm für Ihre Ischios. Verspannte und verkrampfte hintere Oberschenkelmuskel profitieren sehr vom Taping. Wenn ein Befund vorliegt, die Ursache bekannt ist und behandelt wird, hilft ein adäquates Tape immer.

▶ **Tape**

Anzahl: **1 oder 2**
Form: **I**
Breite: **5 cm**
Zug: **deutlich**
Dauer: **bis zu 4 Tage**

Tipp

Am oberen Ende dieser Tape-Anlage dürfen im Stehen ausnahmsweise Wellen (Konvolutionen) sichtbar sein. Diese Wellen verhindern ein unangenehmes Ziehen im Bereich des Sitzbeinknochens beim Bücken.

Anleitung

Der Sportler liegt in Bauchlage mit dem betroffenen Bein abhängend zum Boden. Dabei ist das Knie ca. 30 Grad gebeugt und die Hüfte nur so weit gebeugt, dass gerade Spannung in der äußeren Ischiossehne, an der Außenseite der Kniekehle spürbar wird. Messen Sie eine Tapelänge vom Sitzbeinknochen zum Wadenbeinköpfchen und weiter zur vorderen Seite des Unterschenkels. Schneiden Sie ein oder zwei Tapes jeweils ¼ kürzer als gemessen ab.

1. Kleben Sie die Basis oben am Sitzbeinknochen. Das Tape zeigt etwas schräg zur Außenseite des Knies herunter.
2. Ziehen Sie das Tape mit deutlichem Zug gradlinig über die äußeren Ischios zum Wadenbeinköpfchen herunter …
3. … und weiter zur vorderen Seite des Schienbeins.
4. Wenn auch der innere Anteil der Ischios verspannt ist, zum Beispiel bei lendenwirbelsäulenbedingten Ischiasschmerzen, kleben Sie in der gleichen Ausgangsstellung ebenfalls ein Tape mit deutlichem Zug vom Sitzbeinknochen zur Innenseite der Kniekehle und weiter zur Vorderseite des Schienbeins.

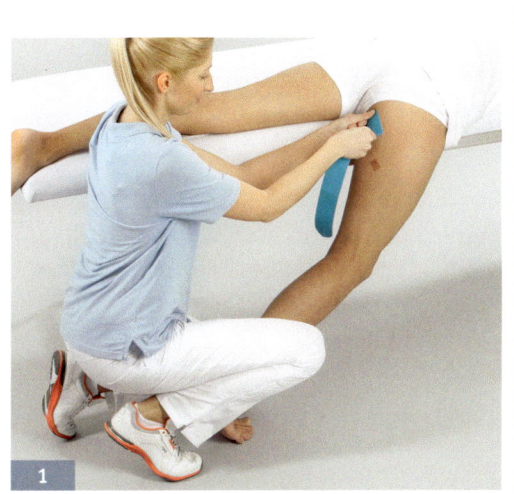

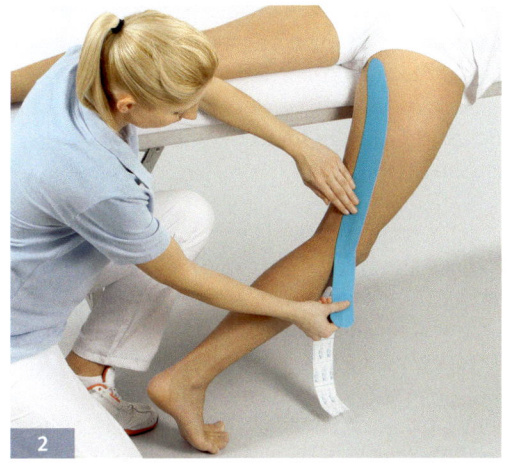

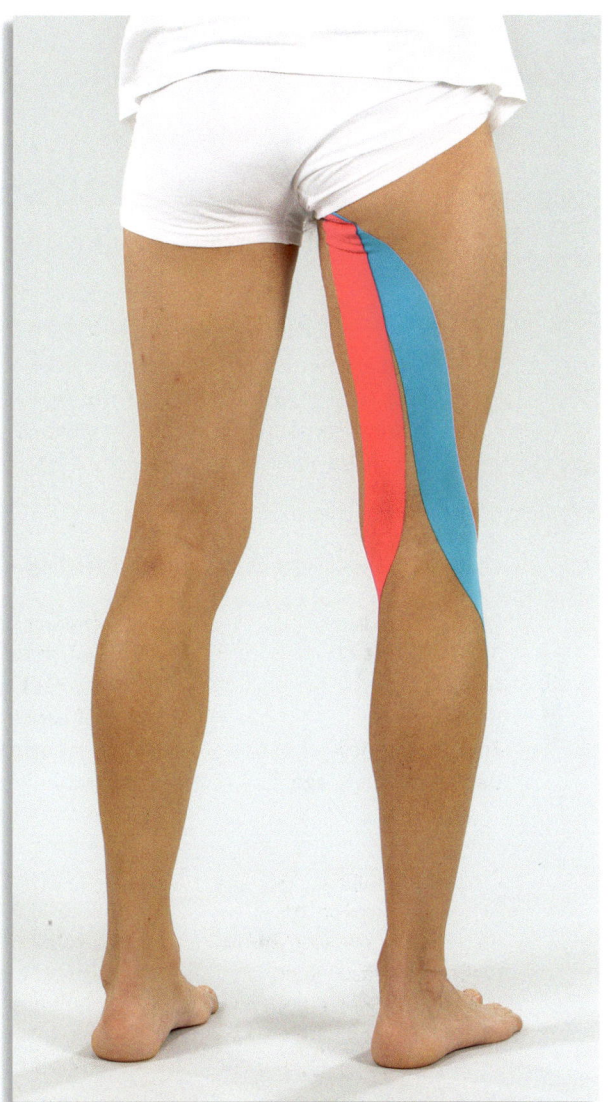

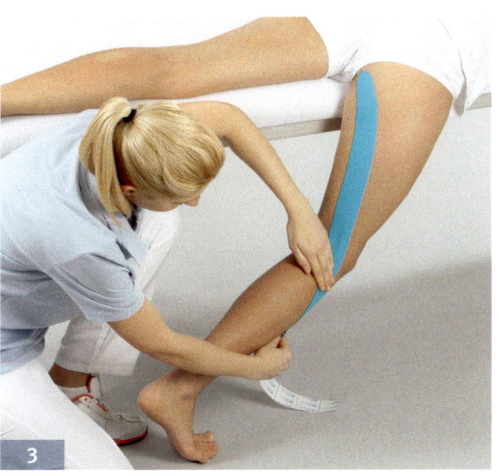

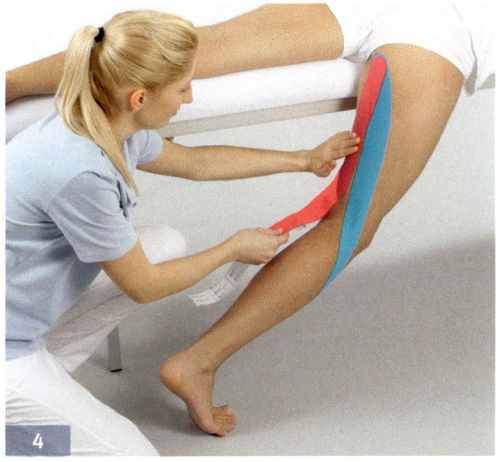

Ischios Trainingsunterstützung
Unterstützt das effektive Muskeltraining

Nach einer Ischios-Verletzung oder zur Unterstützung von Rumpfmuskeltraining – die Ischios müssen kräftig werden und adäquat funktionieren. Bei einer Knieinstabilität müssen speziell die inneren Muskelbäuche trainiert werden.

▶ **Tape**

Anzahl: **1 oder 2**
Form: **I**
Breite: **5 cm**
Zug: **deutlich**
Dauer: **bis zu 4 Tage**

Anleitung

Der Sportler liegt in Bauchlage mit dem betroffenen Bein ca. 30 Grad im Knie gebeugt und der Unterschenkel nach innen gedreht. Stellen Sie sich ans Fußende und fixieren Sie den Fuß in Ihrer Leiste. Messen Sie eine Tapelänge vom Sitzbeinknochen zur Innenseite der Kniekehle und weiter zur vorderen Seite des Unterschenkels. Schneiden Sie ein Tape oder zwei Tapes jeweils ¼ kürzer als gemessen ab.

1. Kleben Sie zunächst eine lange Basis von der inneren Kniekehle …
2. … schräg herunter über das Schienbein zur Rückseite des Wadenbeins. Halten Sie dabei wenn möglich mit einer Hand den Unterschenkel nach innen gedreht.
3. Ziehen Sie das Tape mit deutlichem Zug gradlinig über die inneren Ischios zum Sitzbeinknochen hoch und straffen Sie dabei die Gesäßfalte nach oben, während Sie das Tape-Ende ohne Zug anlegen.
4. Wenn auch der äußere Anteil der Ischios schwach ist und trainiert werden sollte, zum Beispiel bei instabilen Beckengelenken, kleben Sie in der gleichen Ausgangsstellung ebenfalls ein Tape mit deutlichem Zug vom Schienbein über das Wadenbeinköpfchen zu den Sehnen an der hinteren Außenseite der Kniekehle und weiter hoch zum Sitzbeinknochen wie oben beschrieben.

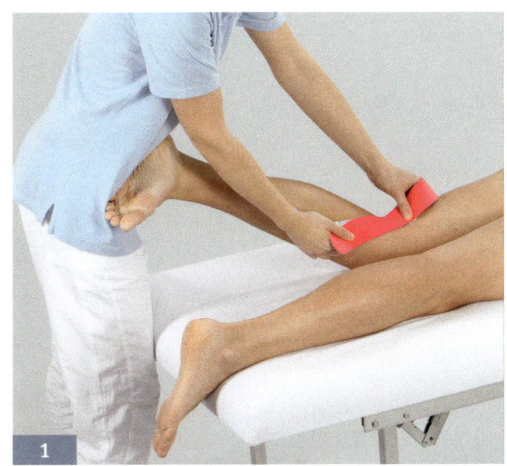

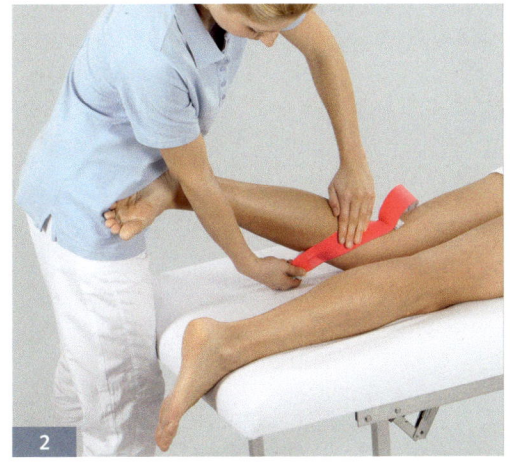

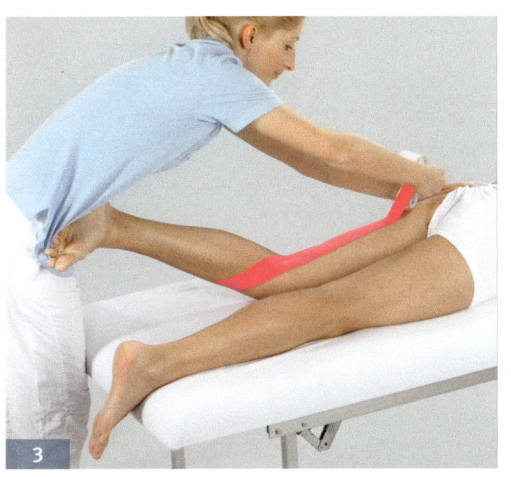

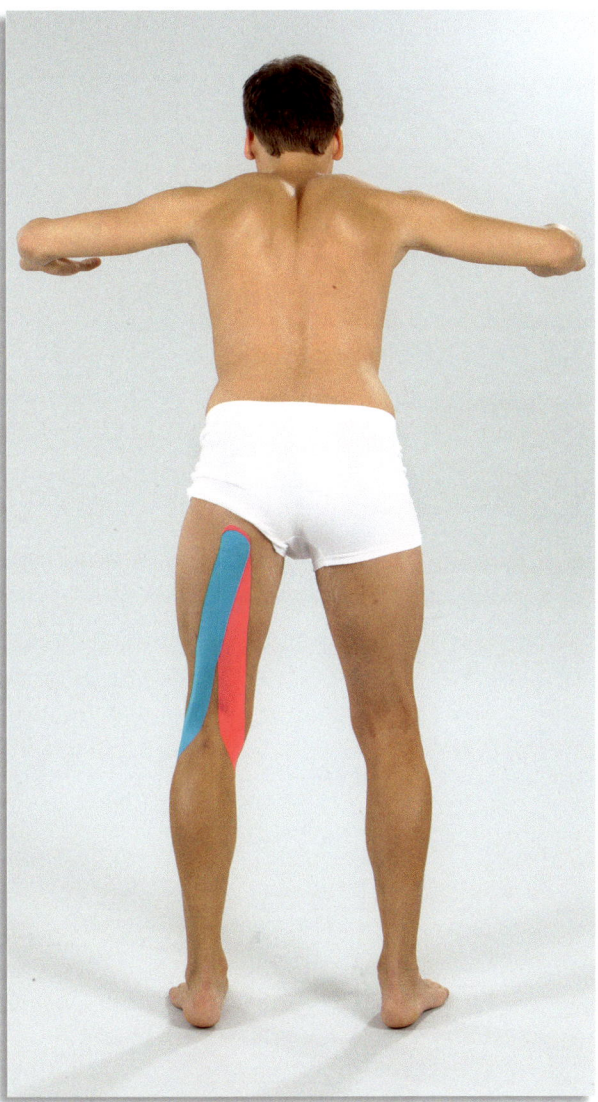

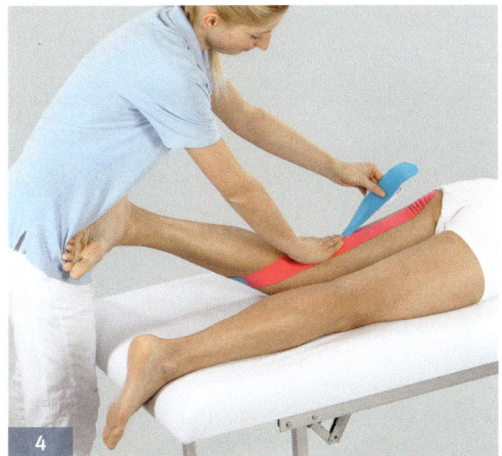

Becken, Hüfte und Leiste

Leisten- und Hüftgelenksschmerzen, Beckenverdrehungen und schwache Gesäßmuskeln sind die
hier hervorgehobenen Probleme. Im Beckenbe-
reich gibt es eine große Vielfalt an Erkrankungen
und Störungen, z. B. Entzündungen oder Tumore
der inneren Organe. Medizinische Abklärung ist
bei anhaltenden Beschwerden unerlässlich, auch
in Hinsicht auf einem Leistenbandbruch. Am häufigsten jedoch ist die Ursache eher gutartig: ein
Muskel- oder Gelenkproblem.

Leistenbeschwerden und Beckenverdrehungen stellen im Becken-
bereich die häufigsten Probleme im Sport dar. Ihre Ursache kann
meistens nachvollzogen werden. Sie sind auf dem Rasen oder Eis
ausgerutscht und haben sich überdehnt oder Sie sind gestoßen worden und haben sich verrenkt oder sind falsch aufgekommen.
Bei jungen, gesunden Sportlern denkt man zu allererst an Muskelverletzungen. Überdehnungen der Muskeln an der Innenseite des
Oberschenkels, der fünf Adduktoren, kommen am meisten vor. Der
große Lendenmuskel (M. psoas major) und der innere Darmbeinmuskel (M. iliacus) können ebenfalls für Leistenbeschwerden verantwortlich sein.

Gelenkmäßig sind meistens Hüft- oder Kreuzdarmbeingelenk für
die Beschwerden verantwortlich. Angeborene Hüftgelenksabwei-
chungen können schon in jungen Jahren bei intensiver Ausübung
von Lauf- oder Sitzsportarten Beschwerden bereiten. Schwache
Muskeln begleiten solche Gelenkprobleme und müssen trainiert
werden.

Eine Blockierung des Kreuzdarmbeingelenks ist eine häufige Diagnose bei Gesäßschmerzen und Beckenverdrehungen. Allzu oft
führen manuelle Korrekturen solcher Fehlstellungen nicht zu einem
bleibenden Erfolg.

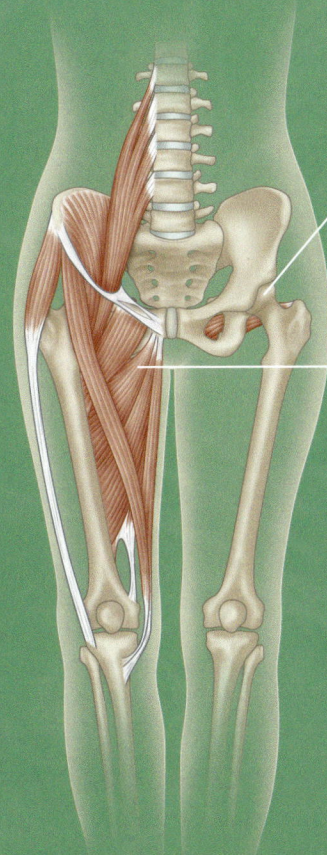

Hüftgelenksschmerz

Tief in der Leiste drin steckt der Schmerz;
manchmal auch an der Außenseite, am äußeren
Hüftknochen. Das Gelenk kann steif und schmerzhaft
sein oder, z. B. durch Dehnübungen gibt es zu viel
Spielraum zwischen Kopf und Pfanne des Gelenks.

Adduktorenüberdehnung

Adduktoren können direkt am Knochen im Schritt oder
darunter an der weichen Innenseite des Oberschenkels
wehtun. Man hat sich auf dem Platz oder in der Halle
verzogen, überdehnt oder die Muskulatur verkrampft
sich durch andere Ursachen.

Beckenverdrehung

Verdrehungen des Beckens kommen
häufig vor. Das Kreuzdarmbeingelenk
hat sich verhakt und das Darmbein hat
eine Fehlstellung. Das kann Schmerzen
an anderen Stellen verursachen, z. B. in
der Leiste, im Bein (z. B. Ischiasschmerz)
oder im unteren Rücken.

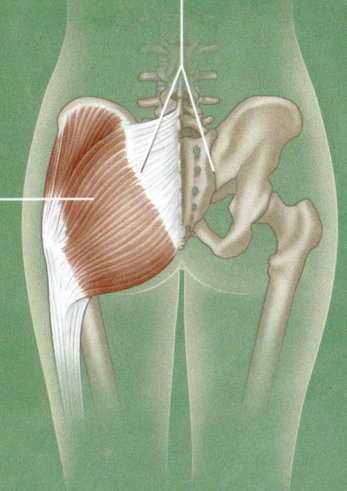

Gesäßmuskelschwäche

Schwache Gesäßmuskeln sind Folge von oder Ursache
für Beschwerden an anderer Stelle: Lendenwirbelsäule,
Beckenverdrehung bzw. Hüft- oder Kniebeschwerden.
Sie erfordern regelmäßiges Training.

Adduktorenüberdehnung

Bei einer Verletzung der inneren Oberschenkelmuskeln sind Anspannen nach innen und Dehnung nach außen dieser Adduktorenmuskelgruppe schmerzhaft.

Was ist passiert?

Die inneren Oberschenkelmuskeln können immer dann überdehnt werden, wenn man beim Sport mit einem Bein seitlich wegrutscht. Das passiert natürlich am ehesten auf rutschigem Untergrund, wie Eis, Schnee, nassem Rasen, Rollsplit oder auch auf rutschigem Boden im Hallenbad. Es sticht, der Schmerz ist sofort da und klingt nicht mehr ab. Oft ist weitermachen nicht möglich. Wenn es beim Skilaufen passiert ist, kommt man eventuell nicht mehr allein vom Berg herunter. Manchmal ist auch nichts Erkennbares passiert. Beschwerden ohne Anlass finden häufig ihre Ursache in der Lendenwirbelsäule, im Hüftgelenk oder im Kreuzdarmbeingelenk.

Symptome:
- lokaler Schmerz im Muskelbauch- oder Muskelansatzbereich an der Innenseite des Oberschenkels und in der Leiste
- Anspannen nach innen oder Dehnen nach außen ist sehr schmerzhaft

Was ist zu tun?

Vermeiden Sie die schmerzhafte Bewegung oder Belastung so gut, wie es geht. Häufig können Sie zuerst eine klassische Bandage, um den betroffenen Oberschenkel und das Becken herum, anlegen. Belasten Sie das Bein beim Gehen nicht und benutzen zwei Krücken, um die Belastung zu verringern und Verschlimmerung der Verletzung zu vermeiden. Lassen Sie sich bei Bedarf medizinisch untersuchen.

Soforthilfe

Adäquate Behandlungen mit Elektrotherapie (z. B. ein Entspannungsmassageprogramm), Ultraschall und manuelle Massagetechniken können Schmerzen schnell lindern und bald können Übungen folgen. Tape-Anlagen können die gesamte Therapie sinnvoll begleiten.

Adduktoren können auch ohne Trauma Beschwerden bereiten (Dehnschmerz, Verspannungen, Krampf) und die Ursachen liegen meistens im Gelenkbereich: Hüftgelenkssteifigkeit oder -instabilität, Fehlstellung der Gelenkflächen des Kreuzdarmbeingelenks gegeneinander oder Bewegungsstörungen und Reizungen in der oberen oder unteren Lendenwirbelsäule. Eine Untersuchung dieser Strukturen ist immer angezeigt, auch wenn die Beschwerden durch Wegrutschen des Beins entstanden sind. Auffälligkeiten in diesen Gelenkbereichen nehmen nicht selten Einfluss auf die Beschwerden und sollten dementsprechend behandelt werden.

Zusätzlich können Tapes angelegt werden. Neben den nachfolgenden Adduktorentapes können weitere Anlagen in Kombination miteinander angelegt werden. Die Kombinationsanlage entspricht Befund und Behandlung. Alle Tape-Anlagen in diesem Kapitel können in Kombination miteinander Anwendung finden.

Reha und Prävention

Die Ziele der Sportphysiotherapie sind die schnellstmögliche, jedoch sichere, Rückkehr zum bisherigen Training sowie die Vorbeugung einer erneuten Überdehnungen. Das dauerhafte Überprüfen vom Schmerz beim Anspannen und Dehnen nach Behandlun-

gen ist unerlässlich, um den Verlauf exakt zu verfolgen und die Therapie mit steigender Intensität maßgeschneidert zu gestalten. Mit gewichtstragenden Übungen sollte so schnell wie möglich begonnen werden. Eine progressiv gestaltete Rehabilitation führt schnellstens zu Ein-Bein-Stand-Übungen mit seitlichen Hüftbewegungen auf einem wackligen Untergrund (labile bzw. instabile Ebene) und Übungen mit Ball.

Eine begleitende Therapie für weitere Störungen, z.B. der Lendenwirbelsäule, wird solange durchgeführt, wie diese nachweislich effektiv ist. Demnach kann ein Muskel von der Lendenwirbelsäule zur Innenseite des Oberschenkels, der große Lendenmuskel (M. psoas major), eine unrühmliche Rolle spielen. Er wird anschließend in diesem Kapitel beschrieben. Auch kann eine problematische Veranlagung des Hüftgelenks (Dysplasie) bereits in jungen Jahren, und häufiger bei Frauen, viele Beschwerden verursachen und sogar Umstellungsoperationen erfordern.

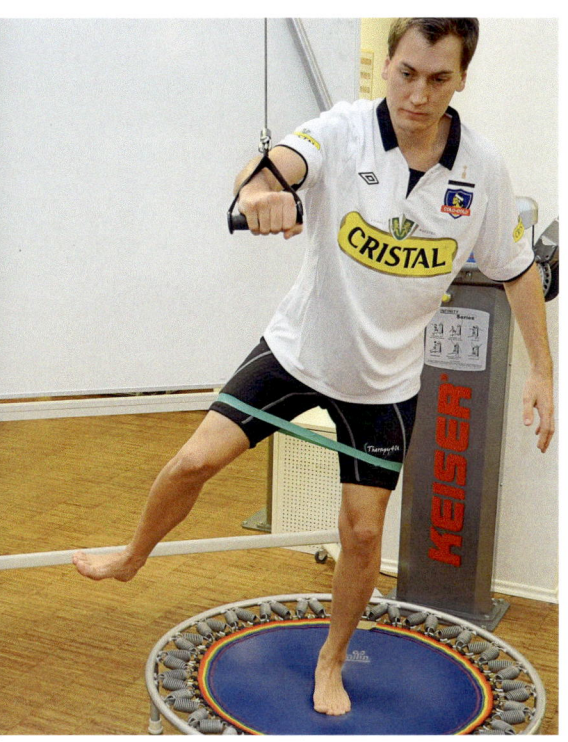

Tipp

Hüftbandagen rutschen bei Bewegung schnell herunter. Ein kanadischer Physiotherapeut, der langjährig im Fußball und Eishockey mit Leistenverletzungen zu tun hatte, tüftelte daher Bandagen in Hosenform aus: die Coreshorts. Diese Hosen mit diagonalen elastischen Schlingen an der vorderen und hinteren Seite geben einen Widerstand bei seitlichen Bewegungen. Das kann zur Entlastung der Adduktoren und der Leistengegend führen. Coreshorts sind gegenüber dauerhafter Tape-Anlagen in der Leistengegend zu bevorzugen. Sie werden von Under Armour in zwei Stärken hergestellt.

◀ Funktionelles, gewichttragendes Training im Ein-Bein-Stand mit Coreshorts.

Überdehnte Adduktoren

So verringern Sie die Belastung der verletzten Adduktoren

Zwei verschiedene Tape-Anlagen können Sie in Kombination miteinander anlegen, um die Zugkräfte an Sehnen und Ansätzen zu verringern und um die Muskeln zu lockern und entspannen.

▶ **Tape**

Anzahl: **2 × 2**
Form: **I**
Breite: **5 cm**
Zug: **deutlich**
Dauer: **bis 4 Tage**

Anleitung

Der Sportler liegt in Rückenlage mit leicht gebeugtem Knie (ca. 30 Grad) und leicht abgespreizter Hüfte, jedoch noch ohne Schmerz. Messen Sie zwei verschiedene Tapelängen ab. Einmal von der Außenseite des Beckens, zwischen den äußeren Hüft- und Beckenknochen, zur hinteren Innenseite des Oberschenkels, direkt unterhalb der Leiste. Und einmal von der Leiste über die Innenseite des Oberschenkels herunter zur Innenseite des Kniegelenks und weiter über die vordere Seite des Unterschenkels zur Rückseite des Wadenbeins. Schneiden Sie die Tapes jeweils ¼ kürzer als gemessen ab.

1. Legen Sie ein Ende des kürzeren Tapes ohne Zug als Basis schräg nach innen und unten an der Außenseite des Beckens zwischen äußeren Hüft- und Beckenknochen an. Ziehen Sie es mit deutlichem Zug schräg nach innen unten, knapp unter der Leiste, über die Adduktoren. Heben Sie dabei die Adduktoren mit einer Hand an. Das Tape-Ende wird ohne Zug bis an den Sitzbeinknochen geklebt.
2. Kleben Sie ein Ende des längeren Tapes ohne Zug quer auf das erste Tape in der Leiste. Das Tape zeigt dabei herunter zum Knie.
3. Ziehen Sie das Tape mit deutlichem Zug von der Basis nach unten über die betroffenen Adduktoren zur Innenseite des Kniegelenks. Heben Sie dabei die Adduktoren mit einer Hand an. Ziehen Sie das Tape weiter von der Innenseite des Knies, schräg vorne über den Unterschenkel zur Rückseite des Wadenbeins.
4. Wiederholen Sie das erste Tape, teils überlappend mit dem ersten Quertape.
- Wiederholen Sie anschließend Tape 2, ebenfalls teils überlappend mit dem ersten Längstape.

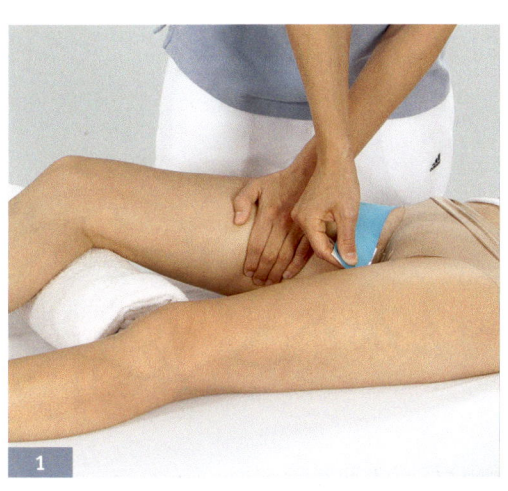

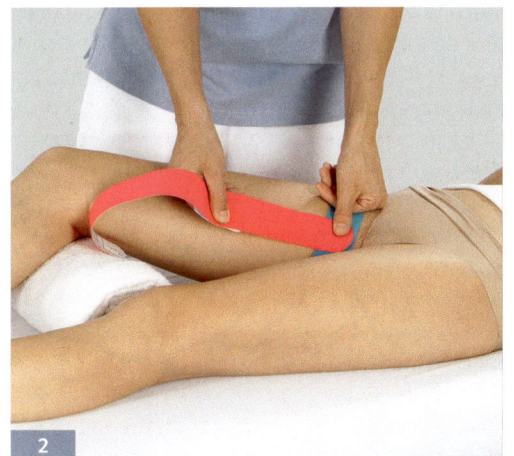

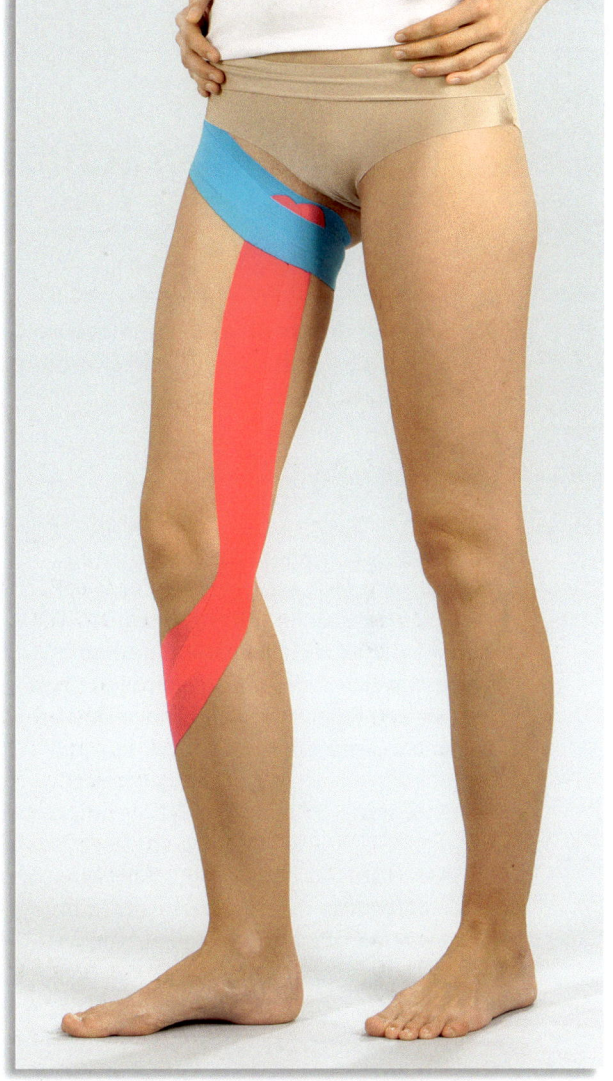

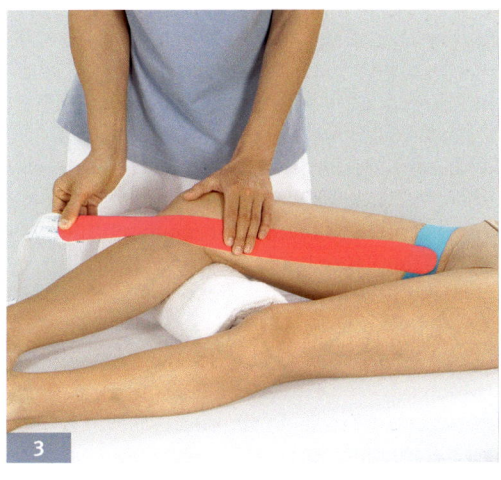

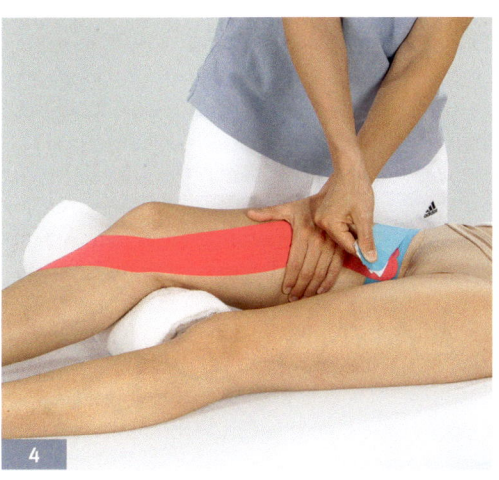

Hüftgelenksschmerzen

Hüftgelenkbedingte Schmerzen werden meistens in der Leiste, manchmal auch am äußeren Hüftknochen wahrgenommen.

Was ist passiert?

In jüngeren Jahren können Hüftgelenke aus mehreren Gründen anhaltend Beschwerden bereiten. Bei Personen mit angeborenen Fehlstellungen, einer Hüftdysplasie, entwickeln sich Beschwerden meistens schleichend. Trotz Therapie und fleißigem Üben können Umstellungsoperationen erforderlich sein. Einklemmungsbeschwerden bei Hüftbeugung und Drehen deuten auf knöcherne Wucherungen am Schenkelhals-Kopfübergang des Oberschenkels (Cam-Läsionen, häufiger bei Männern) und/oder an der Außenseite der Pfanne (Pincer-Läsion, häufiger bei Frauen) hin, welche arthroskopisch behandelt werden können. Gezielte Rehabilitationsmaßnahmen sind danach erforderlich, die mit Tapes unterstützt werden können.

Symptome
- tiefer Leistenschmerz, vor allem bei Hüftbeugung mit zusätzlichem Anspreizen und Drehen
- Anspannen von Muskeln in einer lockeren Stellung des Hüftgelenks ist dabei nicht schmerzhaft

Was ist zu tun?

Wenn Sie schleichend Beschwerden entwickeln, sehen Sie anfänglich vermutlich wenig Bedarf zur Untersuchung und Behandlung. Erst wenn Ihre Beschwerden zunehmen und ein vermuteter Muskelkater über Wochen nicht verschwindet, werden Sie überlegen, was Sie unternehmen werden und zum Arzt gehen. Die oben beschriebenen Krankheitsbilder kann man mit Röntgenbildern feststellen und das wäre für Ihren Arzt eine Möglichkeit, den Verdacht auf ein Hüftgelenksproblem zu bestätigen. Danach folgt meistens zuerst eine konservative Therapie mit Medikamenten und Physiotherapie.

Reha und Prävention

Ihr Therapeut wird eine umfassende Untersuchung nach den Funktionen des Hüftgelenks, der Kreuzdarmbeingelenke im Becken und der Lendenwirbelsäule mit den dazugehörenden Muskeln und Nerven durchführen. Darauf folgt eine Erstbehandlung zur Linderung der Beschwerden und Verbesserung der Hüftgelenksfunktion. Wenn passive, manuelle Techniken und gezielte Übungen nicht zur anhaltenden und ausreichenden Verbesserung führen, wird wohl ein arthroskopischer Eingriff vorgeschlagen. Danach wird die Therapie als Anschlussheilbehandlung fortgesetzt. Neben Muskeltraining, wobei vor allem auf das Gleichgewicht zwischen Muskelgruppen geachtet wird, und dem Eintrainieren von besseren Bewegungsabläufen, schließt die Therapie weiterhin das Optimieren von Becken und Lendenwirbelsäule mit ein. Die Stabilität des Hüftkopf-Gelenkpfanne-Komplexes und eine adäquate Steuerung des Hüftkopfs müssen, auch bei größeren Belastungen und extremen Bewegungen, gewährleistet bleiben. Eine maßgeschneiderte, umfassende Therapie kann eine Vielzahl von Tape-Anlagen als Begleittherapie und Trainingsunterstützung in bestimmten Phasen der Nachbehandlung beinhalten, wie die vorher beschriebenen Adduktorentapes, die nachher beschriebenen Hüftbeuger- und Gesäßmuskeltapes als auch Tapes für die Lendenwirbelsäule und die Kreuzdarmbeinge-

lenke. Der Therapeut ist hier mit seiner Expertise gefragt, vor allem auch, um verschiedene Tape-Anlagen effektiv zu kombinieren.

Tipp

Eine gute Körperwahrnehmung erlernen, in den Körper hineinhören und nach intensivem Training bewusst Ausgleichsgymnastik praktizieren, ist angezeigt. Training zielt häufig einseitig auf bestimmte Leistungen und wiederholte Bewegungsabläufe fördern Muskelungleichgewichte oder Gelenküberlastungen, denen mit gezielten Übungen mit oder ohne Hilfsmitteln als auch mit Atemtechniken und Entspannung gegengesteuert werden sollten.

▼ Hüftbeuger kräftigen: Das Bein anheben, Becken und Rumpf dabei ruhig lassen.

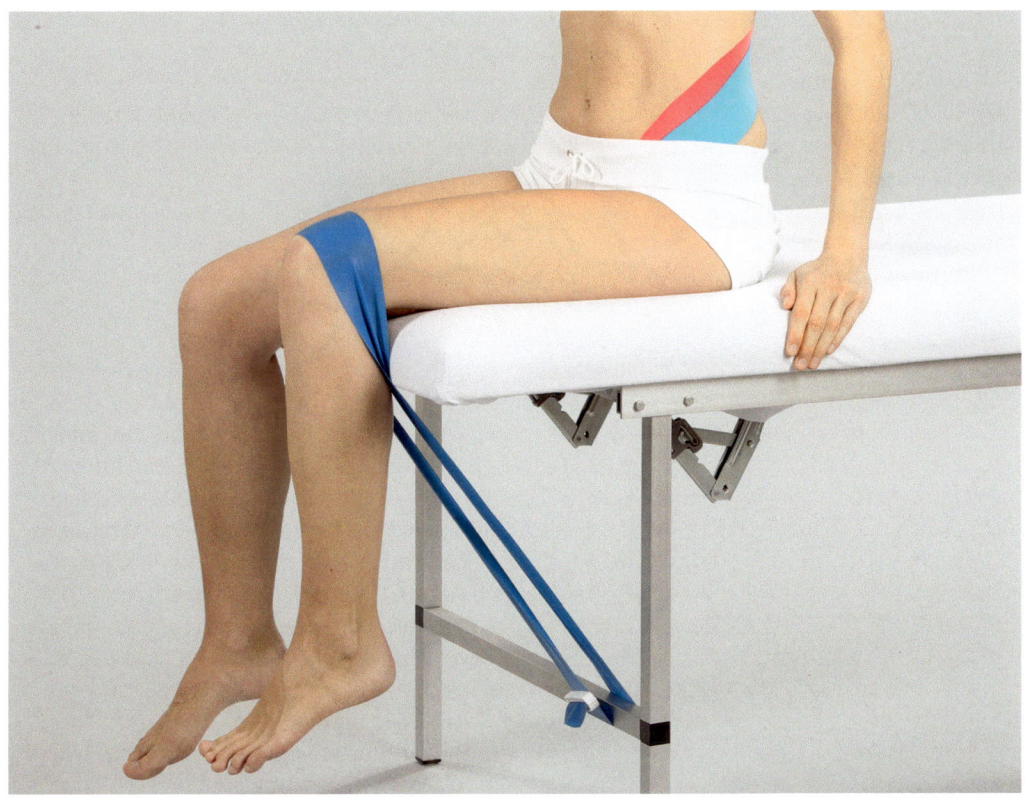

Hüftbeuger

Unterstützt die Muskeln, die das Hüftgelenk an der Vorderseite kontrollieren

Der großen Lendenmuskel (M. psoas major) und der innere Darmbeinmuskel (M. iliacus) können verschiedene, sogar entgegengesetzte Probleme haben: schwach und verspannt, mit oder ohne Trigger-Punkte. Eine kombinierte Tape-Anlage will beides verbessern.

▶ **Tape**

Anzahl: **2**
Form: **I**
Breite: **5 cm**
Zug: **deutlich**
Dauer: **bis 4 Tage**

Tipp

Die Empfindlichkeit der Haut in der Leiste lässt sich umgehen, wenn Sie vor dem Anlegen in der Leistenpassage in diesem Bereich ca. 7 cm Tape auf die Tapeklebeseite aufkleben. So bleibt die Elastizität der Anlage erhalten, die Haut wird jedoch nicht gereizt und kann sogar eingecremt werden.

Anleitung

Der Sportler sitzt mit leicht geöffneten Beinen und aufgerichtetem Becken auf der Ecke einer Liege. Messen Sie eine Tapelänge von der Wirbelsäule zur Höhe der unteren Rippen, schräg herunter durch die Taille zum vorderen Beckenknochen. Messen Sie ein weiteres Tape vom gleichen Wirbel, durch die Taille, nun innen am vorderen Beckenknochen vorbei über den Unterbauch und Leiste zum oberen Adduktorenbereich ab. Schneiden Sie beide Tapes ¼ kürzer als gemessen ab.

1. **Basis 1:** Legen Sie ein Tape-Ende des kürzeren Tapes ohne Zug schräg zur Taille zeigend von der gegenüberliegenden Seite der oberen Lendenwirbel an.
2. **Verlauf und Ende 1:** Ziehen Sie das Tape mit deutlichem Zug schräg von der Basis zur Taille, während der Sportler tief ausatmet, und weiter zum vorderen Beckenknochen. Das Tape-Ende wird ohne Zug auf dem Unterbauch angelegt.
3. **Tape 2:** Legen Sie ein Tape-Ende des längeren Tapes ohne Zug schräg zur Taille zeigend von der gegenüberliegenden Seite der unteren Brustwirbel bzw. oberen Lendenwirbel an, im unteren Bereich halbüberlappend mit Tape 1. Ziehen Sie das Tape mit deutlichem Zug schräg von der Basis zur Taille, während der Sportler tief ausatmet, und weiter oberhalb des Beckens zur Innenseite des vorderen Beckenknochens.
4. Nun stellt sich der Sportler in Schrittstellung hin, das betroffene Bein vorn und leicht gebeugt in Hüfte und Knie. Ziehen Sie das Tape mit etwas weniger Zug weiter schräg herunter über die Leiste und zur Innenseite des Oberschenkels. Das Tape-Ende wird ohne Zug auf dem oberen Anspreizmuskel angelegt.
- Wenn erforderlich, kleben Sie teils überlappend noch einmal Tape 1.

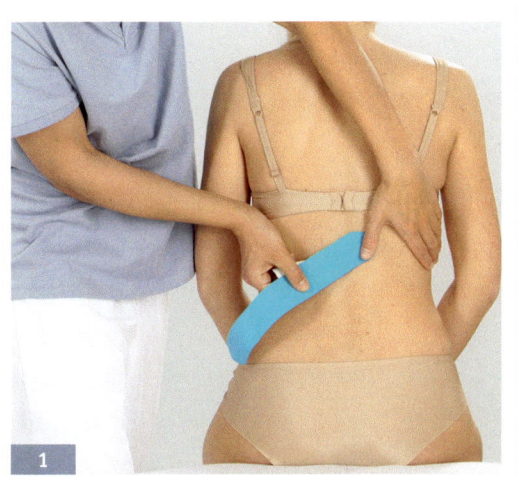

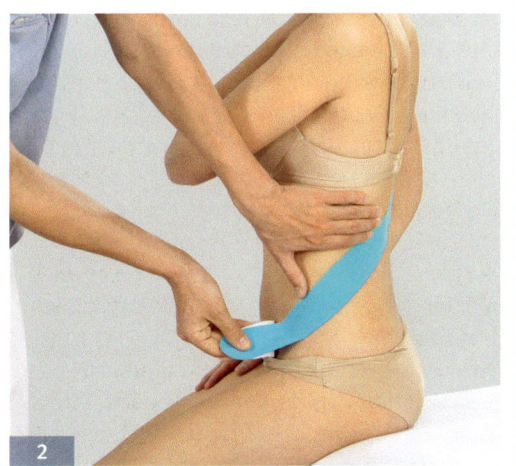

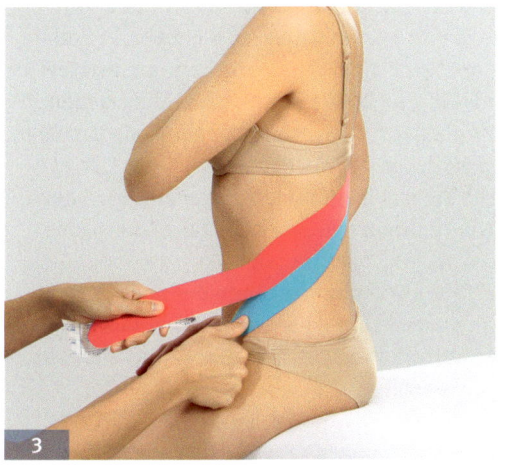

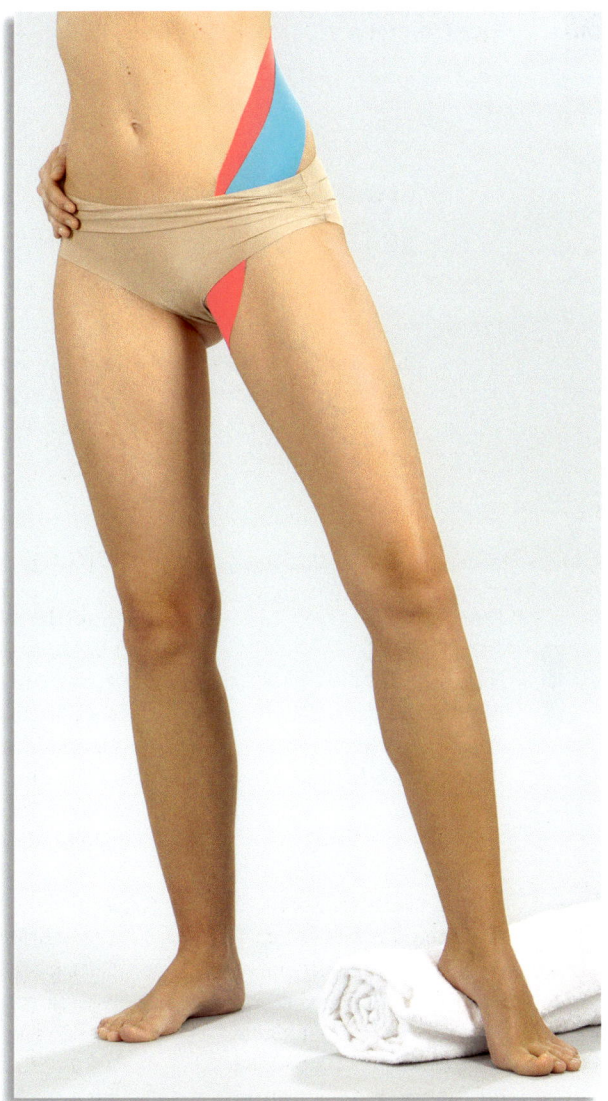

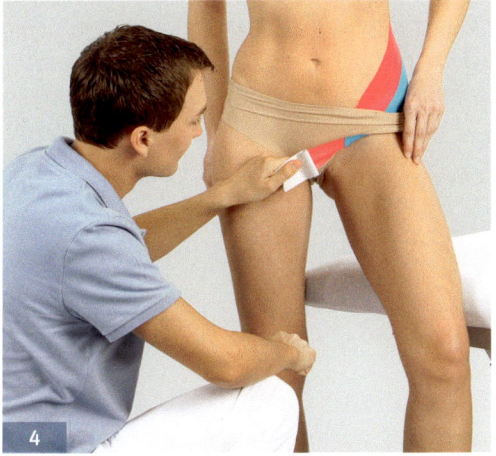

Gesäßmuskel
So unterstützen Sie Ihr Reha-Programm

In den meisten Fällen ist Gesäßmuskeltraining angesagt. Seltener Entspannung oder Schmerzbehandlung. Am Anfang des Aufbautrainings ist es wichtig, die Gesäßmuskeln anspannen zu lernen. Das Stimulieren dieser Rekrutierung ist eine Hauptzielsetzung der Tape-Anlage.

▶ **Tape**

Anzahl: **4**
Form: **I**
Breite: **5 cm**
Zug: **wenig**
Dauer: **bis 4 Tage**

Tipp

Die Funktion der Gesäßmuskeln kann bei Schwäche durch überaktive Ischios kompensiert und das Training durch einen überaktiven Hüftbeuger behindert werden. Dann kann dieses Tape mit Anlagen zur Entspannung der äußeren Ischios und zum Aufrichten des Beckens kombiniert werden.

Anleitung

Der Sportler steht auf dem betroffenen Bein und mit dem zweiten etwas nach vorn auf einer Stufe und stützt sich, wenn nötig, mit den Händen ab. Der Fuß des betroffenen Beins steht deutlich nach außen gedreht und die Hüfte ist etwas gestreckt. Messen Sie drei Tapelängen von der Innenseite des Oberschenkels, über den äußeren Hüftknochen zum oberen Ende des Gesäßspalts bzw. zur sichtbaren Hautdelle an der Seite des Kreuzbeins und zum Sitzknochen. Schneiden Sie drei Tapes jeweils ⅛, also die Hälfte eines ¼, kürzer als gemessen ab.

1. Legen Sie die Enden der drei Tapes an der Innenseite des Oberschenkels ca. halbüberlappend in Richtung des äußeren Hüftknochens an.
2. Ziehen Sie das obere Stück Tape mit deutlichem Zug etwas unterhalb des äußeren Hüftknochens nach hinten und weiter mit wenig Zug zum Sitzbeinknochen. Heben Sie dabei den unteren Teil des Gesäßes etwas an. Das Ende wird ohne Zug und nicht zu nah an den Gesäßspalt geklebt.
- Das mittlere Tape kleben Sie mit deutlichem Zug zur unteren Kante des äußeren Hüftknochens, und mit wenig Zug schräg über das Gesäß zum Kreuzbein, neben den Gesäßspalt und unterhalb der Delle.
3. Das untere Tape kleben Sie mit deutlichem Zug schräg zur oberen Kante des äußeren Hüftknochens und mit wenig Zug zur Delle.
4. Kleben Sie ein Tape ohne Zug vom Ende des oberen, über das Ende des mittleren zum Ende des unteren Tapes am Sitzbeinknochen und heben Sie dabei das Gesäß etwas an.

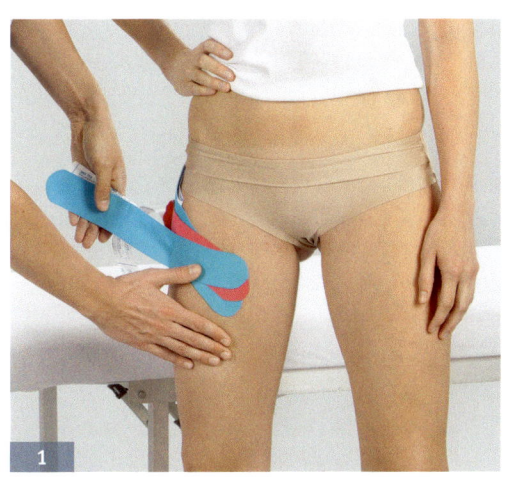

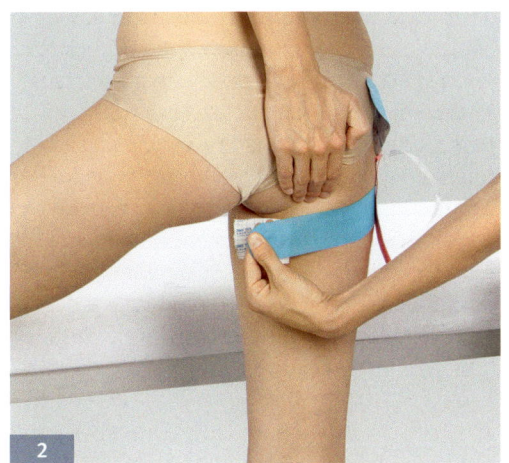

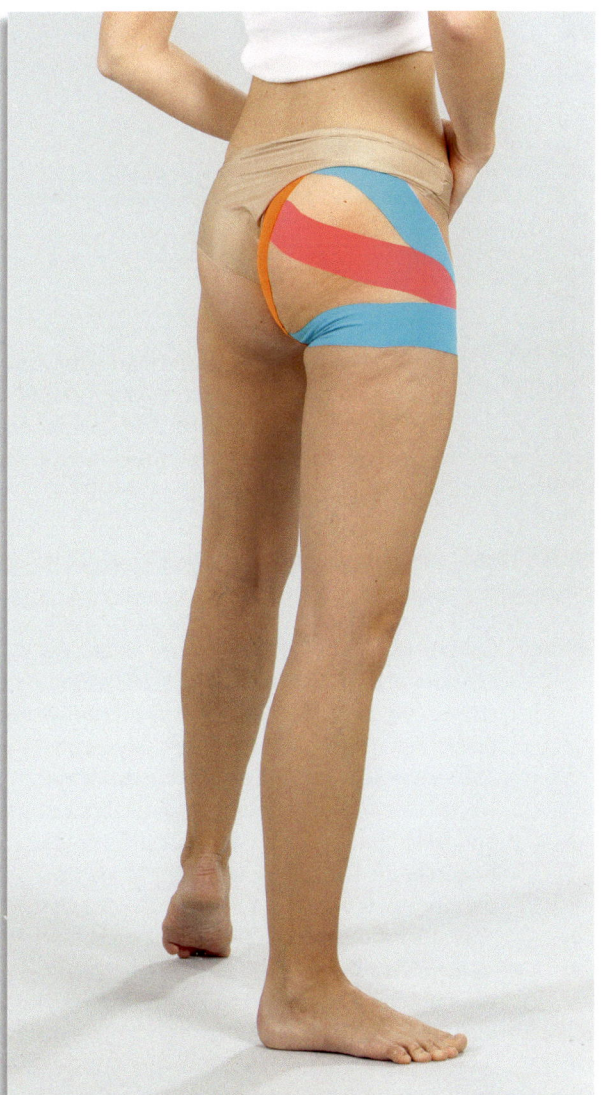

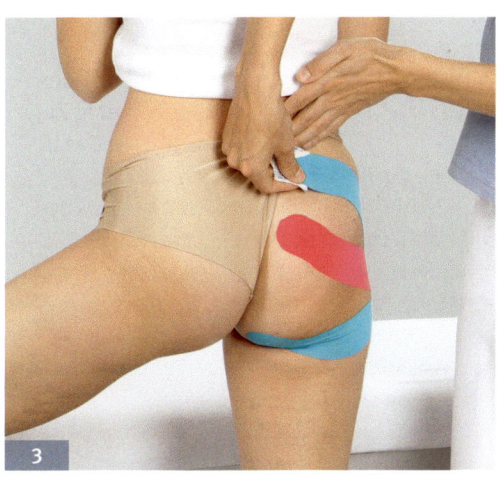

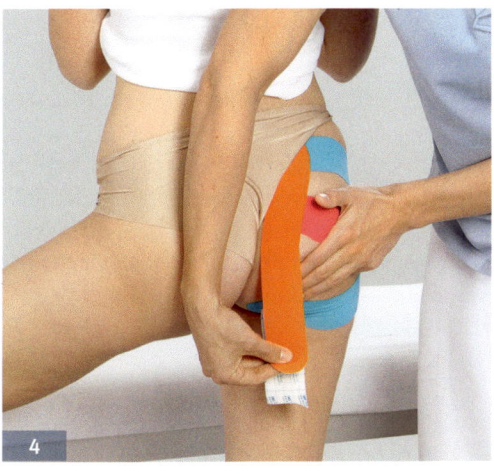

Beckenverdrehungen

Ein Hexenschuss kann nicht nur auftreten, wenn Sie sich verheben, sondern auch wenn im Sport durch Stürze oder Stöße Beckenblockierungen verursacht werden. Hüftgelenksprobleme oder Beinlängenunterschiede können vor allem im Ausdauersport zu anhaltenden Fehlstellungen führen.

Was ist passiert?

Gründe für ein plötzliches Auftreten von Gesäßschmerzen, die neben der Gesäßspalte gespürt werden oder sich schräg nach außen und unten über das Gesäß verbreiten, sind üblicherweise sich verheben oder gestoßen werden. Sich mit gestreckten Beinen bücken und verdreht heben ist nicht nur Gift für die Bandscheiben, sondern auch für das Kreuzdarmbeingelenk. Beim Sport können Stürze oder unvorhersehbare Stöße zu hexenschussartigen Gesäßschmerzen führen. Es schießt ganz unten im Kreuz rein und man kann sich nicht mehr vollständig aufrichten. Und wenn,

dann ist es so schmerzhaft, dass man häufig in die Knie gehen muss. Wenn man Glück hat, renkt sich so etwas durch Bewegung wie von allein wieder ein, wenn man Pech hat, kann man sich gar nicht mehr bewegen.

Symptome:

- einschießende oder stechende Schmerzen im Gesäß, eine kleinere Stelle oder breiter und schräg nach außen über das Gesäß
- Aufrichten oder auch Bücken mit Drehen ist nicht oder nur sehr schmerzhaft möglich

Was ist zu tun?

Vermeiden Sie schmerzhafte Bewegungen und Belastung. Legen Sie sich irgendwie schmerzfrei in Seitenlage oder Rückenlage hin. Vermeiden Sie, so gut wie es geht, schmerzhafte Bewegungen und Rumpfbeugungen, denn ein akuter Schmerz des Kreuzdarmbeingelenks ist mit einem akuten Bandscheibenschmerz gut vergleichbar. Wenn der Schmerz nicht nachlässt, sollten Sie sich medizinisch untersuchen lassen. Wenn Sie in Ihrem Verein einen Arzt oder Physiotherapeuten zur Verfügung haben, wird er sich sofort darum kümmern.

Soforthilfe

Leichte Verrenkungen können möglicherweise mit manuellen Griffen des Arztes oder Physiotherapeuten am Darmbein wieder korrigiert werden. Häufig wird ein schmerz- und entzündungshemmendes Mittel zum Einnehmen oder Einreiben empfohlen. Elektrotherapie oder Ultraschall können zusätzlich für Linderung sorgen. Wenn feststeht, in welcher Richtung das Darmbein zur Korrektur bewegt werden sollte, ist dies eine klare Anzeige für eine Tape-Anlage, die in die gleiche Richtung zieht. Tapes für die beiden Hauptrichtungen, Darmbein nach vorne oder hinten drehen, werden nachfolgend beschrieben.

Reha und Prävention

Wenn die Akutphase überstanden ist, sollte alles darangesetzt werden, einer weiteren Verrenkung vorzubeugen. Leichter gesagt als getan, denn es gibt keinen Muskel, der das Kreuzdarmbeingelenk überquert und zur Gelenkstabilisierung trainiert werden könnte. Es ist essenziell, alle möglichen ursächlichen Faktoren zu untersuchen und wenn erforderlich zu behandeln. Eines sollte jedoch auf jeden Fall vermieden werden: das Kreuzdarmbeingelenk immer wieder einzurenken, denn das könnte langfristig zu Instabilität führen. Beinlängenunterschiede müssen erkannt und ihre mögliche Rolle bei der Beckenproblematik überprüft werden. Eine Aufgabe für Spezialisten! Die Hauptfunktionen des Kreuzdarmbeingelenks sind Kraftübertragung und Stoßdämpfung, nicht unbedingt Bewegung. Mehr oder weniger Beweglichkeit ist bei diesen Gelenken nicht so wichtig und das Behandeln von Steifigkeit ist selten ein Therapieziel.

Auch vollkommene Symmetrie der beiden Beckenhälften ist eine Illusion, da wir Menschen uns asymmetrisch bewegen und ein dominantes Standbein haben. Steigen Sie mal von der anderen Seite auf Ihr Fahrrad auf (… ohne Gewähr!). Eine Vielzahl von Muskeln wirkt auf das Becken ein und Muskelungleichgewichte sollten erkannt und therapiert werden. Ausgleichsübungen nach einseitiger Belastung sind auch hier wichtig. Denken Sie nur an Hürdenlauf, Speerwerfen und Golfen.

Tipp

Bei Rücken- und Beckenschmerzen, die vor den letzten drei Monaten der Schwangerschaft auftreten bzw. länger als drei Monate nach der Entbindung anhalten, ist Therapie angebracht, z. B. mit einem Beckengurt. Funktionelles Beckenboden-, Bauch- und Rückentraining, vordere und hintere Oberschenkelübungen (z. B. auch zur Entspannung der Ischios) stehen genauso auf dem Programm wie das Korrigieren von falschem Heben und Tragen.

▼ Bei der Ausgleichsübung „Skorpion" wird das Knie gebeugt, die Hüfte gestreckt und der Rumpf gedreht.

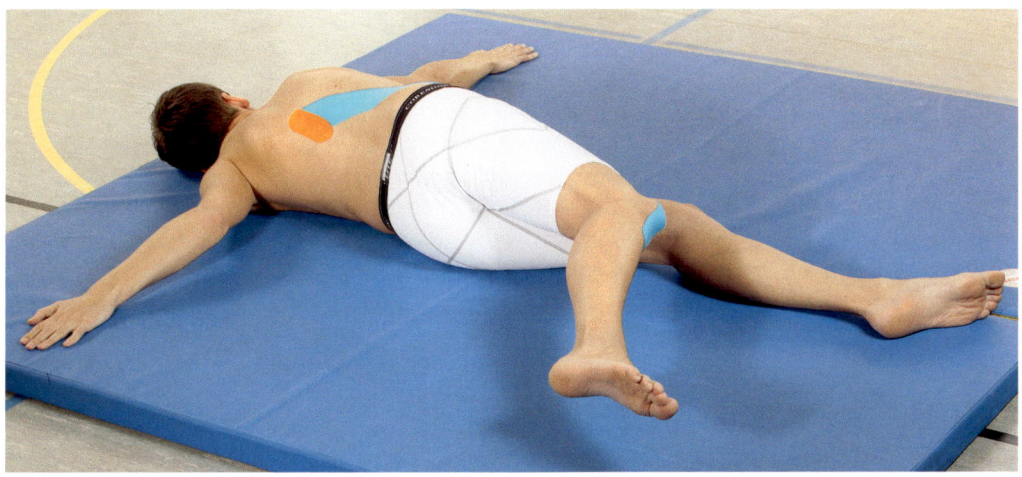

Kreuzdarmbeingelenke – Korrektur nach vorn

Zur Unterstützung der Nachhaltigkeit einer manuellen Korrektur nach vorn

Die Korrekturrichtung des Darmbeins nach vorn kommt in der Praxis häufiger vor und wirkt eher besser als die entgegengesetzte Richtung. Die beschriebenen Tapes sind nach unserer Erfahrung am wirkungsvollsten.

▶ **Tape**

Anzahl: **3 oder 4**
Form: **I**
Breite: **5 cm**
Zug: **deutlich bis maximal**
Dauer: **bis zu 4 Tage**

Anleitung

Der Sportler liegt in Bauchlage und hat den Fuß der nicht betroffenen Seite am Boden abgestellt. Messen Sie eine Tapelänge vom vorderen äußeren Beckenknochen, im Halbkreis über den Beckenkamm zur Kreuzbeinmitte. Schneiden Sie ein Tape ¼ (Nr. 1) und eins ⅓ (Nr. 4) kürzer als gemessen ab. Messen Sie eine Tapelänge vom vorderen Brustkorb zur Höhe der Brustbeinspitze (Nr. 2, ¼ kürzen) und eine Tapelänge von der Mitte des oberen, hinteren Oberschenkels des abgestellten Beins zur Kreuzbeinmitte (Nr. 3, ¼ kürzen).

1. **Basis Tape 1:** Kleben Sie die Basis auf dem Unterbauch gerade unterhalb des äußeren vorderen Beckenknochens und auf diesen Knochen.
2. **Verlauf und Ende Tape 1:** Ziehen Sie das Tape mit einer Hand mit deutlichem Zug über den Beckenkamm zur hinteren Delle über das Kreuzdarmbeingelenk, während Sie mit der anderen Hand das Darmbein nach vorne drücken. Das Ende kleben Sie ohne Zug in der Mitte auf dem Kreuzbein oberhalb der Gesäßspalte auf.
3. **Tape 2:** Kleben Sie die Basis in Richtung Taille auf dem vorderen Brustkorb auf dem Schnittpunkt der senkrechten Brustwarzenlinie und der waagerechten Brustbeinspitzenlinie. Ziehen Sie das Tape mit einer Hand mit deutlichem Zug durch die Taille zum Ende von Tape 1, während Sie mit der anderen Hand das Darmbein nach vorne drücken.
4. **Tape 3:** Kleben Sie die Basis auf der Mitte des Kreuzbeins. Ziehen Sie das Tape mit einer Hand, über Tape 1, mit maximalem Zug über den Beckenkamm …

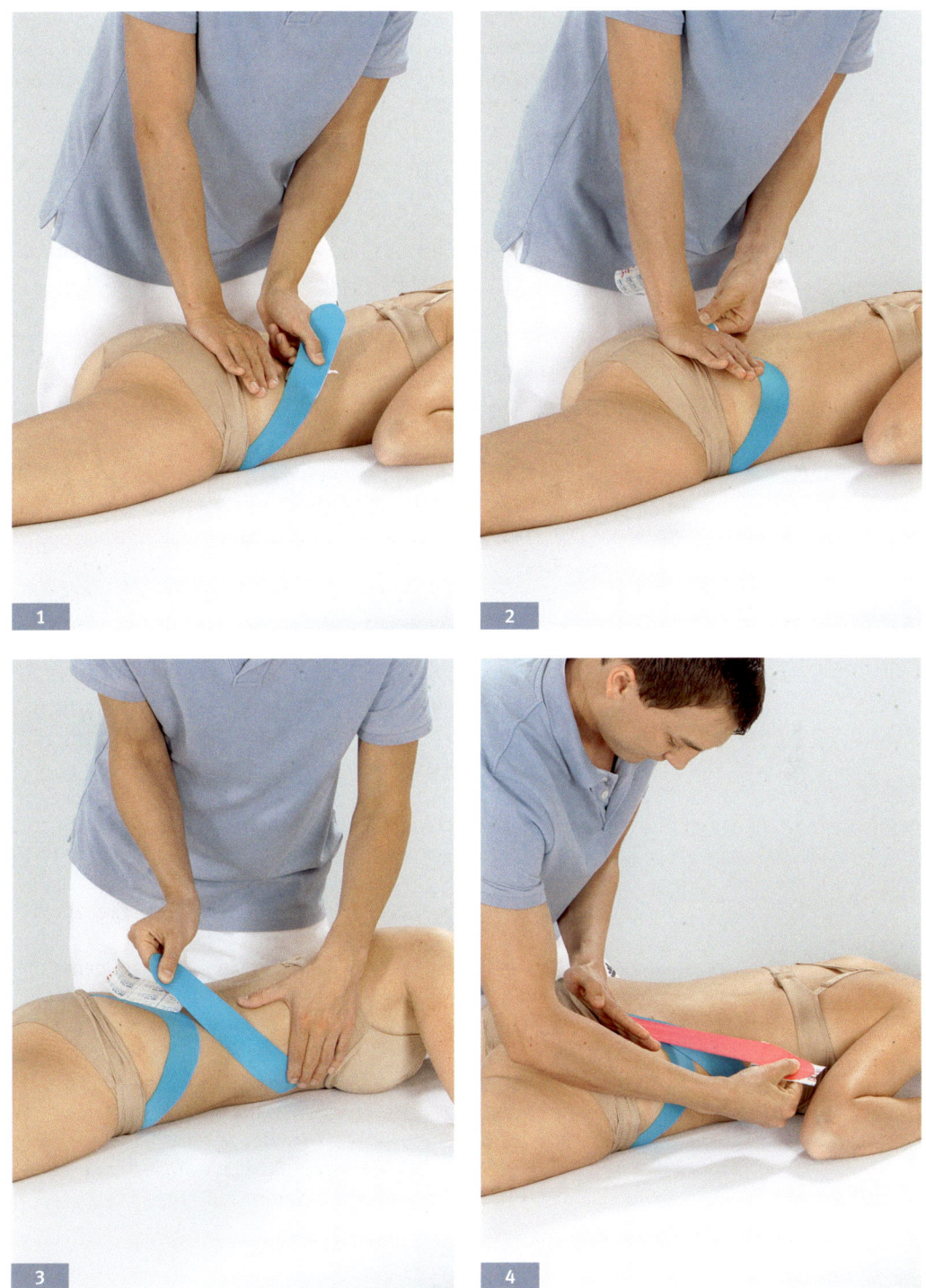

5. … nach vorn zum vorderen äußeren Beckenknochen, während Sie mit der anderen Hand das Darmbein nach vorn drücken. Das Ende kleben Sie ohne Zug unterhalb des äußeren vorderen Beckenknochens auf den Unterbauch.

6. Tape 4 (fakultativ): Kleben Sie die Basis auf den hinteren Oberschenkel des abgestellten Beins in Richtung Gesäß. Ziehen Sie das Tape mit einer Hand mit deutlichem Zug über das Gesäß zum Kreuzbein neben den vorherigen Tapes (nicht darauf).

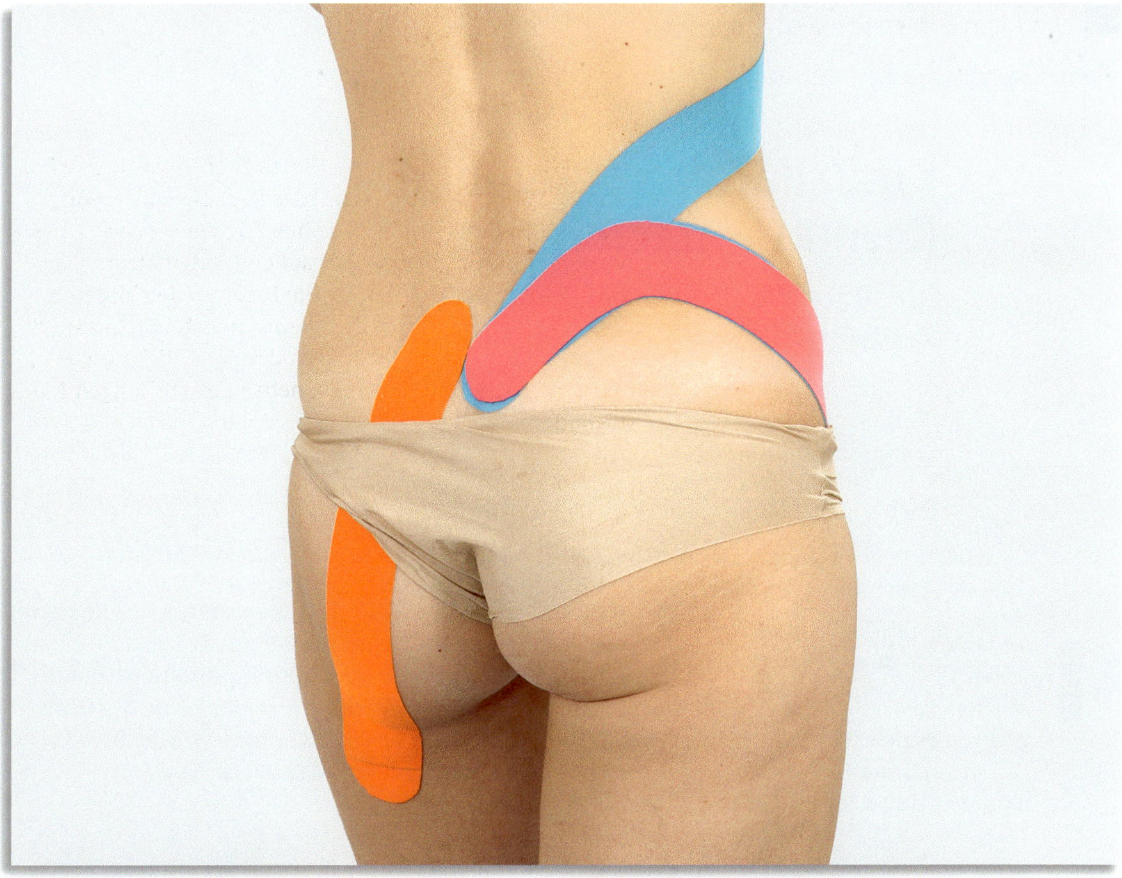

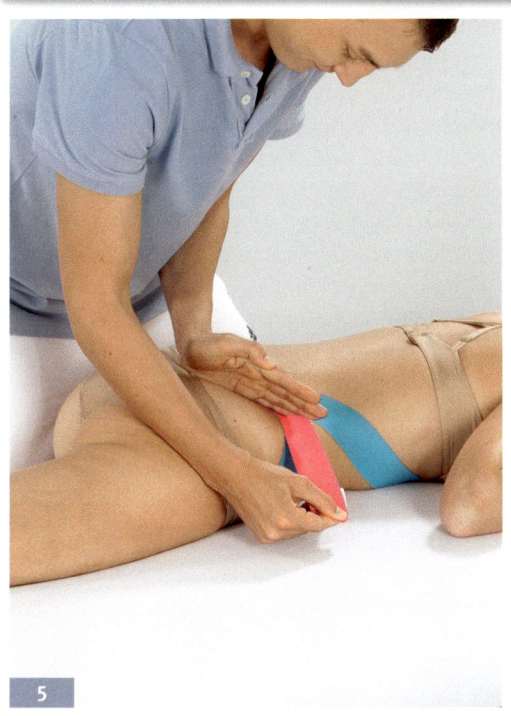

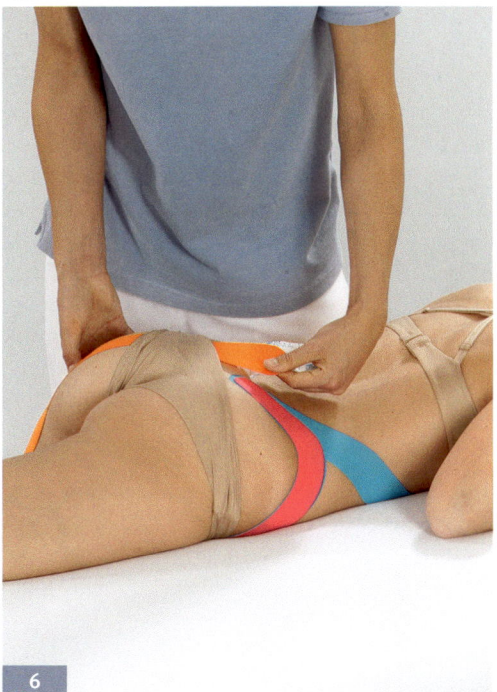

Kreuzdarmbeingelenke – Korrektur nach hinten

Unterstützung der Nachhaltigkeit einer manuellen Korrektur nach hinten

Die Korrekturrichtung des Darmbeins nach hinten ist wegen den komplexen Verbindungen mit der unteren Lendenwirbelsäule etwas schwieriger, lässt sich aber mit einem Beckenaufrichtungstape effektiv kombinieren.

▶ **Tape**

Anzahl:	**3**
Form:	**I**
Breite:	**5 cm**
Zug:	**deutlich bis maximal**
Dauer:	**bis zu 4 Tage**

Anleitung

Der Sportler liegt in Seitenlage mit der betroffenen Seite oben. Messen Sie eine Tapelänge vom vorderen äußeren Beckenknochen, im Halbkreis über den Beckenkamm zur Kreuzbeinmitte. Schneiden Sie ein Tape ¼ (Nr. 1) und eins ⅓ (Nr. 3) kürzer als gemessen ab. Messen Sie eine Tapelänge von der unteren Brustwirbelsäule zum vorderen äußeren Beckenknochen (Tape 2, ¼ kürzen).

1. **Basis Tape 1:** Kleben Sie die Basis auf der Mitte des Kreuzbeins schräg in Richtung Beckenkamm.
2. **Verlauf und Ende Tape 1:** Ziehen Sie das Tape mit einer Hand mit deutlichem Zug über die hintere Delle, den Beckenkamm zur vorderen äußeren Beckenknochen, während Sie mit der anderen Hand das Darmbein nach hinten drücken. Das Ende kleben Sie ohne Zug über den äußeren vorderen Beckenknochen auf den Unterbauch.
3. **Tape 2:** Kleben Sie die Basis in Richtung Taille auf die untere Brustwirbelsäule. Ziehen Sie das Tape mit einer Hand mit deutlichem Zug durch die Taille zum Ende von Tape 1, während Sie mit der anderen Hand das Darmbein nach hinten drücken.
4. **Tape 3:** Kleben Sie die Basis ohne Zug unterhalb des vorderen äußeren Beckenknochens auf den Unterbauch in Richtung Beckenkamm. Ziehen Sie das Tape mit einer Hand – über Tape 1 – mit maximalem Zug über den Beckenkamm nach hinten zum Kreuzbein, während Sie mit der anderen Hand das Darmbein nach hinten drücken. Das Ende kleben Sie ohne Zug auf die Basis von Tape 1.

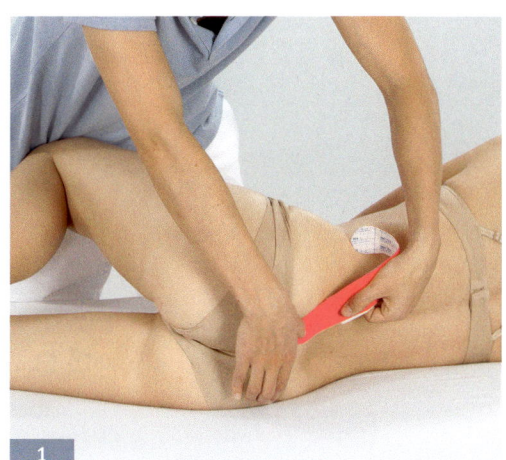

1

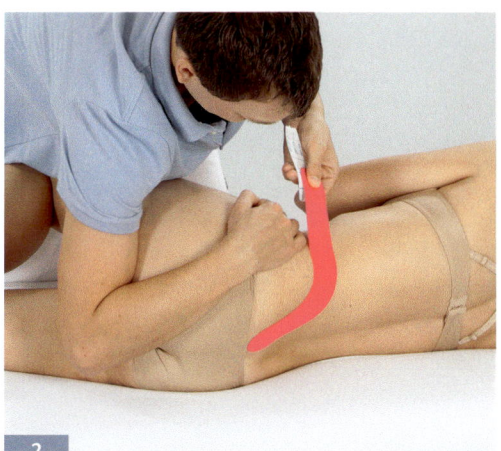

2

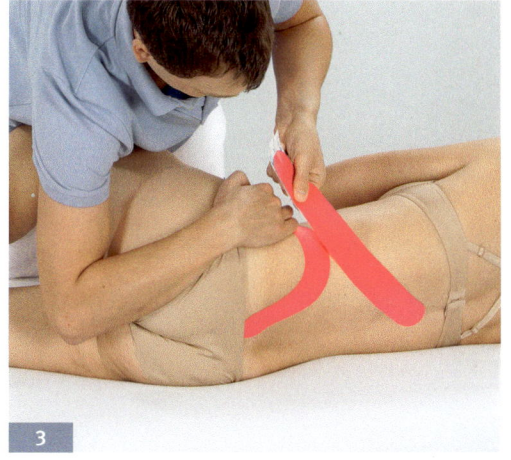

3

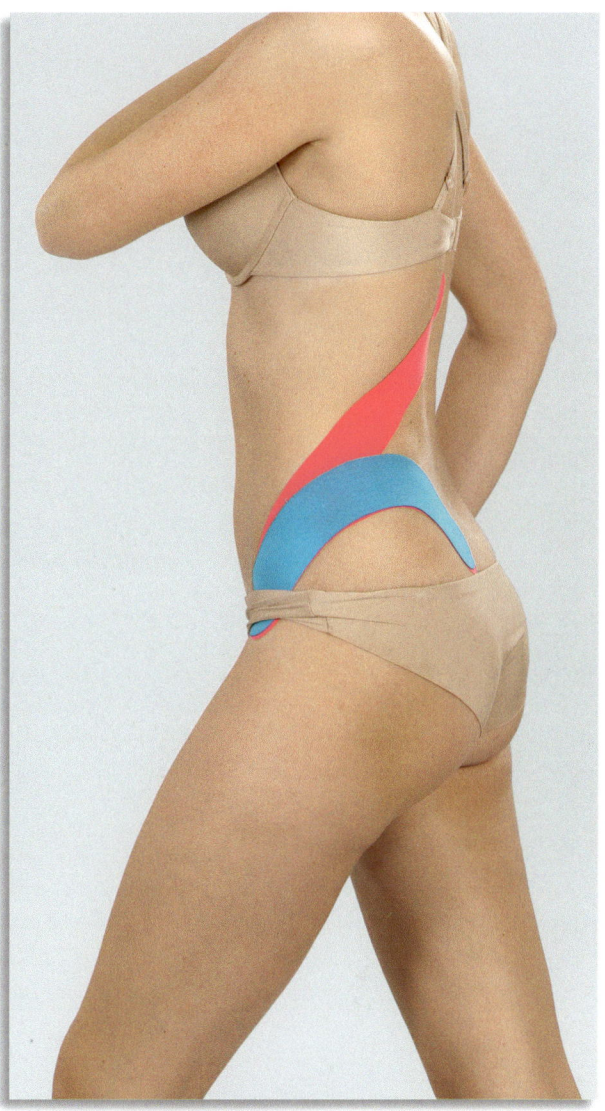

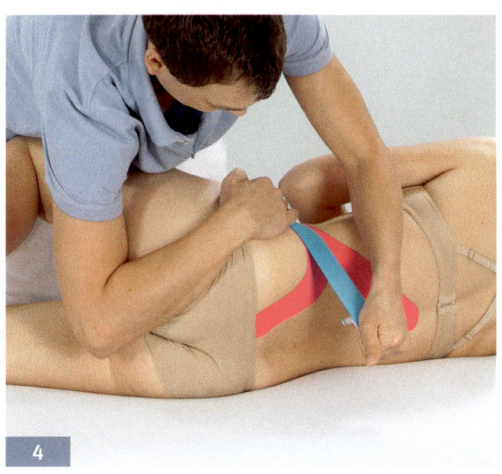

4

Wirbelsäule und Brustkorb

Unser Rumpf hat vielfältige Aufgaben zu bewältigen. Der Brustkorb schützt Herz und Lunge. Die Wirbelsäule muss stabil und beweglich zugleich sein. Im Sport wird ihr oft extreme Biegsamkeit abverlangt, dennoch muss sie dem Rumpf die nötige Stabilität geben.

Der Brustkorb trägt zur Steifigkeit der Brustwirbelsäule bei, die alltägliche Arbeit in Kombination mit der Schwerkraft macht es uns schwer, immer aufrecht zu sein. Ein Rundrücken als Folge, verstärkt durch Torwarthaltungen oder Sportarten wie Radfahren und Rudern, überträgt sich ungünstig auf Haltung und Bewegungsabläufe der Hals- und Lendenwirbelsäule. Sportarten, die eine starke Streckung der Wirbelsäule verlangen, sind beispielsweise Turnen, Volleyball, Tennis oder Leichtathletik. Prävention und Rehabilitation von diesen Bereichen schließt automatisch Training der Brustwirbelsäule mit ein.

Währenddessen die Lendenwirbelsäule meistens unter Fehl- und Überbelastung leidet, die Brustwirbelsäule selbst selten wehtut, werden Brustkorb und Wirbelsäule vor allem durch Einwirkung eines gegnerischen Körperkontakts oder Stürze verletzt. Rippenprellungen und -brüche können lange Schmerzen bereiten, vor allem beim tief Ein- und Ausatmen.

Bandscheibenleiden: Der Bereich der Brust- und Lendenwirbelsäule ist der am häufigsten betroffene Bereich der Wirbelsäule im Rahmen von Sportverletzungen. Insbesondere der Übergang der mechanisch stabilen Brustwirbelsäule und der freistehenden Lendenwirbelsäule ist häufig betroffen.

Viele Sportarten haben typische Verletzungsmuster. Klassische Sportarten für Verletzungen des Übergangs der Lenden- zur Brustwirbelsäule bzw. des Kreuzbeins sind beispielsweise Skifahren, Snowboarden, Rugby, Eishockey, American Football oder Turnen.

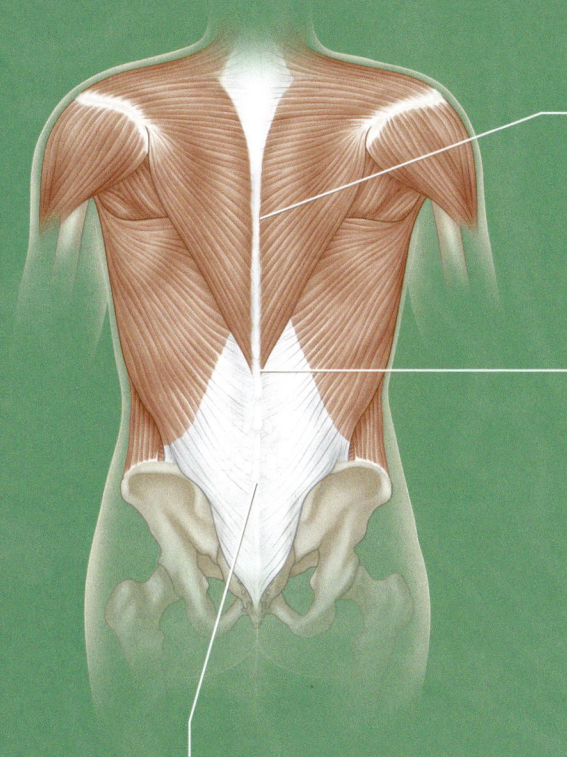

Rundrücken

Ein Rundrücken kann durch schwache Haltungsmuskulatur und/oder Steifigkeit der Brustwirbelsäule bedingt sein bzw. durch Dauerhaltungen gefördert werden (Fußball- und Eishockeytorhüter, Schwimmer, Wasserballspieler).

Steifigkeit mit Schmerzen am Übergang der Brust- zur Lendenwirbelsäule

Jahrelanges intensives Training zur Stärkung der Bauchmuskeln führt zum Rundrücken, zu zunehmender Steifigkeit der Brustwirbelsäule. Schmerzen treten meistens zuerst unterhalb in der Lendenwirbelsäule bzw. oberhalb in der Halswirbelsäule auf.

Hohlkreuz-Überlastung der unteren Lendenwirbelsäule

Jahrelanges intensives Training zur Stärkung der Rückenmuskeln mit Bewegung ins Hohlkreuz hinein führt zu Schmerzen im unteren Lendenbereich, möglicherweise zum Bandscheibenleiden oder zur Instabilität.

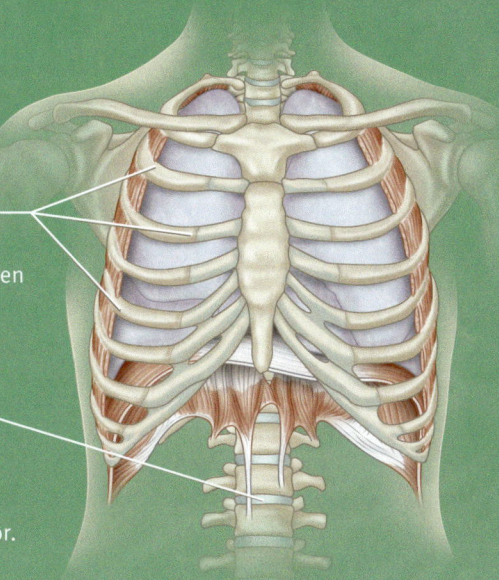

Rippenprellung oder -bruch

Das häufigste Trauma am Rumpf bei Kontaktsportarten oder Skifahren. Ein Stoß mit Ellbogen oder Knie, ein Fußtritt verletzt den Brustkorb und jeder Atemzug ist wochenlang eine Qual.

Bandscheibenleiden

Bandscheibenvorwölbungen und -vorfälle entstehen bei Sportlern häufiger durch Fehlbelastung als durch Unfälle und kommen vor allem in der unteren Lendenwirbelsäule vor.

Überlastung des unteren Rückens

Die untere Lendenwirbelsäule ist, mit der unteren Halswirbelsäule, einer der zwei üblichen Bereiche eines Bandscheibenleidens. Von einer vorübergehenden Reizung bis zum Bandscheibenvorfall oder Gleitwirbel ist im Sport alles möglich.

Was ist passiert?

Meistens ist es eine schleichende Entwicklung, bei der zunächst der untere Rücken nach dem Training bzw. Sporttreiben etwas wehtut. Später bestehen die Beschwerden auch am nächsten Tag noch. Allmählich sticht oder zieht es auch während des Trainings. Es wird oft als Muskelverspannung abgetan. Gerade Rückenstreckübungen, die ins Hohlkreuz führen, tragen zu dieser Entwicklung bei. Hierbei handelt es sich um Fehlbelastung und weniger um eine Überlastung. Massage hilft nur bedingt. Irgendwann ist der Schmerz so stark, dass Sie sich nur noch ungern bewegen. Längeres Stehen, Auf-dem-Bauch-Liegen und Bücken sind unangenehm oder unmöglich.

Manchmal schießt es jedoch plötzlich rein. Im Zweikampf, beim Landen, beim Heben, beim Aufschlag, beim Golfschwung verrenkt, verdreht, verhebt man sich: der Hexenschuss.

Symptome:
- ziehende oder stechende Schmerzen ganz unten in der Lendenwirbelsäule (Kreuz) in Ruhe, aber zunehmend beim Strecken oder Bücken
- Ausstrahlung zum Kreuz- oder Steißbein deuten auf Bandscheibenleiden hin
- Ausstrahlung ins Gesäß oder Bein zusätzlich auf Nervenreizung (Ischias)

Was ist zu tun?

Wenn der Schmerz bei weiterer Belastung ansteigt, sollte die Aktivität beendet werden. In dieser Akutphase müssen Sie schmerzhafte Haltungen und Bewegungen meiden. Beobachten Sie, ob der Schmerz nachlässt, wenn Sie sich entlasten und zur Ruhe kommen. Wenn der Schmerz weiter zunimmt, könnte eine ernstere Verletzung der Wirbelsäule vorliegen und bildgebende Verfahren, wie Kernspintomografie, sind angezeigt.

Soforthilfe

Entlastung durch Stufenlagerung mit gebeugten Hüften und Knien oder Seitenlage, mit einem (zwei) Kissen zwischen den Beinen, kann hilfreich sein. Dennoch ist ein regelmäßiger Lagewechsel unvermeidbar. Die Einnahme von Entzündungshemmern ist angebracht. Wenn sich ein Muskelhartspann im unteren Rückenbereich auftut, kann Wärme die Muskeln entspannen. Eine kühlende Maßnahme mit Eis ist zwar möglich, jedoch häufig nicht angenehm und somit nicht erwünscht. Die Verletzungsstelle an der Wirbelsäule (Bandscheibe) wird damit ohnehin nicht erreicht. Der behandelnde Physiotherapeut wird versuchen, mit schmerzfreien passiven Techniken und später mit aktiven Bewegungen, den Schmerz zu lindern und die Funktion allmählich wiederherzustellen. Elektrotherapie, Laser und Ultraschall werden häufig ergänzend eingesetzt. Wenn kein ernsthafter Bandscheibenvorfall, Wirbelbruch oder Wirbelbogenbruch vorliegt, sollten zwei Ruhetage (maximal fünf) reichen, um allmählich wieder mobil zu werden. Länger als fünf Tage ruhen gilt aktuell als unangebracht. Die nachfolgende Tape-Anlage dient vor allem zur Entspannung der Muskeln. Die darauffolgende Tape-Anlage wird vor allem dann in Kombination angelegt, wenn der untere Rücken zu hohl und das Becken nach vorne gekippt ist.

Reha und Prävention

Eine erste Bandscheibenreizung muss kein schlimmes Schicksal bedeuten. Es gilt, die Ursache zu erkennen und das Trainingsmuster zu ändern. Wenn beim Tennisaufschlag, Golfschwung oder Speerwerfen der Rücken immer wieder mit Drehung gestreckt wird, sollte hier fachmännisch an der Technik gefeilt werden. Zusätzlich sind bestimmte gängige Übungen zu vermeiden und zu ersetzen. Unbedingt vermieden werden sollten jegliche Rückenstreckerübungen, die unten ins Hohlkreuz ziehen. Häufig kann beobachtet werden, dass nur die zwei unteren Wirbel in der Streckung bewegt werden und das Kreuz über diese zwei Wirbel förmlich scharniert und das Becken nach vorn kippt. Die Lendenwirbelsäule sollte jedoch über ihre gesamte Länge eher gleichmäßig

bewegt werden. Also ist Rumpfheben auf dem Winkeltisch (Trunk-Raising) und ähnliches isoliertes dynamisches Rückenstreckertraining zu vermeiden. Für immer. Stattdessen besteht das aktuelle Training aus dem Anspannen von mehreren Muskelgruppen, die funktionell miteinander harmonieren müssen. Rücken- und Bauchmuskeln, als auch der Beckenboden und das Zwerchfell müssen miteinander agieren. Richtiges Atmen beim Trainieren ist somit auch wichtig. Wenn ein gutes Zusammenspiel der Muskeln (Kokontraktionen) antrainiert ist, werden allmählich die funktionellen Bewegungen und Belastungen integriert. Man spricht nun von dynamischer Kontrolle: Die Stellung der Strukturen passt, die Bewegungsabläufe sind optimiert, die Schwachstellen werden aktiv geschützt, die steifen Bereiche durch Muskeln extra beansprucht. Somit ist der altmodische Begriff „Stabilisieren", im Sinne von halten und nicht bewegen, ebenfalls überholt. Dieses funktionelle Training der dynamischen Kontrolle wird bevorzugt mit einem wackligen Untergrund (eine instabile oder labile Ebene, wie Balance Board, Trampolin, Bosu, Slings) und mit Seilzügen oder Ballübungen ausgeführt. Gerade traditionelles Maximalkrafttraining, z. B. beim Eishockey mit Gewichten im Kraftraum, sollte funktionell abgeändert werden. Zu häufig sind mir junge Sportler mit instabilen Lendenwirbeln begegnet, weil sie seit dem zehnten, zwölften Lebensjahr ins Hohlkreuz trainiert haben.

Tipp

Vor und nach dem Training, das den Körper immer zu einseitig belastet, dienen einige einfache, leichte Übungen zum Aufwärmen, Vorbereiten bzw. zum Balancieren, Ausgleichen. Konkret: Vorm Aufwärmen und nach dem Auslaufen steht einige Minuten individuelles Üben (Pflegen) an!

Untere Lendenwirbelsäule

So entspannen Sie die unteren Rückenstrecker

Die Tape-Anlage mit einer zusätzlichen Stabilisierung dient dazu, die überaktiven Rückenstrecker zu entspannen und den Schmerz beim Bücken zu verringern. Mit dieser Tape-Anlage lässt der Schmerz deutlich nach und die Beweglichkeit nimmt zu.

▶ **Tape**

Anzahl: **3**
Form: **I**
Breite: **5 cm**
Zug: **deutlich**
Dauer: **bis 4 Tage**

Tipp

Viele Sportler empfinden es als hilfreich, wenn das letzte Tape etwas länger ist und bis zu den beiden vorderen äußeren Beckenknochen angelegt wird (großes Foto).

Anleitung

Der Sportler steht an einem Tisch und legt sich mit Brust und Bauch darauf. Die Füße stehen am Boden, die Knie sind gebeugt. Diese Position sollte bequem sein und nicht wehtun. Messen Sie zwei Tapelängen. Einmal von der Mitte des Kreuzbeins, zwischen den beiden Hautdellen des Beckens, hoch zur Lendenwirbelsäule in Höhe der Taille. Diese Tapes brauchen Sie zweimal. Und einmal von der Mitte des Kreuzbeins quer über die Hautdellen an beiden Seiten zu beiden Darmbeinen. Schneiden Sie die Tapes jeweils ¼ kürzer als gemessen ab.

1. **Basis 1:** Legen Sie ein Ende des ersten Tapes ohne Zug als Basis schräg nach oben auf der Mitte des Kreuzbeins an.
2. **Verlauf und Ende 1:** Ziehen Sie das Tape mit deutlichem Zug schräg von der Basis nach oben, neben den Wirbelsäulenknochen in der Mittellinie des Körpers über die verspannten Muskeln. Das Tape-Ende wird ohne Zug neben den Wirbelknochen angelegt.
3. **Tape 2:** Das Gleiche machen Sie mit dem zweiten Tape an der anderen Seite der mittleren Wirbelsäulenknochen.
4. **Tape 3:** Kleben Sie die Mitte des dritten Tapes quer auf die Mitte des Kreuzbeins. Ziehen Sie das Tape mit deutlichem Zug von der Basis waagerecht nach links und nach rechts über die Hautdellen zum Darmbein. Kleben Sie beide Enden ohne Zug neben den Darmbeinknochen auf das Gesäß.

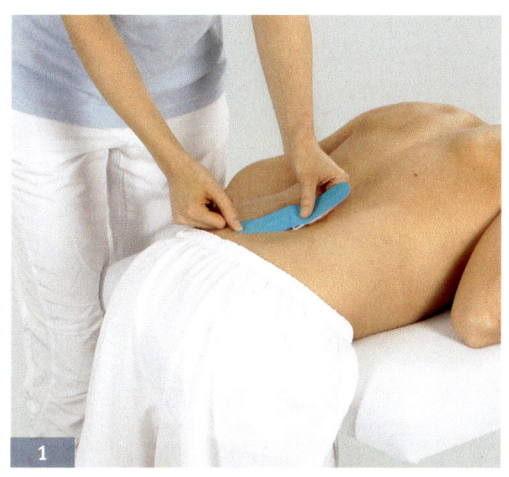

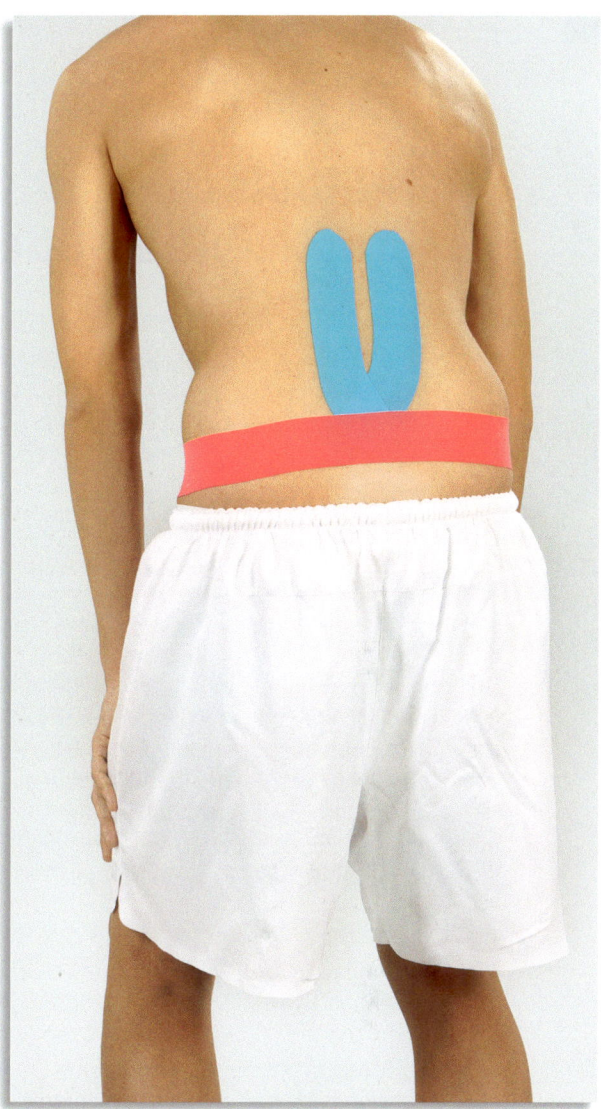

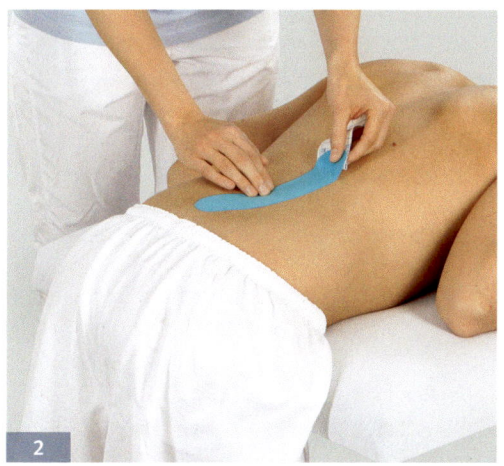

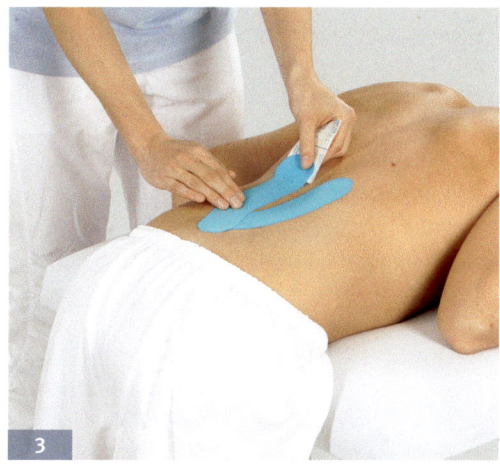

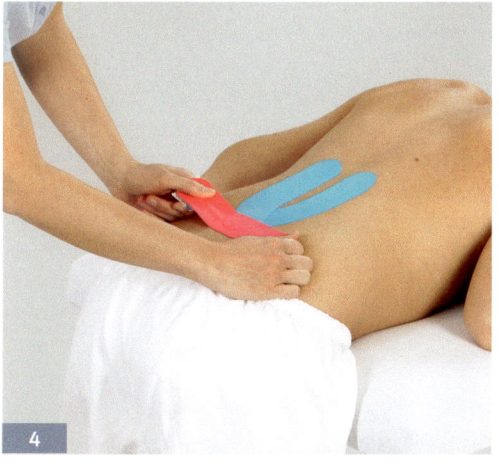

Fehlbelastung des Brust-Lenden-Übergangs

Die obere Lendenwirbelsäule und die untere Brustwirbelsäule leiden unter wiederholter Fehlbelastung mit Beugung und Drehung.

Was ist passiert?

Meist schleichen sich die Beschwerden bei anhaltender Fehlbelastung, wie einer dauerhaften Wiederholung von Beugung und Drehung, ein, z. B. beim Kanufahrer, der das Paddel durchs Wasser zieht, oder beim Eishockeyspieler, der den Puck schlägt. Dabei kann es zu Verhakung oder Verklemmung kommen. Meistens wird der Rücken allmählich runder und steifer und dies führt zur Überlastung im beweglichen Lendenbereich weiter unten.

Symptome:

- ziehende oder stechende Schmerzen im unteren Brustwirbelsäulenbereich in Ruhe, aber zunehmend beim Strecken und Drehen
- tief ein- oder ausatmen kann wehtun
- Ausstrahlung im Verlauf einer unteren Rippe ist möglich, jedoch nicht üblich
- Schmerzen, die von der unteren Brustwirbelsäule weiter nach unten bis zum Kreuzbein ziehen (Drücken, Stechen), können auftreten

Was ist zu tun?

Wenn der Schmerz bei weiterer Belastung ansteigt, sollte die Aktivität beendet werden. In dieser Akutphase müssen Sie schmerzhafte Haltungen und Bewegungen (tief Atmen) meiden. Beobachten Sie, ob der Schmerz nachlässt, wenn Sie sich entlasten und zur Ruhe kommen. Wenn der Schmerz weiter zunimmt, könnte eine ernstere Verletzung der Wirbelsäule vorliegen und Sie müssen sich ärztlich untersuchen lassen.

Soforthilfe

Der Arzt oder Therapeut könnte versuchen, eine Blockierung zu lösen. Passiv Bewegen mit Drehen der Wirbelsäule, wobei der Verletzte tief ausatmet, könnte schon reichen. Eine Manipulation („Einrenken") ist nicht immer nötig und auch nicht immer möglich. Wenn sich ein Muskelhartspann im blockierten Rückenbereich entwickelt, kann Wärme und (Elektro-) Massage die Muskeln entspannen.

Der behandelnde Physiotherapeut wird zudem mit schmerzfreien, passiven Techniken wie Traktion, Dehnung oder Drehungen, und später mit aktiven Bewegungen (Streckung und Drehung) versuchen, den Schmerz und die Muskelspannung zu lindern und die Funktion allmählich wiederherzustellen. Die folgende Tape-Anlage dient vor allem dazu, die Streckung mit oder ohne Drehkomponente zu verbessern.

Reha und Prävention

Es gilt, wie vorher beschrieben, die Ursache zu erkennen und das Trainingsmuster zu ändern. Wenn – sportartbedingt – die Wirbelsäule immer wieder mit Drehung gebeugt wird, sollten zum Ausgleich konsequent Übungen mit Streckung und Gegendrehung ausgeführt werden, z. B. im Vier-Füßler-Stand, in Rückenlage über den Physio-Ball (Pezzi oder Swiss) oder mit der Skorpion-Übung (siehe S. 131). Zusätzlich sind bestimmte gängige Übungen zu vermeiden und zu ersetzen. Unbedingt vermieden werden sollten jegliche Bauchmuskelübungen, die den Rücken rundmachen und dazu noch drehen. Also Rumpfheben in Rückenlage (Curl Up), gerade oder mit Drehung, d. h. das isolierte dynamische Training für die geraden und schrägen Bauchmuskeln, ist zu vermeiden. Stattdessen sollten mehrere

Muskelgruppen, die funktionell miteinander harmonieren müssen, gemeinsam angespannt werden. Das übliche „Curl-Up"-Üben kann gerade am Trainingsende beim Fußball, als freiwillige Zugabe und Zeichen von Fleiß, beobachtet werden. Leider gibt es schon viele junge Sportler, die einen langen runden Rücken und schon mit Anfang zwanzig Steifigkeit in Streckrichtung der Brustwirbelsäule entwickelt haben. Die Funktion macht die Form. Rechtzeitig eingreifen und vorbeugen ist hier mehr als angebracht.

TIPP

Streckung der Brustwirbelsäule ohne Überstreckung der Lendenwirbelsäule kann im Fersensitz, wenn Hüften und Knie problemlos in der Beugung belastet werden können, ausgeführt werden.

▼ Locker die Beine hin und her schaukeln (um die 90 Grad Hüftbeugung herum) entspannt bei akuten unteren Rückenschmerzen.

▼ Rückenstrecker trainieren: Nicht ins Hohlkreuz kommen und Hüften ausreichend beugen wie z. B. beim Kniestand über dem Physioball.

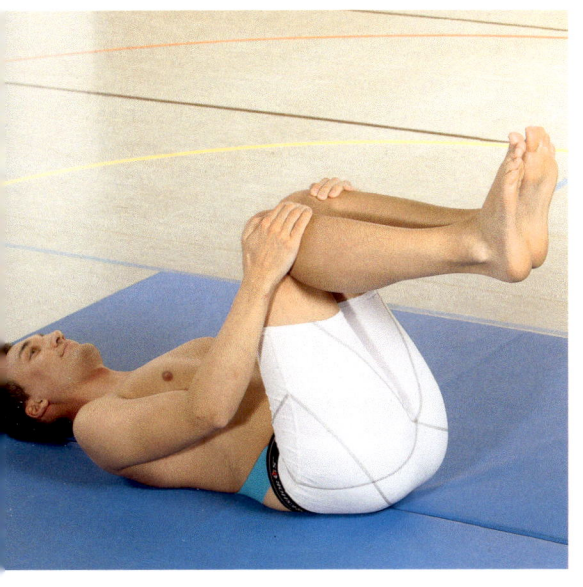

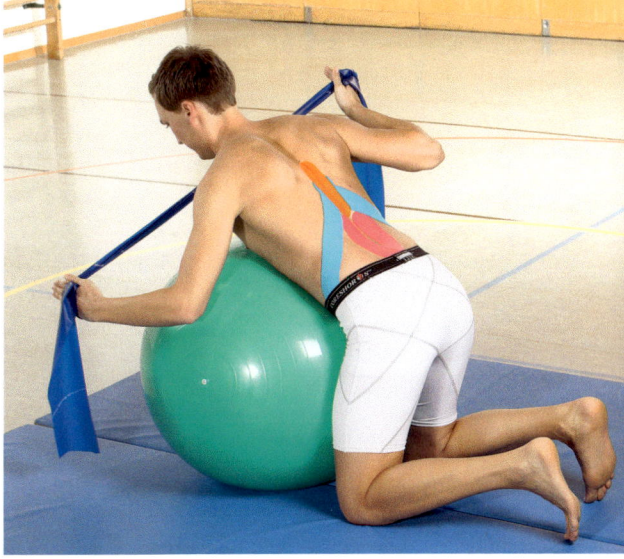

Untere Brust- und obere Lendenwirbelsäule

So strecken Sie den Brust-Lenden-Übergang und richten das Becken auf

Die beidseitige Tape-Anlage mit zusätzlichen Stabilisierungen über den Enden dient dazu, die Aufrichtung der Wirbelsäule und des Becken zu unterstützen und somit ebenfalls die Hohlkreuzüberlastung zu verringern.

▶ **Tape**

Anzahl: **2 oder 4**
Form: **I**
Breite: **5 cm**
Zug: **deutlich**
Dauer: **bis 4 Tage**

Anleitung

Der Sportler sitzt auf der Ecke der Behandlungsliege mit beiden Füßen am Boden und richtet zuerst das Becken und danach die Brust auf, ohne dabei die Lendenwirbelsäule wieder ins Hohlkreuz zu ziehen. Diese Position ist etwas anstrengend, sollte jedoch schmerzfrei sein. Der Sportler kann in der Position Atemtraining (Bauch-Beckenboden-Muster) machen, während Sie die Tapes vorbereiten. Messen Sie die erforderliche Tapelänge von der unteren Brustwirbelsäule durch die Taille zum vorderen Ende des Beckenkamms und schneiden Sie das Tape ¼ kürzer als gemessen ab. Schneiden Sie ein oder zwei Tapes für beide Seiten. Messen Sie eine Tapelänge quer über den Unterbauch – vom einen vorderen Beckenkammknochen zum anderen.

1. **Basis Tape 1:** Kleben Sie ein Tape-Ende als Basis schräg nach unten über die Mitte der unteren Brustwirbelsäule.
2. **Verlauf und Ende Tape 1:** Ziehen Sie das Tape mit deutlichem Zug schräg nach unten zur Taille, während der Sportler tief ausatmet. Das Tape-Ende wird ohne Zug über den vorderen Beckenkammknochen auf dem Unterbauch angelegt.
3. **Tape 2:** Das Gleiche machen Sie mit dem zweiten Tape an der anderen Körperseite.
4. **Tape 3:** Kleben Sie die Mitte eines dritten Tapes quer auf dem Unterbauch. Ziehen Sie das Tape ohne oder mit wenig Zug von der Basis waagerecht nach links und nach rechts über die Enden der beiden ersten Tapes. Kleben Sie beiden Ende ohne Zug über den vorderen Beckenkammknochen.
- Mit einem Längstape werden die Basen auf dem Rücken stabilisiert und die Aufrichtung des Rumpfes wird unterstützt (großes Foto).

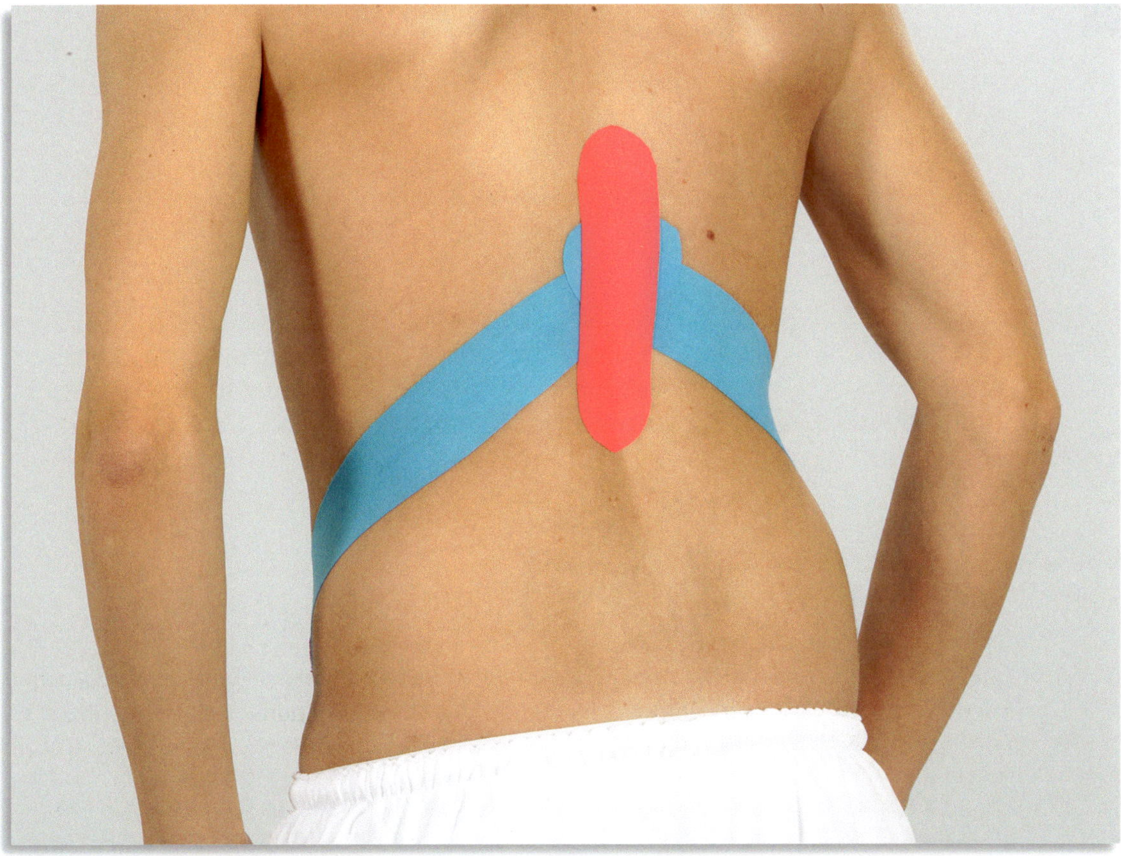

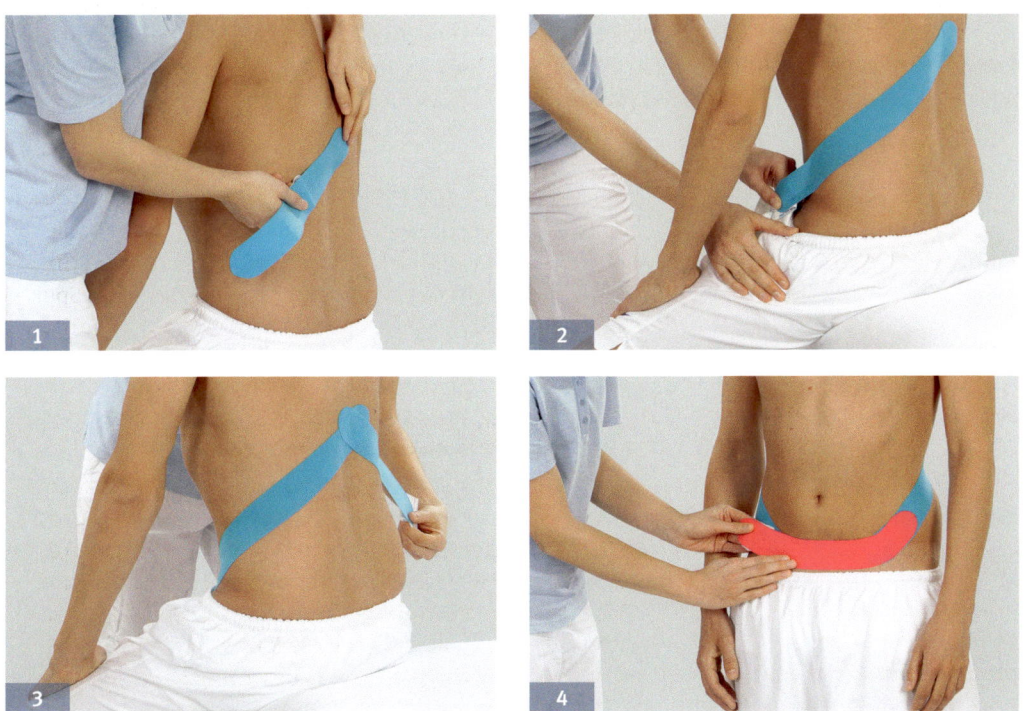

Rundrücken

Die Brustwirbelsäule sackt zusammen. Sie leidet unter der Schwerkraft, der Arbeitshaltung, unter Übungsfehlern oder bei Frauen auch unter schweren Brüsten. Der tägliche Kampf des Zweibeiners gegen die Schwerkraft.

Was ist passiert?

Wir sitzen oft gebückt am Schreibtisch, am Computer oder zusammengesackt vorm Fernseher oder im Auto. Beim Sport müssen wir uns dann häufig kraftvoll und schlagartig beugen, z. B. beim Durchschwingen nach einem Aufschlag beim Tennis. Rudern und Eisschnelllauf sind Sportarten mit extremen Beugungsanforderungen und bedingen sehr gute Rückenmuskulatur. Auch Fußballtorhüter und Volleyballspieler leiden unter dem zu oft und zu langen Beugen der Brustwirbelsäule.

Symptome:
- ziehende Schmerzen im Brustwirbelsäulenbereich in Ruhe, aber zunehmend beim Beugen und/oder Strecken und Drehen
- tiefes Einatmen kann wehtun
- fühlt sich manchmal wie ein Herzleiden an
- eventuell ausstrahlende Schmerzen im Verlauf einer Rippe
- Lenden- und Nacken-Schulter-Beschwerden ohne Schmerz (nur Steifigkeitsgefühl) im Rundrückenbereich

Was ist zu tun?

Wenn der Schmerz nach Trainings- oder Wettkampfbelastung stetig ansteigt, sollte die Aktivität beendet werden. Röntgen oder andere bildgebende Untersuchungen sind angebracht. (Bei Verdacht auf Herzinfarkt ist eine sofortige Notaufnahme erforderlich!)

Soforthilfe

Der Arzt oder Therapeut könnte versuchen, eine Blockierung zu lösen. Passiv bewegen, eventuell mit Drehen der Wirbelsäule, wobei der Verletzte tief ausatmet, könnte schon reichen. Eine Manipulation („Einrenken") ist regelmäßig nötig. Wenn Muskeln sich zusätzlich verspannen, kann Wärme und (Elektro-) Massage die Muskeln entspannen. Der behandelnde Physiotherapeut wird zudem mit schmerzfreien – oder sogar schmerzhaften – passiven Techniken, und später mit aktiven Bewegungen und Atemtechniken, versuchen den Schmerz und die Muskelverspannung zu lindern und die Streckung allmählich wiederherzustellen. Die nachfolgende Tape-Anlage zur Unterstützung der Streckung der Brustwirbelsäule zielt darauf ab, das Aufrichten im Alltag und die Haltungsgymnastik zu unterstützen.

Reha und Prävention

Strecken ist die Devise. Jederzeit. Überall. Ausreichend intensiv und lang. Jedoch ohne den unteren Rücken ins Hohlkreuz zu ziehen. Das passiert leider sehr schnell, vor allem, wenn der Rundrücken schon sehr steif ist. Wenn – sportartbedingt – die Brustwirbelsäule immer wieder gebeugt wird, sollten zum Ausgleich konsequent Übungen zur Streckung ausgeführt werden. Die Übungen dienen zur Optimierung der Beweglichkeit in Streckrichtung als auch zur Verbesserung der Ausdauerkraft der Rückenstrecker und Schulterblattmuskeln. Es geht nicht um die Maximalkraft dieser Muskeln. Zusätzlich sind bestimmte gängige Übungen, wie vorher in diesem Kapitel beschrieben, zu vermeiden und zu ersetzen. Ein Rundrücken wirkt sich nicht nur kraftübertragend ungünstig auf Hals- und Lendenwirbelsäule aus, sondern auch auf den gesamten Schultergürtel. Das zeigt sich vor allem, wenn schnelle, ruckartige Überkopfaktivitäten mit den Armen gefragt sind. Fußballtorhüter z. B. sollten die Streckung der Brustwirbelsäule

sehr konsequent und intensiv üben, vor, nach dem Training und sogar während der kurzen Pausen im Training. Die Reichweite des Arms verbessert sich dadurch ebenfalls. Das müsste doch Motivation genug sein. Leider kenne ich schon zu viele junge Sportler, die z. B. durch Bauchmuskeltraining einen starken Rundrücken und schon mit Anfang zwanzig Steifigkeit in Streckrichtung der Brustwirbelsäule entwickelt haben. Dem sollten Sie rechtzeitig entgegenwirken. Aber Achtung: Intensives Bearbeiten der Brustwirbelsäule könnte auch mal zur Übelkeit, Brechreiz und anderen Überreaktionen führen. Das macht nichts, danach geht und bleibt es besser.

▼ Eine einfache Übung für zu Hause: Legen Sie sich einfach mit der runden steifen Brustwirbelsäule auf einen Ball am Boden. Federn Sie immer wieder intensiv in Streckrichtung. Anfänglich ist das richtig schmerzhaft. Nicht aufgeben. Später mögen Sie diesen Dehnschmerz, weil Sie wissen, dass er guttut und es Ihnen danach besser geht.

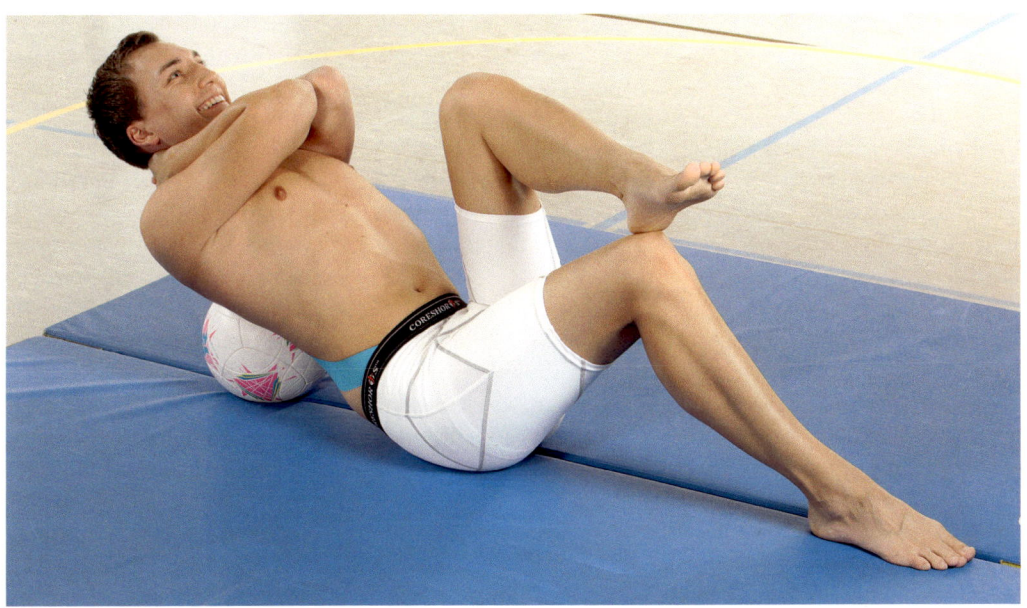

Brustwirbelsäulenaufrichtung
So verbessern Sie Ihre Haltung

Diese beidseitige Tape-Anlage dient dazu, das Training zur Aufrichtung der Brustwirbelsäule zu unterstützen als auch Tapes, die an der Wirbelsäule beginnen oder enden, zu stabilisieren.

▶ **Tape**

Anzahl: **3**
Form: **I**
Breite: **5 cm**
Zug: **deutlich**
Dauer: **bis 4 Tage**

Anleitung

Der Sportler positioniert sich im Vier-Füßler-Stand. Die Wirbelsäule wird so gut wie möglich durchgestreckt. Unter Beibehaltung dieser Streckung bewegt sich der Sportler langsam mit dem Gesäß zu den Fersen, so weit bis die Lendenwirbelsäule das Hohlkreuz verliert. Dann wird der Sportler auch allmählich die Steifigkeit der Brustwirbelsäule wahrnehmen. In dieser Position sollte der Sportler bleiben und ruhig mit dem Bauch-Beckenboden-Atemmuster weiteratmen. Schneiden Sie drei Tapes von 15–20 cm, je nach Länge des runden Brustwirbelsäulenbereichs.

1. **Basis Tape 1:** Kleben Sie ein Tape-Ende als Basis in Längsrichtung der Wirbelsäule, am unteren Ende des Rundrückens auf. Platzieren Sie es teils neben, teils auf der Wirbelsäule.
2. **Verlauf und Ende Tape 1:** Ziehen Sie das Tape mit deutlichem Zug von der Basis über den Rundrücken hoch, während der Sportler tief ausatmet. Das Tape-Ende wird ohne Zug am oberen Ende des Rundrückens angelegt.
3. **Tape 2:** Wiederholen Sie das an der anderen Seite der Wirbelsäule. Beide Tapes überlappen sich etwas an der Mittellinie der Wirbelsäule.
4. **Tape 3:** Wiederholen Sie das genau über der Mittellinie der Wirbelsäule.
- Diese drei Tapes dienen auch dazu weitere Tape-Anlagen, die an der Wirbelsäule beginnen oder enden, zu fixieren.

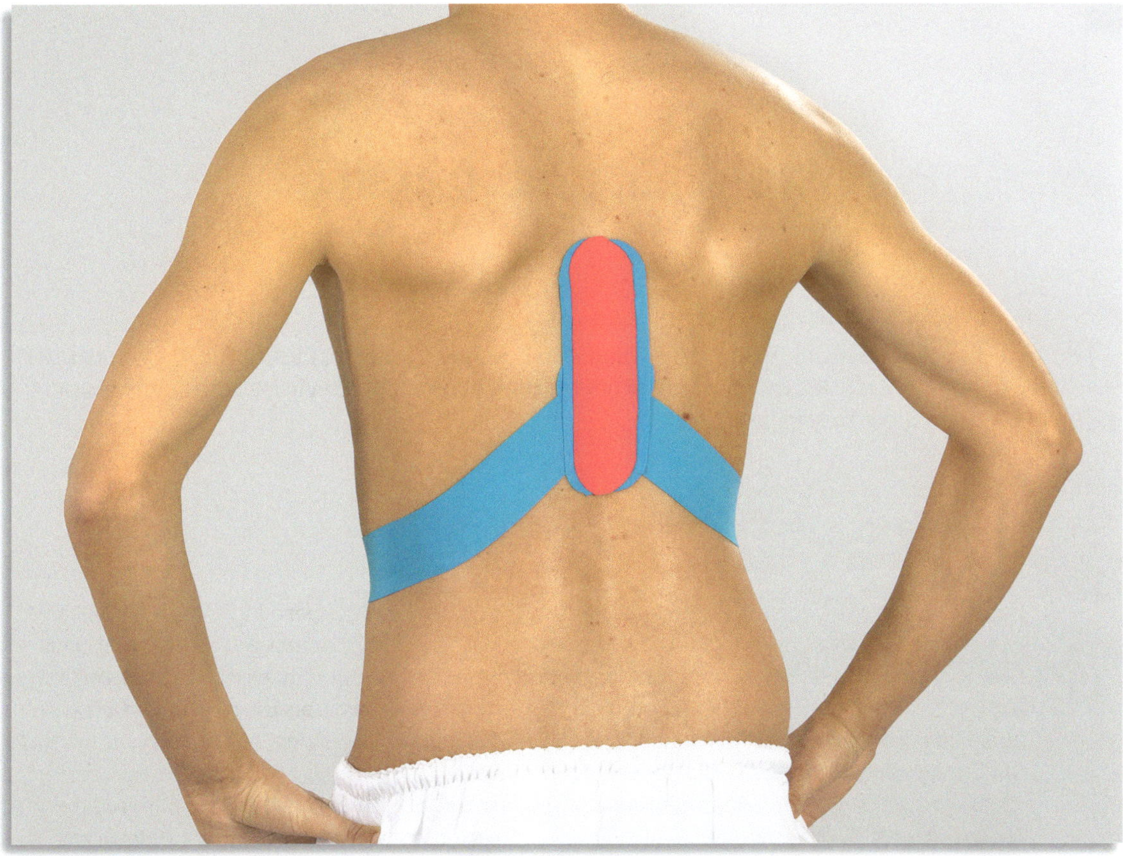

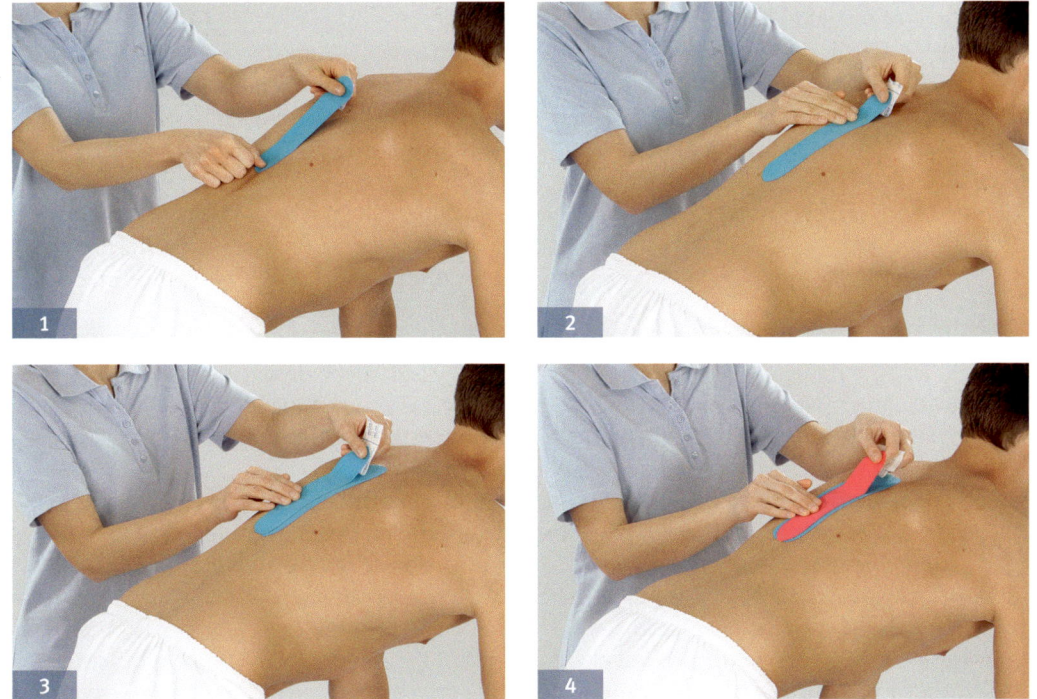

Rippenprellung oder -bruch

Nach einem Schlag oder Stoß in den Brustkorb schmerzt jeder Atemzug. Eine oder mehrere Rippen sind geprellt oder sogar gebrochen. Hier wird nicht eingegipst, sondern getapet.

Was ist passiert?

Besonders stumpfe Stoßverletzungen wie etwa beim Fuß- und Handball sowie Kampfsportarten wie Boxen oder Karate, aber auch Sturzverletzungen wie beim Rad- und Skifahren verursachen die meisten Rippenprellungen. Die starke Biegsamkeit der Rippen verhindert meistens einen Rippenbruch und hinterlässt nur eine Rippenprellung. In Reaktion auf diesen Druck entsteht eine Quetschung der kleinen Blutgefäße und der Weichteile sowie eine Reizung der umliegenden Nervenenden. Es treten sofortige Schmerzen auf, die bei tiefer Einatmung weiter zunehmen. Bei starken Krafteinwirkungen kann regelrecht „die Luft wegbleiben". In solchen Fällen bleibt die Bildung einer Schwellung mit einem äußerlich sichtbaren Bluterguss nicht aus. Die Schwere der Verletzung bestimmt die Dauer der Heilung, die sehr unterschiedlich sein kann. Ein leichtes Trauma kann innerhalb von 2 Wochen vollständig heilen, ein schweres Trauma kann bis zu 6 Wochen dauern und die Heilung eines Bruchs noch länger. Ist die Rippenprellung ausgeheilt, sind jedoch kaum Folgeschäden zu erwarten.

Symptome:
- stechende Schmerzen im Bereich der verletzten Rippe, auch in Ruhe
- jeder Atemzug tut noch mehr weh
- alle Rumpf-Brust-Bewegungen lassen den Schmerz mehr oder weniger ansteigen

Was ist zu tun?

Wenn der Schmerz stetig ansteigt und nach dem Schlag nicht rasch abklingt, sollte die Aktivität beendet werden. Eine Röntgenuntersuchung ist bei Verdacht auf einen Rippenbruch angezeigt. Eine Rippenprellung sollte schnellstens gekühlt werden. Eine schnelle Kühlung vermindert den Blutaustritt in das umliegende Gewebe. Der Bluterguss bleibt also klein und wird lokal begrenzt. Entzündungshemmende und schmerzlindernde Medikamente (Sportsalben) verschaffen eine Schmerz- und Atemverbesserung.

Ein elastisches Tape, am besten in einer Ausatmungsstellung angelegt, kann effektiv helfen, ist die erste Therapiewahl und kann die Stützverbände um den gesamten Brustkorb herum unterstützen oder sogar ersetzen. Das elastische Tape verschafft eine relative Ruhigstellung der Rippenbewegung während der Atmung und kann durch die Schmerzeindämmung Bewegungen erweitern und die Atmung vertiefen. Falls erforderlich, lassen Sie sich noch einen konventionellen Stützverband anlegen.

Reha

Im Sport kommt es manchmal auf jeden Tag an. Obwohl Prellungen wehtun, können Tapes ein maximales Bewegungsausmaß im Verletzungsgebiet verhindern und Aktivität erlauben. Wie viel, wie intensiv trainiert werden kann, hängt von vielen Faktoren ab. Welche Rippe ist verletzt: im unteren Bereich ist es oft weniger schmerzhaft. Wie schwer ist die Prellung, wie groß der Erguss? Wie hart kann der Sportler auf die Zähne beißen? Wie wichtig ist das Weitermachen? Es ist ja nur Schmerz und nicht gefährlich. Intensive manuelle Behandlungen, auch Selbstmobilisation, Gels zum Einreiben, die Tapes wie auch eine entsprechende mentale Begleitung ermöglichen eine minimale Ausfallzeit.

Tipp

Sanfte senkrechte Federungen mit den eigenen Daumen oder mit zwei Fingerkuppen auf den Rippen und mit minimalem Schmerz können Sie selbst tagsüber oft ausführen: z. B. jede halbe Stunde 2 Minuten. Jede Bewegungsserie hilft die Schwellung schneller zu verringern als auch den Schmerz zu dämpfen. Mit weniger Schmerz können Sie sich mehr bewegen. Atembewegungen wiederum helfen gegen Schwellung und reduzieren Komplikationen der Lunge.

▼ Die Selbsttherapie bei einer Rippenverletzung können Sie, wie im Tipp beschrieben, täglich mehrfach ausführen.

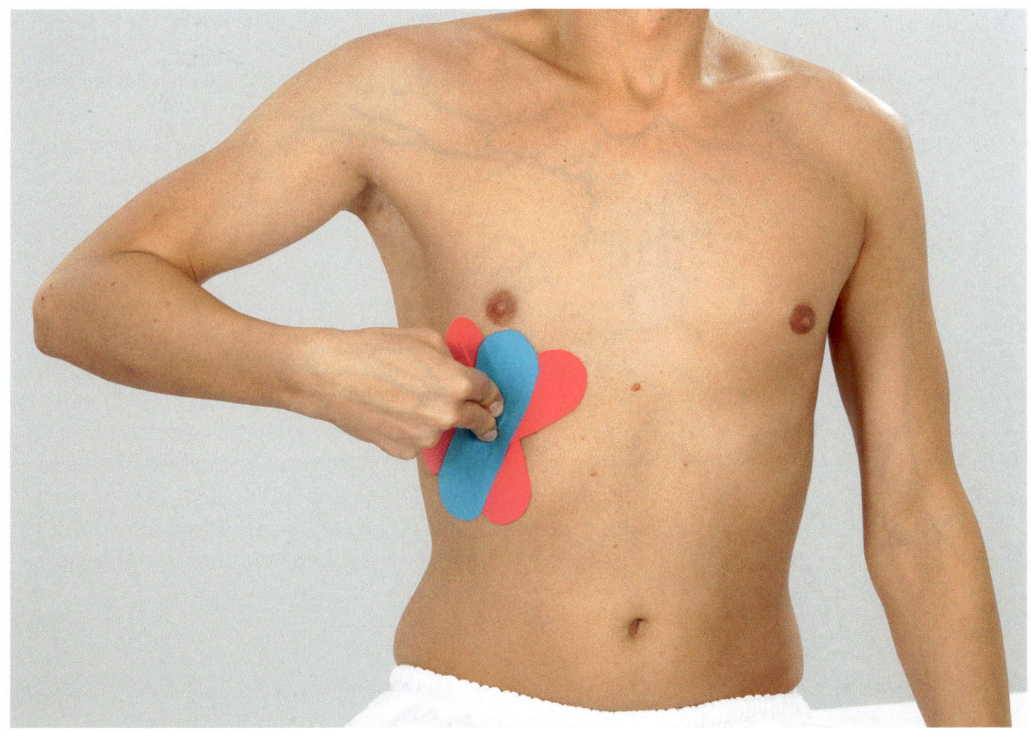

Rippen
So lindern Sie Ihre Rippenschmerzen

Diese Tape-Anlage stützt die verletzten, geprellten oder gebrochenen Rippen. Sie hilft effektiv dabei, die Schmerzen im betroffenen Rippenbereich zu lindern. Auf diese Weise erleichtert die Tape-Anlage auch das Atmen.

▶ **Tape**

Anzahl: **2 oder 4**
Form: **I**
Breite: **5 cm**
Zug: **deutlich**
Dauer: **bis 4 Tage**

Anleitung

Der Sportler positioniert sich in einer schmerzfreien Seitenlage. In dieser Position sollte er ruhig mit dem Bauch-Beckenboden-Atemmuster weiter atmen. Messen Sie ein Tape von der Brustwirbelsäule über die verletzte Rippe zum Brustbein. Beachtet Sie dabei die Kurve der Rippe. Dieses Tape brauchen Sie zweimal. Wenn es nach Anlegen dieser Tapes noch erforderlich ist, schneiden Sie zusätzlich noch zwei Tapes von 10 cm ab.

1. **Tape 1:** Kleben Sie ein Tape-Ende als Basis etwas schräg, jedoch fast quer über der Brustwirbelsäule, auf der Höhe der betroffenen Rippe. Das ist etwas höher als da, wo der Schmerz ist, weil die Rippe etwas nach unten kurvt. Ziehen Sie das Tape mit deutlichem Zug von der Basis kurvig über die verletzte Rippe, während der Sportler tief ausatmet. Das Tape-Ende wird ohne Zug vorn am Brustbein angelegt.
2. **Basis und Verlauf Tape 2:** Wiederholen Sie Tape 1. Beide Tapes sollten sich im Verletzungsbereich der Rippe(n) ca. zur Hälfte überlappen.
3. **Ende Tape 2:** Das Tape-Ende wird, ohne Zug, ebenfalls am Brustbein angelegt.
4. **Tapes 3 und 4:** Die kurzen Tapes können bei Bedarf quer über die verletzte Rippe angelegt werden. Der Beginn ist mittig, genau auf der verletzten Stelle und beide Tapes werden, ebenfalls halbüberlappend mit deutlichem Zug nach oben und nach unten gezogen. Der Sportler atmet dabei wieder aus. Die Tape-Enden werden ohne Zug angelegt.

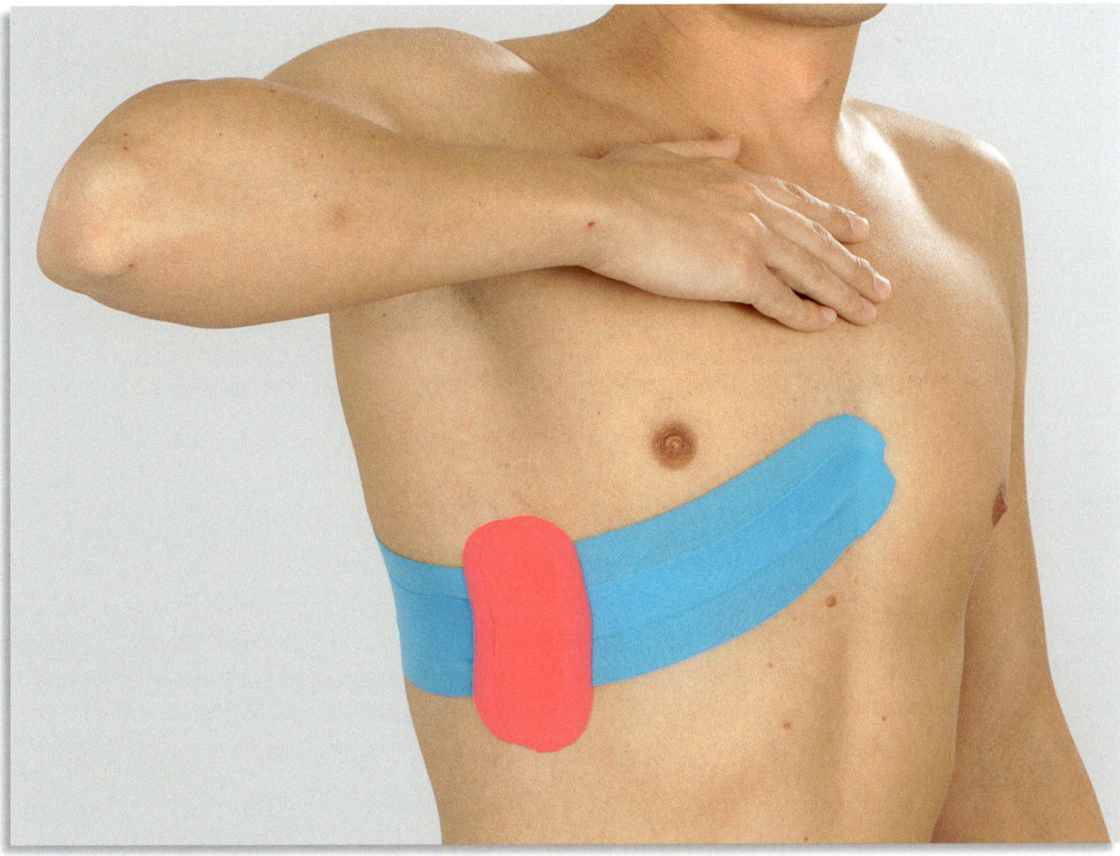

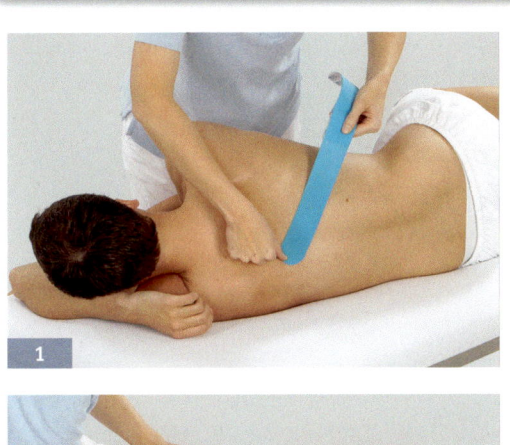

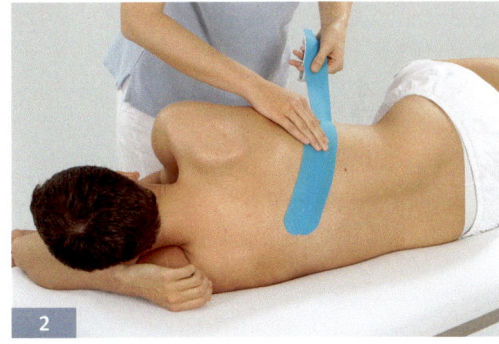

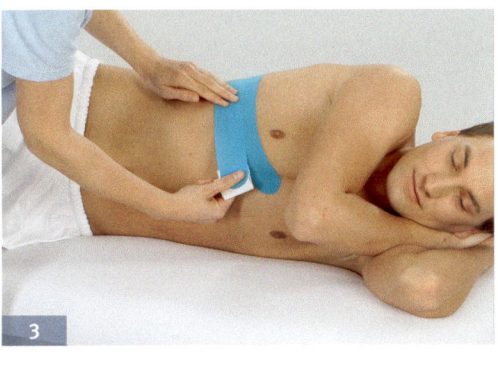

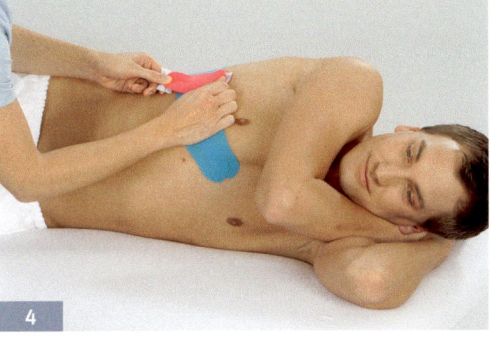

Halswirbelsäule und Schultergürtel

Stürze auf die Schulter kommen bei vielen Sportarten vor: Reiten, (Motor-)Radfahren, Skifahren, Eishockey, Fußball. Das Schultereckgelenk nimmt dabei einen besonderen Platz ein, weil es anschließend nicht gut durch Muskeltraining zu therapieren ist. An der Halswirbelsäule treten durch gegnerische Einwirkung oft Verstauchungen auf oder anhaltende Verspannungen durch einseitige Belastungen oder Fehlhaltungen wie z. B. bei Ballsportarten mit Schlag- und Wurfaktionen.

Nach Verletzungen des Schultereckgelenks sind Bewegungen des Arms auf Schulterhöhe meist am schmerzhaftesten. Das Schultergelenk dagegen ist ein dominant muskelgeführtes Gelenk. Hier wirken sich oft Muskelungleichgewichte ungünstig auf Gelenkfunktionen aus. Die Folge sind schmerzhafte Einklemmungen bei Überkopfaktivitäten wie Werfen und Schlagen beim Volleyball, Baseball oder Tennis. Oder die Position des Oberarmkopfes wird nicht optimal gehalten oder geführt bzw. Heben, Drehen oder der Schürzengriff sind schmerzhaft. Wichtig ist es herauszufinden, welche Drehbewegung, die Innen- oder Außendrehung, am meisten betroffen ist und welche Strukturen dafür direkt und indirekt verantwortlich sind.

Ein oft verkanntes Problem stellt bei Sportarten mit Überkopfbewegungen (Werfen, Schlagen, Hängen) eine Fehlposition der ersten Rippe, die wie eine Halskette zum Schutz des Brustkorbes von oben dient, dar. Behandlungen an der Halswirbelsäule helfen hier nicht oder zu wenig. Anhaltende Schmerzen am Nacken-Schulter-Übergang, oft mit ausstrahlenden Schmerzen in den Arm, vor allem im Kleinfingerbereich, deuten darauf hin. Die Beschwerden dieses sogenannten Thoracic Outlet Syndroms (TOS) werden oft durch Unfälle oder Verstauchungen ausgelöst und bestehen üblicherweise in Kombination mit einer Veranlagung.

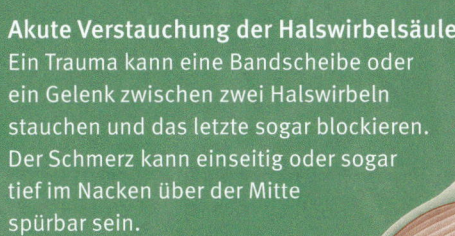

Akute Verstauchung der Halswirbelsäule

Ein Trauma kann eine Bandscheibe oder
ein Gelenk zwischen zwei Halswirbeln
stauchen und das letzte sogar blockieren.
Der Schmerz kann einseitig oder sogar
tief im Nacken über der Mitte
spürbar sein.

1. Rippeblockierung

Der Schmerz ist vor
allem neben dem Nacken
unter dem oberen
Kapuzenmuskel lokalisiert
und der Kleinfinger kann
kribbeln oder pelzig sein.

Nacken-Schulter-Muskelverspannung

Ein- oder beidseitig zieht der Schmerz vom Nacken zur Schulter
oder umgekehrt. Tasten Sie mit Ihren Fingerkuppen die Muskeln
ab und bewegen Sie Ihren Nacken, um die betroffene Stelle und
die auslösende Bewegung festzustellen.

Schulteraußendrehungsschmerz

(oft bei einer Einklemmung)
Bei Einengung des Raumes zwischen Schulterblattdach
und Oberarmkopf treten Schmerzen vor allem beim
seitlichen Heben und Außendrehen des Arms auf.

Schultereckgelenksverletzung

Nach einem Sturz auf die Schulter
ist es oben und außen an der
Schulter schmerzhaft und häufig
eine Stufe zwischen Schulterblattdach und Schlüsselbein sicht-
und spürbar.

Schulterinnendrehungsschmerz

(z.B. bei einer Instabilität)
Vor allem der Schürzengriff schmerzt
in der Schulter. Eine Verschiebung des
Oberarmkopfs nach vorne durch ein
Muskelungleichgewicht ist der
häufigste Grund, jedoch zum Glück
gut zu therapieren.

Verstauchung der Halswirbelsäule

Bei einer Stauchung oder Verstauchung der Halswirbelsäule können Sie den Nacken erst mal nicht mehr bewegen. Jegliche Bewegungsrichtung ist mehr oder weniger stark durch Schmerz eingeschränkt.

Was ist passiert?

Beim Sturz beim Skifahren oder Mountainbiking sind Sie aufgeschlagen, im Zweikampf (Boxen!) unsanft getroffen oder die Köpfe schlagen beim Fußball oder Eishockey gegeneinander, nach einem Foul stürzt man auf den Kopf oder auf die Schulter, ein brüsker Stoß von der Seite lässt es im Nacken krachen. Es sticht, der Schmerz ist sofort da und klingt nicht mehr ab. Oft ist weitermachen nicht möglich. Oder es scheint anfänglich nicht so schlimm, jedoch später nimmt der Schmerz stetig zu bzw. am nächsten Morgen wachen Sie wegen des Schmerzes früher auf.

Symptome:
- lokaler Schmerz im Nacken, seitlich oder insgesamt
- Der Schmerz breitet sich oft bis zu den Schultern oder entlang der Wirbelsäule herunter bis zu den Schulterblättern aus.
- Kopf- und Nackenbewegungen sind allesamt sehr schmerzhaft oder unmöglich.
- Kopfschmerzen treten häufig auf.
- Schwindel, Doppeltsehen, Übelkeit, Brechreiz oder Ohrensausen sind ernsthafte Begleitsymptome, die sofort abgeklärt werden müssen.

Was ist zu tun?

Bei stark ansteigenden Schmerzen, vor allem bei extremen Muskelverspannungen, soll umgehend medizinisch untersucht werden.

Das gilt auch, wenn sofort starke Kopfschmerzen auftreten oder stetig zunehmen, wenn Schmerzen in die Arme ausstrahlen, es in den Fingern kribbelt oder taub ist bzw. wenn weitere Begleitsymptome, wie Schwindel, Riech- oder Sehstörungen und Übelkeit auftreten. Vermeiden Sie schmerzhafte Bewegungen oder Belastung so gut, wie es geht.

Soforthilfe

Wenn keine Notwendigkeit für weitere ärztliche Untersuchungen besteht, lagern Sie Kopf und Nacken so gut wie möglich schmerzfrei. Kühlen Sie mit Eis oder mit kaltem Wasser. Lassen Sie sich einen Stützkragen umlegen oder wickeln Sie selbst wenigstens ein dünnes Handtuch um den Nacken. Beobachten Sie den Verlauf Ihrer Beschwerden genau und gehen Sie zum Arzt, wenn die Beschwerden zunehmen. Elektrotherapie (z. B. ein Entspannungsmassageprogramm), Ultraschall und manuelle Massagetechniken können Muskelverspannungen lindern. Tape-Anlagen können die gesamte Therapie sinnvoll begleiten. Eine lymphatisch wirkende Tape-Anlage bietet sich als Erste an und ist im Lymphkapitel beschrieben. Anschließend oder zusätzlich werden Tapes angelegt, die gegen die schmerzhafteste Bewegung Widerstand geben (die Bewegung bremsen). Dadurch soll eine Schmerzlinderung als auch eine Beweglichkeitszunahme erreicht werden.

Reha und Prävention

Das Hauptziel der Therapie ist, eine schnellstmögliche völlige Schmerzfreiheit und Beweglichkeit in allen Richtungen zu erreichen. Gelenkprobleme lassen sich schnell in Griff kriegen. Bei Bandscheibenreizungen kann es mehrere Wochen dauern, je nachdem wie stark vorgeschädigt und wie steif die Halswirbelsäule vorher bereits war. Zur baldigen Rückkehr zum Mannschaftstraining ist aktives Üben erforderlich. Auch wenn Schmerzen noch nicht vollständig beseitigt sind, kann trainiert werden. Voraussetzung: Die Schmerzen sind gut erträglich und steigen nicht an. Zum Glück ist das Gegenteil häufig der Fall, denn Bewegung tut gut und lindert den Schmerz. Ein Schwerpunkt liegt auf optimalem Bewegungsablauf. Denn die Qualität der Bewegung ist wichtiger als das Ausmaß der Bewegung oder die Muskelkraft und hat mehr vorbeugende Wirkung.

TIPP

Ein richtiges Kopfkissen sollte dazu beitragen, dass Sie morgens ohne Nackenschmerz oder Nackensteifigkeit aufwachen. Experimentieren Sie ruhig mit Spreu- und Kirschkernkissen. Schaumstoffkissen können ein Traum oder Albtraum sein: vorher ausprobieren! Schlafen Sie mit einem Handtuch als weichem Stützkragen (100 × 50 cm, 2× gefaltet).

▼ Richtiges Drehen der Halswirbelsäule will gelernt sein und verhindert Fehlbelastungen.

▼ Ein weicher Handtuchkragen hilft bei starken, akuten Schmerzen tagsüber und empfiehlt sich auch nachts, wenn der Nacken morgens wehtut und steif ist.

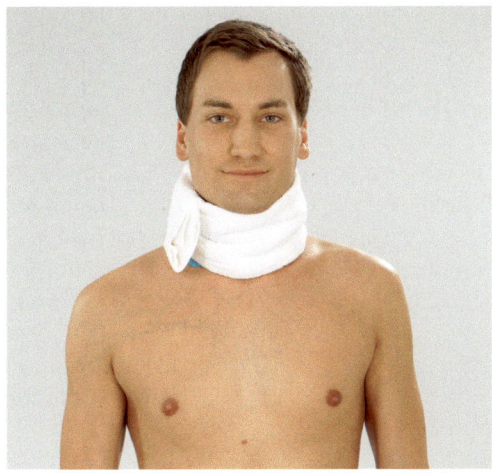

Halswirbelsäule: Verstauchung

So verringern Sie Ihre akuten Nackenschmerzen nach einer Stauchung

Zusätzlich zu den Lymphtapes können verschiedene Tape-Anlagen für die Halswirbelsäule infrage kommen. Hier zuerst eine gerade, längs gerichtete Anlage, die geeignet ist, wenn vor allem die Kopfbeugung wehtut.

▶ **Tape**
Anzahl: **3**
Form: **I**
Breite: **5 cm**
Zug: **deutlich**
Dauer: **bis 4 Tage**

Anleitung

Der Sportler sitzt am Tisch und stützt seinen Kopf auf seine Hände ab. So wird versucht, eine schmerzfreie Stellung zu finden, die das Anlegen von Tape ermöglicht. Stellen Sie sich hinter den Sportler und messen Sie zwei verschiedene Tapelängen. Einmal von der Mitte der Brustwirbelsäule zur Höhe des unteren Schulterblattwinkels, bis längs zur Haargrenze. Dieses Tape brauchen Sie zwei Mal. Und einmal von der gleichen Stelle der Brustwirbelsäule links und rechts schräg hoch zur Schulterecke. Schneiden Sie die drei Tapes jeweils ¼ kürzer als gemessen ab.

1. **Basis Tape 1:** Legen Sie ein Ende des ersten Tapes ohne Zug längs nach oben gerichtet auf der Wirbelsäule in Höhe des unteren Schulterblattwinkels an.
2. **Verlauf und Ende Tape 1:** Ziehen Sie das Tape mit deutlichem Zug neben den Dornfortsätzen der Wirbelsäule hoch zur Haargrenze, während der Sportler tief ausatmet. Das Tape-Ende wird ohne Zug unterhalb der Haargrenze geklebt. Bei Frauen ist die Haargrenze häufig tiefer und es ist erforderlich, das Tape weiter außen neben den Haaren vorbeizuziehen.
3. **Tape 2:** Wiederholen Sie dieses Tape für die andere Seite. Beide Basen überlappen sich voll.
4. **Tape 3:** Kleben Sie die Mitte des dritten Tapes genau horizontal auf den Basen von 1 und 2 auf. Ziehen Sie das Tape mit deutlichem Zug von der Basis, nacheinander, links und rechts schräg nach oben und außen zum Knochen der Schulterecke. Dabei sollte der Sportler beide Schulterblätter zusammenziehen und ausatmen.

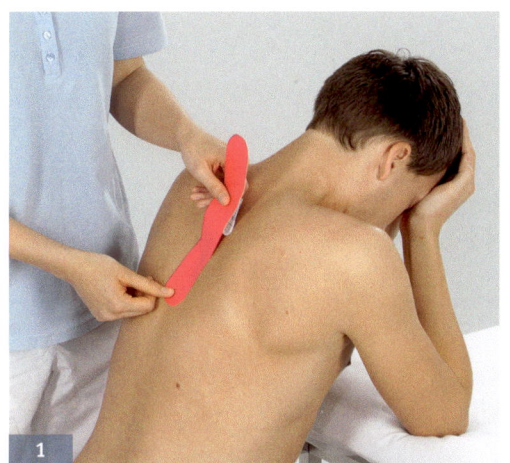

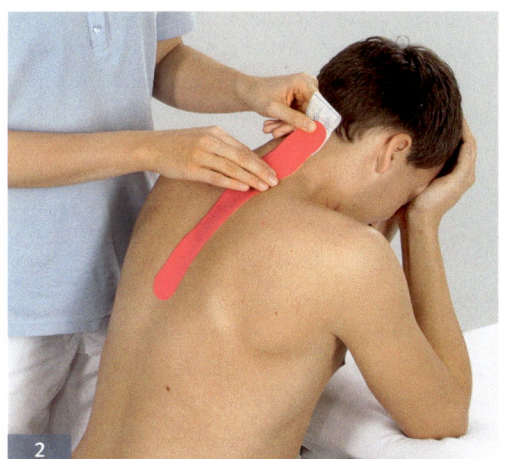

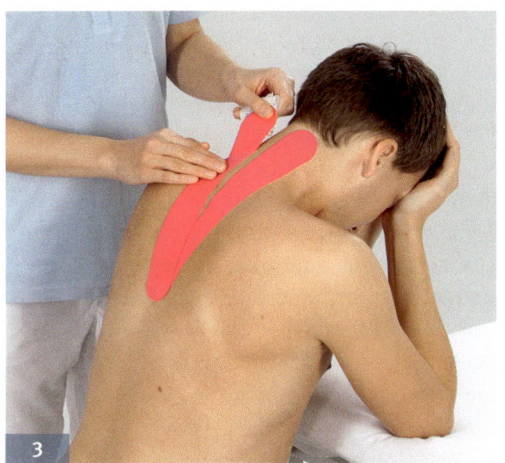

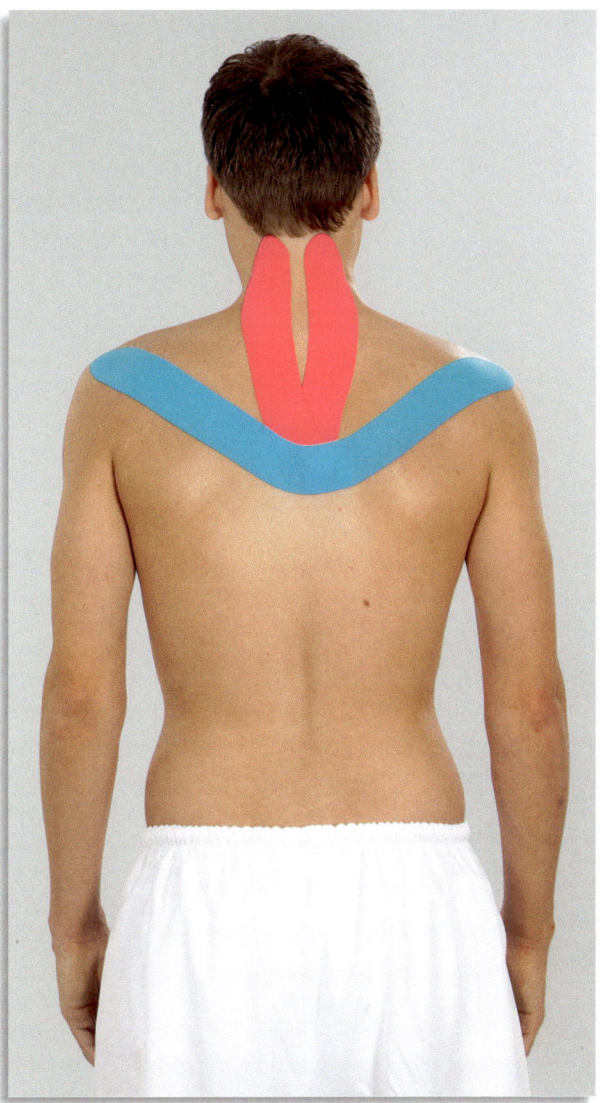

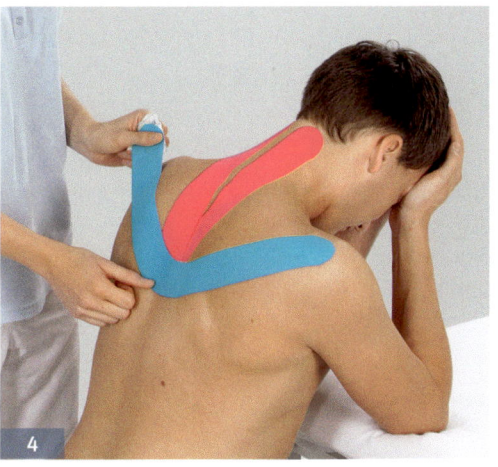

Halswirbelsäule: Nackenverspannung
Der Klassiker zur Entspannung des oberen Kapuzenmuskels

Damit auch die anhaltenden Nacken-Schultermuskelverspannungen nachlassen, Drehbewegungen und Seitneigen weniger Schwierigkeiten bereiten.

▶ **Tape**

Anzahl: **2 oder 4**
Form: **I**
Breite: **5 cm**
Zug: **deutlich**
Dauer: **bis 4 Tage**

Tipp

Das große Foto zeigt, wie Tapes für den oberen mit Tapes für den unteren Kapuzenmuskel kombiniert werden können. Von der unteren Brustwirbelsäule werden dazu üblicherweise beidseitig und mit deutlichen Zug während der Ausatmung Tapes zum oberen inneren Schulterblattwinkel gezogen und am Beginn fixiert.

Anleitung

Messen Sie eine Tapelänge von der Schulterecke über die Kante des oberen Kapuzenmuskels zur anderen Seite der Halswirbelsäule. Messen Sie ein zweites Tape, das bis zur Haargrenze auf der gleichen Seite reicht, wenn auch die Seitneigung wehtut. Schneiden Sie die Tapes ¼ kürzer als gemessen ab.

1. **Basis Tape 1:** Legen Sie ein Tape-Ende auf der linken Schulterecke an, wenn Drehen nach links an der rechten Halswirbelsäulenseite wehtut. Das Tape zeigt dabei zur Halswirbelsäule.

2. **Verlauf und Ende Tape 1:** Ziehen Sie das Tape mit deutlichem Zug über den oberen Rand des oberen Kapuzenmuskels, während der Sportler ausatmet und den Kopf leicht und schmerzfrei zur Seite der Tape-Basis gedreht hält. Das Tape-Ende wird ohne Zug auf der gegenüberliegenden Seite der Halswirbelsäule angelegt. (Wiederholen Sie dieses Tape für die andere Seite, wenn beide Drehrichtungen Schmerzen bereiten.)

3. **Tape 2:** Legen Sie ein Tape-Ende auf der linken Schulterecke an, wenn das Seitneigen nach rechts wehtut. Legen Sie es an wie Tape 1 (Basis und Verlauf), während der Sportler ausatmet und den Kopf leicht zur anderen Seite geneigt hält. Das Tape-Ende wird ohne Zug auf der gleichen Seite der Halswirbelsäule, bis zur Haargrenze, angelegt. (Wiederholen Sie dieses Tape für die andere Seite, wenn das Seitneigen in beiden Richtungen Schmerzen bereitet.)

4. **Alternativ:** Wenn Drehung des Kopfs in einer Richtung in Kombination mit Beugung am meisten wehtut, legen Sie das erste Tape nicht von der Schulterecke, sondern vom unteren Schulterblattwinkel an. Legen Sie dazu ein Tape der vorherigen Anlage an (siehe S. 160).

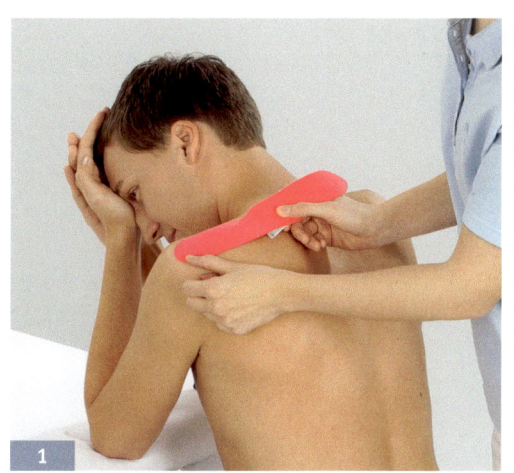

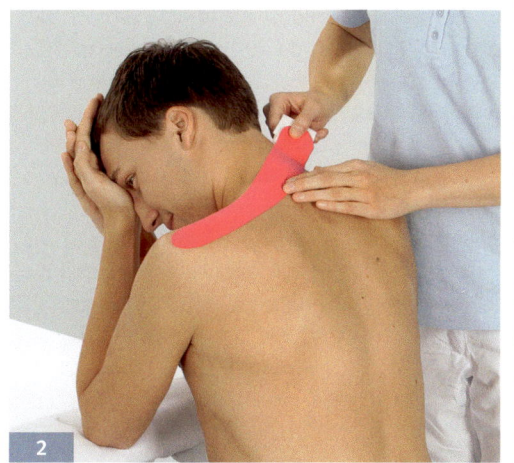

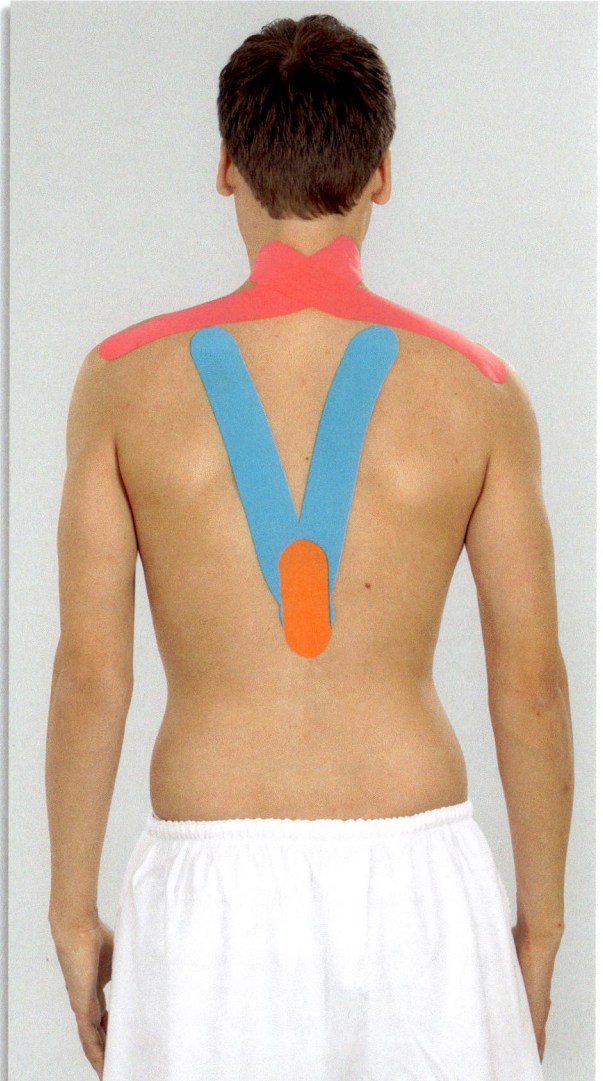

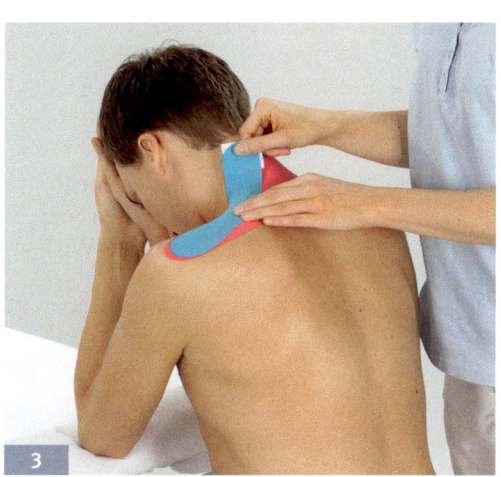

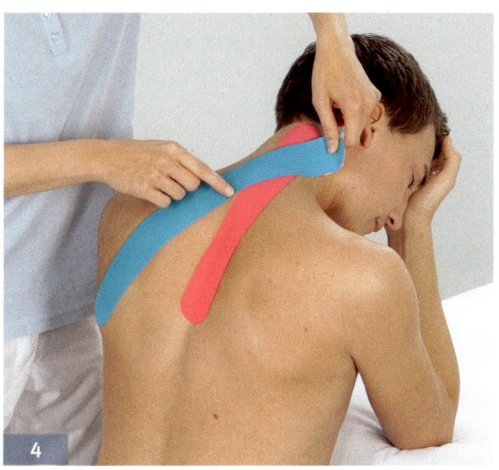

Erste-Rippe-Problematik

Wenn viele Halswirbelsäulenbehandlungen keine oder nur eine ungenügende Verbesserung für Nacken- und Armbeschwerden bewirken, könnten Störungen zwischen Nacken und Schulter dafür verantwortlich sein. Die erste Rippe spielt bei kombinierter Muskel-, Gelenk- und Nervenproblematik eine unrühmliche Hauptrolle.

Was ist passiert?

Das wissen die Sportler meistens nicht. Es gab keinen Unfall, es begann plötzlich. Nacken-Arm Probleme haben sich schleichend entwickelt bzw. sind nach bestimmten Belastungen des Arms, wie Werfen oder Schlagen (Tennisaufschlag, Schwimmen, Volleyball-Block oder -Schmetterschlag), immer schlimmer geworden. Nur manchmal ist ein plötzlicher Beginn oder Unfall Auslöser der Beschwerden. Meistens betrifft es vorübergehende Einklemmungen des Nervenbündels in diesem Bereich, wodurch Schmerzen im Ellenbereich bzw. einschlafende (Klein-) Finger auftreten. Bei Kraftverlust der Kleinfingerballen oder Schwellungen und Farbänderungen im Arm ist eine ärztliche Konsultation dringend geboten. Steifigkeit oder eine Fehlstellung der ersten Rippe spielt eine wichtige Rolle. Ein falsches Atemmuster (Brustatmung statt Bauchatmung) bei Schmerz oder Stress macht alles noch schlimmer. Bei genauer Betrachtung sind in der Regel angeborene Missbildungen um die Nerven- und Gefäßpassagen zwischen Nacken und Achsel als Ursache ausfindig zu machen.

Symptome:
- örtliche Schmerzen im Halskettenbereich vor allem unter dem oberen Kapuzenmuskel
- Schmerzen im Ellen- bzw. Kleinfingerbereich, oft auch Taubheit oder Kribbeln
- manchmal auch einseitige Kopfschmerzen, eventuell sogar pulsierend hinter dem Auge (wie Migräne) oder Ohrenpfeifen (Tinnitus)
- Zunahme der Beschwerden bei vielen Überkopfaktivitäten wie Werfen und Schlagbewegungen, als auch bei tiefen Atemzügen bei großer Anstrengung

Was ist zu tun?

Vermeiden Sie Aktivitäten, Bewegungen und Belastungen, die im Arm Beschwerden auslösen. Machen Sie einen Arzt oder Therapeuten ausfindig, der auf TOS (Thoracic-Outlet-Syndrom, Brustkorb-Austrittstelle-Syndrom) spezialisiert ist, denn herkömmliche Halswirbelsäulenbehandlungen sind hier unzureichend. Gefäßprobleme sollten ausgeschlossen werden.

Einige hilfreiche Tests zur Selbstüberprüfung eines möglichen TOS: Faust schließen und öffnen („fäusten") mit den Handrücken auf der Schulter und dem Ellenbogen nach außen löst innerhalb 30 Sekunden Schmerzen und Schweregefühl im Arm aus und bevor 90 Sekunden verstrichen sind, müssen Sie das Fäusten abbrechen. Zudem ist die Bewegung Ohr-zum-Brustbein an einer Seite schmerzhaft eingeschränkt. Das Einnehmen einer Militärhaltung: stramm stehen und die Schulterblätter fest zusammenziehen ist anstrengend, vor allem aber kann der Arm dabei schnell wehtun oder einschlafen.

Reha und Prävention

Schnelle Abhilfe als auch eine bleibende Verbesserung trotz sportlicher Belastung sind Ziele, die mit viel und konsequenter Therapie möglich sind. Die erste Phase der Behandlung beinhaltet oft passive Techniken vonseiten des Therapeuten, um die erste Rippe beweglicher zu machen bzw. eine Blockierung zu lösen. Entspannung der seitlichen Nackenmuskeln (Skalenus) von der Seite der Halswirbelsäu-

le zur ersten Rippe ist nicht immer einfach. Bestehende Bandscheibenleiden am Nacken verspannen diese Muskeln genauso wie ein Brustatemmuster. Ein Nackentrauma kann in diesen Muskeln Blutungen verursacht haben, die nun vernarbt sind. Eine Schlüsselbeinfraktur könnte ungünstige Kalkablagerungen zur Folge haben. Sportler mit anhaltenden Beschwerden können angeborene Bindegewebsstränge vom letzten Halswirbel zur ersten Rippe aufweisen. Bei großer oder anhaltender Belastung durch intensive Überkopfaktivitäten beim Schwimmen oder Werfen sind dann regelmäßige Folgebehandlungen erforderlich. Diese beinhalten auch Elektrotherapie und Massagen inklusive Trigger-Punkt-Behandlungen im Nacken- und oberen Brustkorbbereich. Ein konsequentes Selbstübungsprogramm mit vielen Beweglichkeitsübungen für die Brustwirbelsäule, Übungen zur Haltungskontrolle der Halswirbelsäule, Atemtraining und Entspannung ist unentbehrlich. Dehnübungen haben häufig weniger Erfolg als erhofft.

Tapes sind unentbehrlich, um Anfangserfolge zu festigen und schneller voranzukommen. Die Basis bildet eine Erste-Rippe-Tape-Anlage mit zwei Tapes. Dazu lassen sich wenn nötig weitere Tapes effektiv kombinieren.

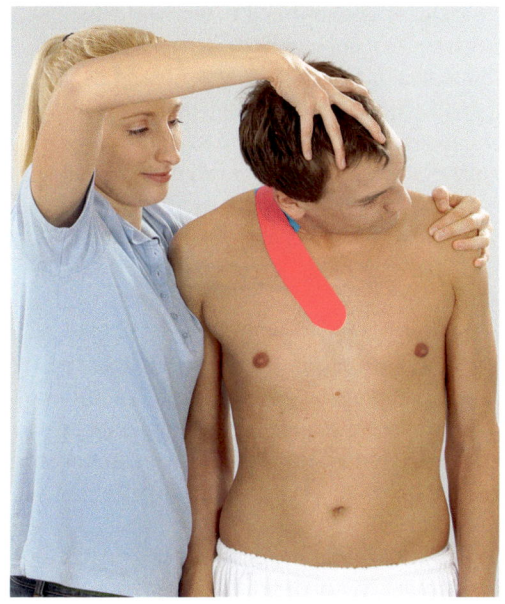

Tipp

Ein unterschätztes Problem bei Frauen ist das Ungleichgewicht zwischen der Kraft der Schulterblattmuskeln und dem Gewicht der Brüste bei schlecht stützenden BHs. Bei korrekter Trägereinstellung wird das Brustgewicht besser aufgefangen und können Muskeln ihre Aufgaben, mit oder ohne Ausdauertraining, ausreichend bewältigen.

◀ In maximal gedrehter Kopfstellung wird das Ohr zum Brustbein bewegt. Im Links-rechts-Vergleich sind Beweglichkeit und Schmerz unterschiedlich.

Erste Rippe

Zur Unterstützung der Nachhaltigkeit einer Korrektur der ersten Rippe durch manuelle Therapie und Übungen

Die Korrekturrichtung der ersten Rippe ist meistens nach unten und nach vorn und das kann durch Tapes erstaunlich effektiv unterstützt werden.

▶ **Tape**

Anzahl: **2**

Form: **I**

Breite: **5 cm**

Zug: **deutlich**

Dauer: **bis zu 4 Tage**

Tipp

Bei beidseitiger Problematik kann die Anlage beidseitig angelegt werden (großes Foto). Die beiden hinteren Tapes sind ebenfalls angezeigt bei einer Steifigkeit der unteren Halswirbelsäule, die sich vor allem bei einer Streckung der Halswirbelsäule wie beim Hochschauen bemerkbar macht.

Anleitung

Der Sportler sitzt auf der Ecke eines Tisches oder einer Behandlungsliege. Messen Sie zwei Tapelängen. Einmal von der Brustwirbelsäule, in Höhe des unteren Schulterblattwinkels, über den oberen Kapuzenmuskel zur vorderen unteren Halswirbelsäule, just oberhalb des inneren Endes des Schlüsselbeins. Und einmal von der Mitte des Brustbeins über das Schlüsselbein und oberen Kapuzenmuskel zur anderen Seite der Halswirbelsäule. Schneiden Sie beide Tapes ¼ kürzer als gemessen ab.

1. **Basis Tape 1:** Kleben Sie die Basis auf der Brustwirbelsäule, in Höhe des unteren Schulterblattwinkels, wobei das Tape schräg hoch zum Ohr zeigt.
2. **Verlauf und Ende Tape 1:** Ziehen Sie das Tape mit einer Hand mit deutlichem Zug über den oberen Brustkorb und oberen Kapuzenmuskel hoch. Dabei halten Sie mit der anderen Hand den Kopf leicht zur Seite geneigt und der Sportler atmet tief aus. Das Ende kleben Sie ohne Zug vorn auf der unteren Halswirbelsäule auf, gerade oberhalb des inneren Endes des Schlüsselbeins.
3. **Basis Tape 2:** Kleben Sie die Basis ohne Zug und in Richtung Ohr auf die Mitte des Brustbeins, soweit die Brüste das ermöglichen.
4. **Verlauf und Ende Tape 2:** Ziehen Sie das Tape mit einer Hand mit deutlichem Zug über das Schlüsselbein und den oberen Kapuzenmuskel hoch, während Sie mit der anderen Hand den Kopf leicht zur Seite geneigt und weggedreht halten, wobei der Sportler tief ausatmet. Das Ende des Tapes kleben Sie ohne Zug über den Nacken-Rumpf-Übergang zur gegenüberliegenden Seite.

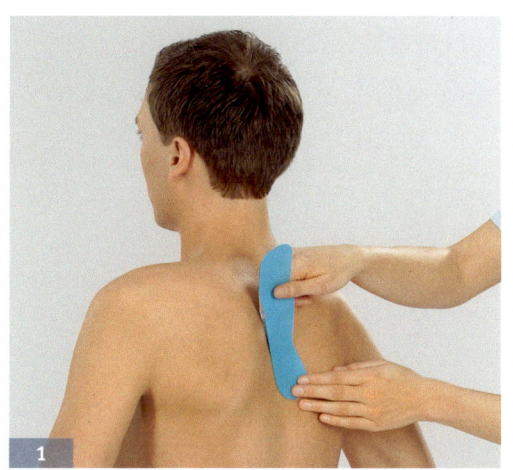

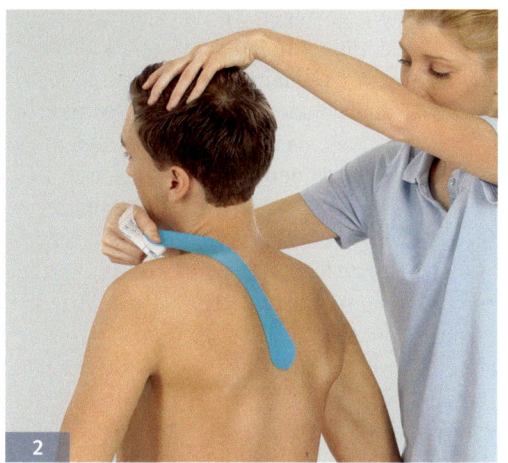

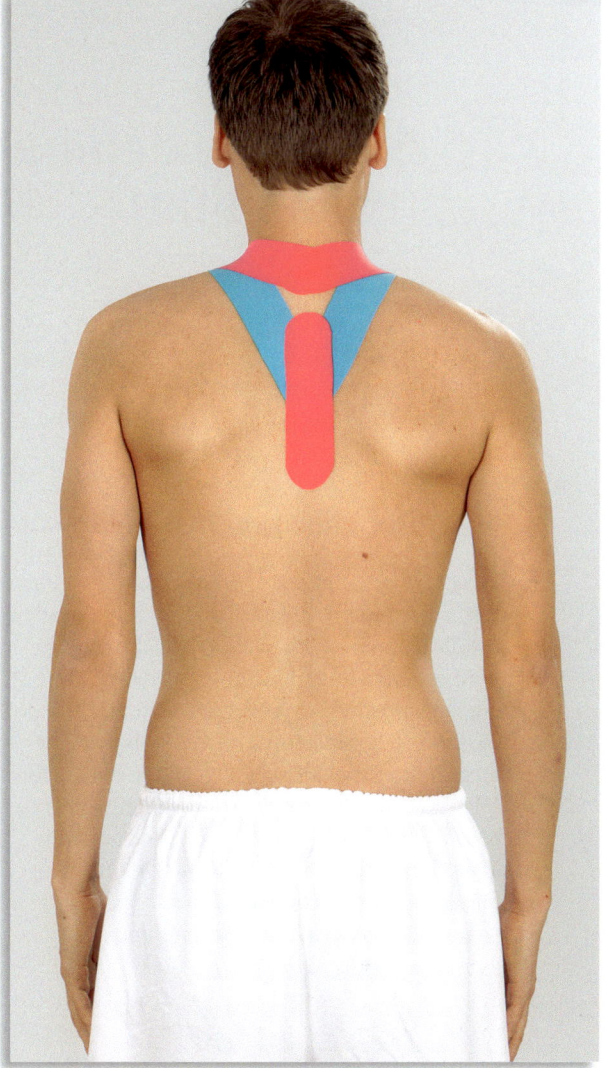

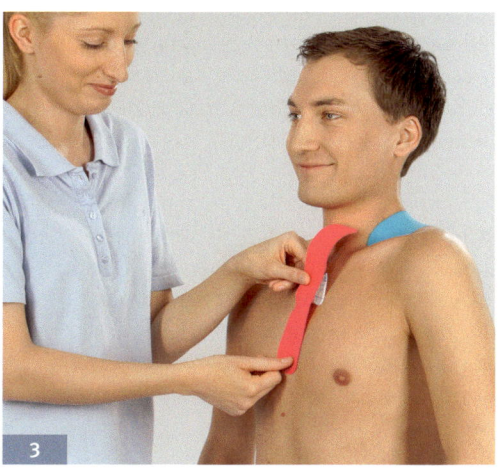

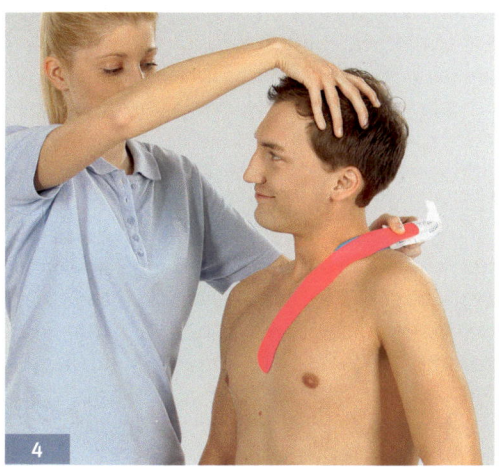

Schulterinnendrehungsschmerz (Instabilität)

Die Schulter schmerzt am meisten beim Greifen nach hinten (Schürzengriff). Eine Verschiebung des Oberarmkopfs nach vorn durch ein Muskelungleichgewicht ist dafür der häufigste Grund, jedoch zum Glück einfach zu therapieren.

Was ist passiert?

Das weiß man meistens nicht. Nach und nach tut die Schulter mehr weh, gehen die Bewegungen nach unten hinten schwerer. Es kann ein ziehender oder stechender Schmerz sein. Sie vernachlässigen und vermeiden die Bewegung immer mehr. Doch diese Ruhe hilft nicht. Das Problem löst sich nicht von allein. Doch diese Ruhe hilft nicht. Im Gegenteil, auch in Ruhe kann die Schulter wehtun. Das Problem löst sich nicht von allein und bedarf spezifischer manueller und aktiver Therapie.

Symptome:
- lokaler Schmerz in der Schulter, meistens vorn am deutlichsten
- zusätzlich verspannen die Muskeln am Schulterblatt
- Drehbewegungen der Schulter lösen Schmerzen aus, vor allem bei Aktivitäten wie Greifen mit dem Arm hinter den Rücken (Schürzengriff)

Was ist zu tun?

Bei schleichend ansteigenden Schmerzen, die auch mit Ruhe, Wärme, Massage oder einfachen krankengymnastischen Übungen nicht besser werden, sollten zunächst ernsthafte Erkrankungen, auch Probleme an der Halswirbelsäule, ausgeschlossen werden. Danach ist eine genaue Bewegungsanalyse des gesamten Schultergürtels inkl. der gesamten oberen Hälfte der Wirbelsäule angebracht. Dazu empfiehlt es sich, einen spezialisierten Physiotherapeuten aufzusuchen, der in manueller Therapie und in der Analyse und Behandlung von Muskelungleichgewichten weitergebildet ist. Vermeiden Sie die schmerzhaften Bewegungen oder Belastungen so gut, wie es geht. Auch können Sie aufhören mit den bisherigen Übungen, die keine Fortschritte gebracht haben.

Soforthilfe

Manchmal verrenkt man sich die Schulter oder eine misslungene Wurfbewegung löst schlagartig die Beschwerden aus. Wenn die Schulter nicht ausgekugelt ist und keine weitere ärztliche Untersuchung erforderlich scheint, kühlen Sie die Schulter mit Eis oder mit einem Schwamm mit kaltem Wasser. Im Amerikanischen Baseball kann so manchmal die Versorgung der Werfer bewundert werden. Eine weitere Behandlung mit Elektrotherapie kann sehr schmerzlindernd wirken. Beobachten Sie den Verlauf Ihrer Beschwerden genau und melden Sie sich beim Arzt, wenn die Beschwerden zunehmen. Anschließend können zusätzlich Tapes angelegt werden, die gegen die schmerzhafteste Bewegung Widerstand geben (die Bewegung bremsen). Dadurch soll eine Schmerzlinderung als auch eine Beweglichkeitszunahme erreicht werden.

Reha und Prävention

Das Hauptziel der Therapie ist, eine schnellstmögliche völlige Schmerzfreiheit und Beweglichkeit in allen Richtungen zu erreichen. Dazu brauchen Sie die Hilfe eines Therapeuten, der mit gezielten Griffen die Schulter wieder in Ordnung bringt. Spezifische Übungen sollten präzise ausgeführt werden und Ihr Therapeut wird hier anfänglich andauernd eingreifen und korrigieren müssen. Vermeiden Sie pure

Kraftübungen, denn dabei fehlt meistens die erforderliche Kontrolle über den Verlauf der Schulterbewegung. Auch nach der Rückkehr zum normalen Training bleibt ein spezielles Übungsprogramm, inklusive Tape-Anlagen, erforderlich.

Tipp

Testen Sie regelmäßig den Zustand Ihrer Schulter. Drücken Sie in der Schürzengriffstellung mit der Handfläche der anderen Hand den Kopf des Oberarms der Problemschulter nach hinten. Das darf empfindlich sein, jedoch sollte es nicht wirklich wehtun. Wenn es Schmerzen bereitet, wiederholen Sie das Drücken in einem fließenden Rhythmus. Lässt der Schmerz nach, machen Sie 1 bis 2 Minuten weiter. Nimmt der Schmerz zu, melden Sie sich bei Ihrem Arzt oder Physiotherapeuten.

▼ Während der Sportler sich auf seine Schulter konzentriert, wird die Innendrehung ohne oder mit Hilfsmitteln wie Theraband, Hantel oder Seilzug kontrolliert trainiert.

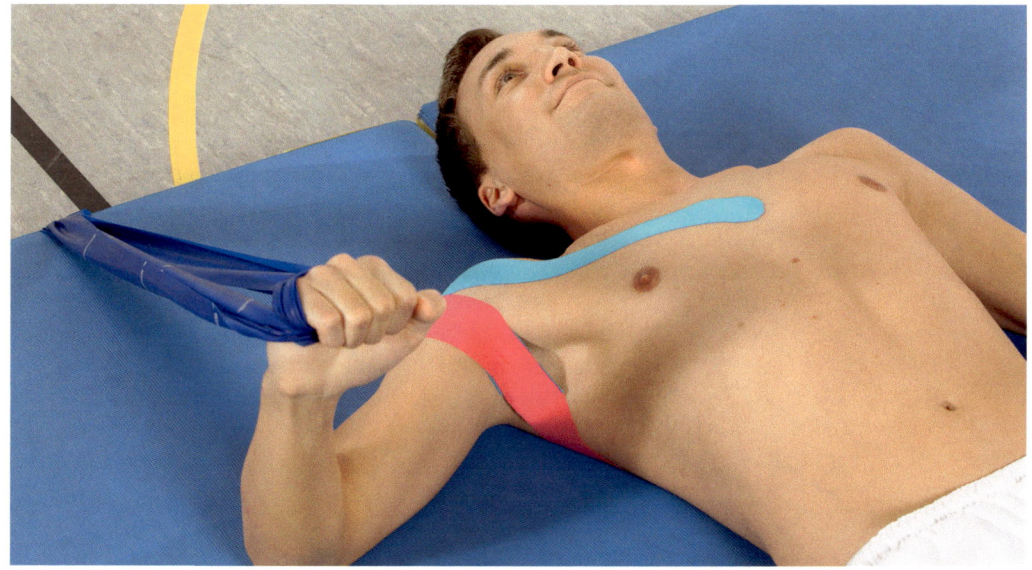

Schulterinnendrehung

So verbessern Sie den Bewegungsablauf im
Schultergelenk bei der Drehung nach innen

Diese Anlage hilft Ihnen dabei, in Ihre Schulter „hineinzuhorchen" und Ihren
Oberarm gezielter zu steuern, während Sie Ihre Übungen zur Verbesserung der
Schulterinnendrehung ausführen.

Anleitung

▶ **Tape**
Anzahl: **3**
Form: **I**
Breite: **5 cm**
Zug: **deutlich**
Dauer: **bis 4 Tage**

Der Sportler setzt sich auf einen Hocker und legt den Arm
schmerzfrei schräg nach außen auf einen Tisch. Der Ellbogen
liegt deutlich tiefer und etwas weiter vorn als die Schulter. Die
Hand liegt tiefer als der Ellenbogen. Diese Stellung sollte nicht
unbequem oder schmerzhaft sein.

Messen Sie ein Tape vom unteren Brustbein bei Männern bzw.
vom mittleren oder oberen Brustbein bei Frauen zur Rückseite
des Oberarmkopfs. Messen Sie zwei weitere Tapes von der unteren Brustwirbelsäule in Höhe der untersten Rippe und vom
Beckenkamm zur Achsel und weiter nach vorn über den Oberarmkopf zur Rückseite des Oberarms. Schneiden Sie die drei
Tapes jeweils ¼ kürzer als gemessen ab.

1. **Basis Tape 1:** Legen Sie ein Ende des ersten Tapes ohne Zug
   schräg nach oben und außen gerichtet auf dem Brustbein
   an. Bei Männern im unteren Bereich, bei Frauen im mittleren oder oberen Bereich, je nach Größe der Brust.
2. **Verlauf und Ende Tape 1:** Ziehen Sie das Tape mit deutlichem Zug nach außen oben an der vorderen Ecke des
   Schulterblatts vorbei, während der Sportler tief ausatmet.
   Das Tape-Ende wird ohne Zug an der Rückseite des oberen
   Oberarms geklebt.
3. **Basis Tape 2:** Kleben Sie ein Tape-Ende, zur Achsel gerichtet, auf dem oberen Rand des Beckenkamms an.
4. **Verlauf Tape 2:** Ziehen Sie das Tape mit deutlichem Zug von
   der Basis schräg nach außen oben zur Achsel. Dabei sollte
   der Sportler ausatmen. Die Achselpassage wird mit einem
   5 cm langen Tapestück beklebt, damit das Tape nicht in der
   empfindlichen Achsel klebt.

170

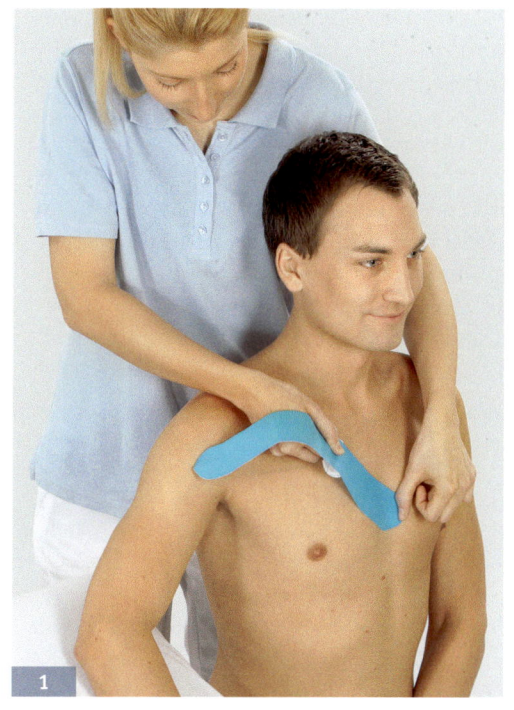

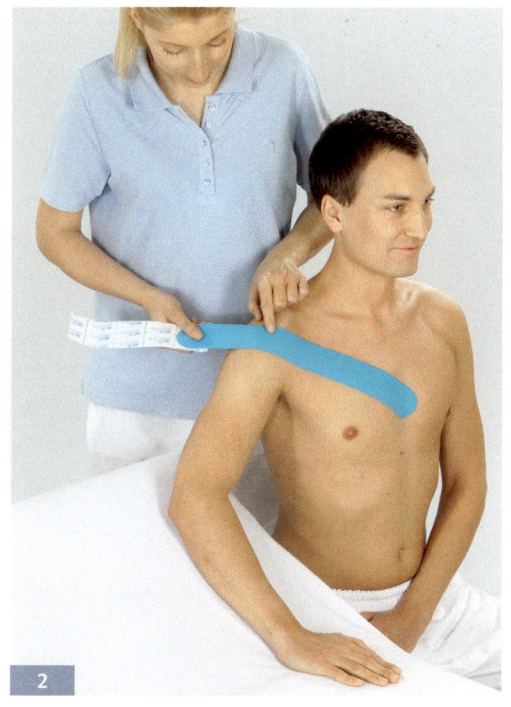

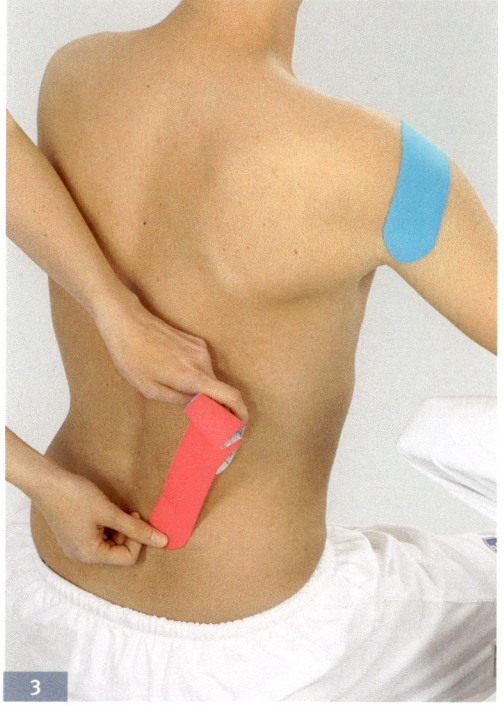

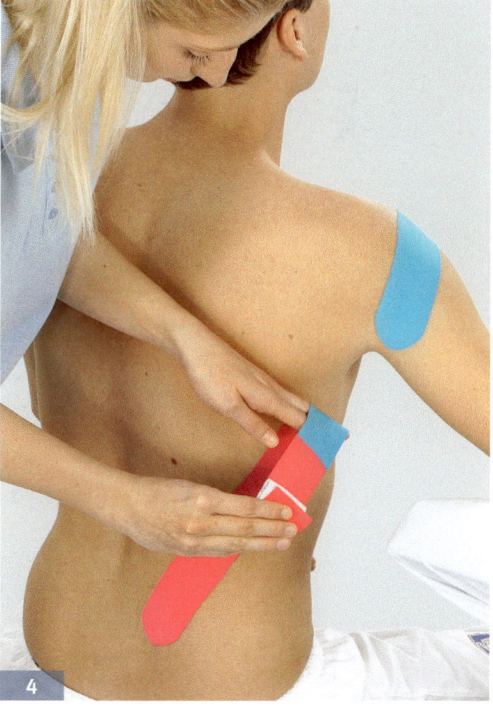

5. **Ende Tape 2:** Nach der Achselpassage ziehen Sie das Tape weiter nach vorn zum Oberarmkopf. Das Ende wird ohne Zug an der Rückseite des Oberarms geklebt.

6. **Tape 3:** Kleben Sie ein Tape-Ende, zur Achsel gerichtet, über der Wirbelsäule in Höhe der unteren Rippe. Ziehen Sie das Tape mit deutlichem Zug von der Basis, schräg nach außen oben zur Achsel, zu Tape 2. Dabei sollte der Sportler ausatmen. In der Achsel kleben Sie das Tape voll überlappend auf Tape 2. Ziehen Sie das Tape weiter nach vorn zum Oberarmkopf. Das Ende wird ohne Zug an der Rückseite des Oberarms – Tape 1 und 2 nur teilweise überlappend – geklebt.

- Wenn erforderlich, wiederholen Sie Tape 1 noch einmal.

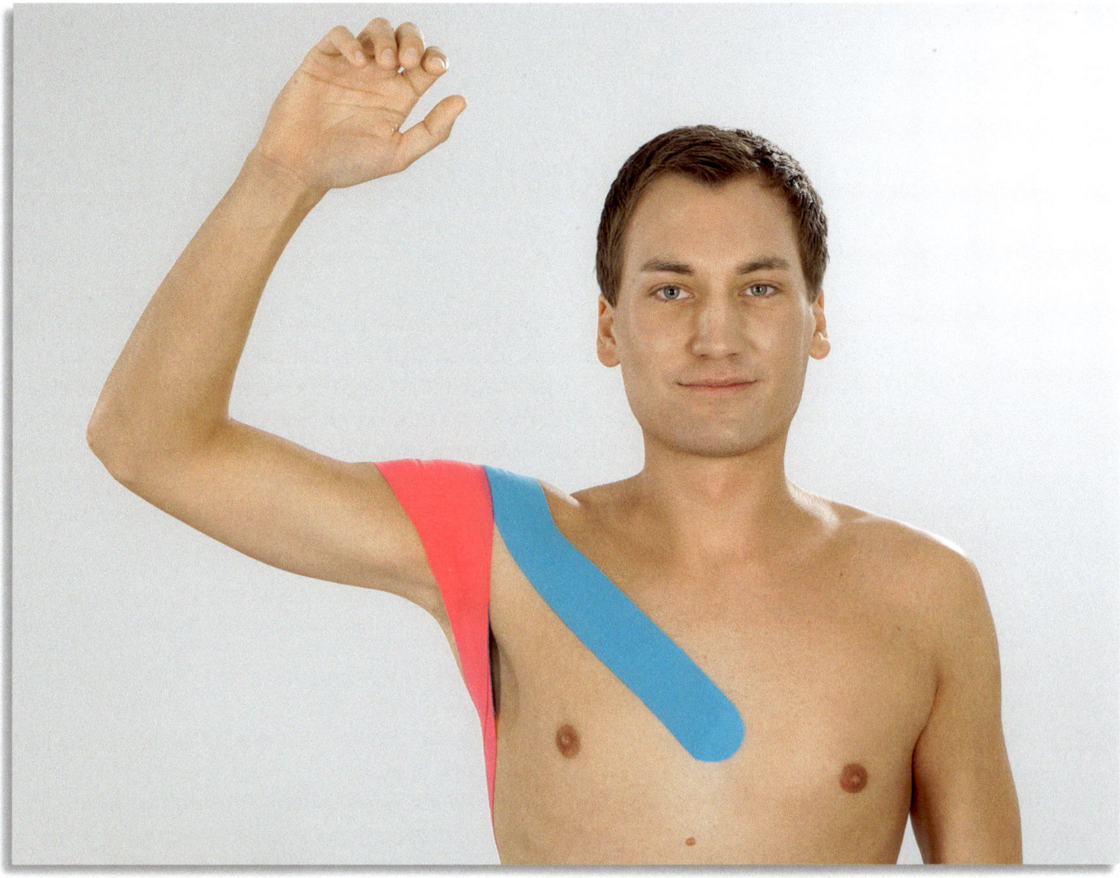

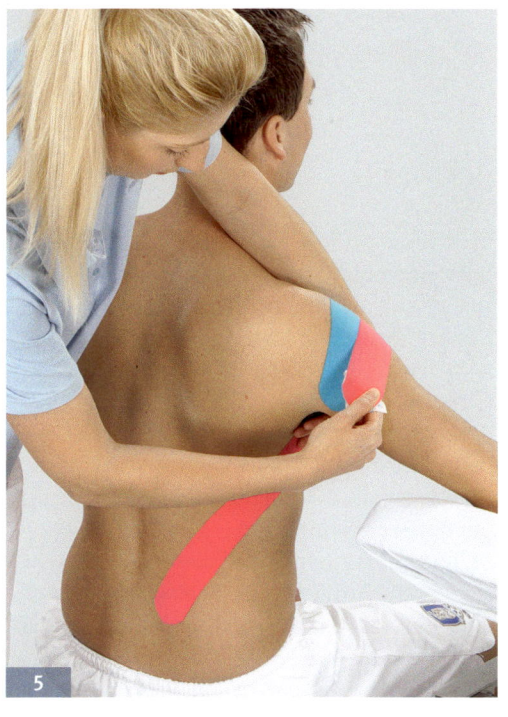

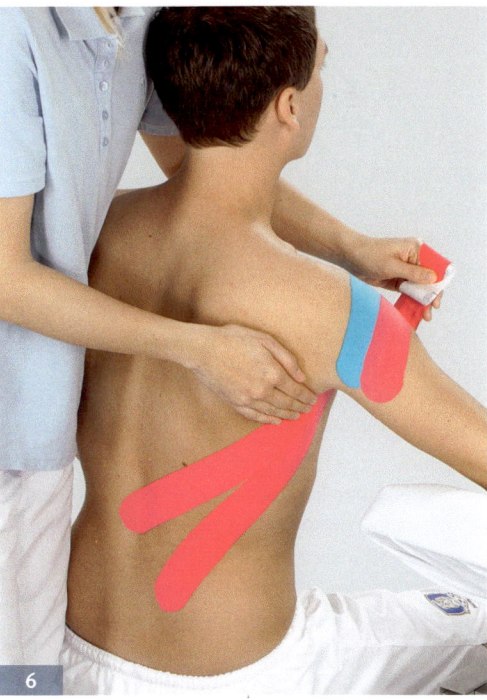

Schulteraußendrehungsschmerz

Die Schulter schmerzt beim seitlichen Heben und bei Überkopfaktivitäten wie Werfen und Schlagen (Smash). Eine Kompression der Sehnen und Schleimbeutel zwischen dem Schulterblatt und dem Oberarmkopf scheint dafür der häufigste Grund und erfordert eine umfassende Behandlung.

Was ist passiert?

Das Geschehen beginnt nicht mit einem Unfall, sondern die Schulterschmerzen beginnen schleichend und werden durch wiederholten, intensiven Gebrauch allmählich stärker. Das Anheben des Arms schmerzt. Es kann ein ziehender oder stechender Schmerz sein. Obwohl Sie die schmerzhaften Bewegungen vermeiden, bessern sich die Beschwerden nicht.

Symptome:
- lokaler Schmerz in der Schulter, meistens oben und innen
- zusätzlich Verspannungen zwischen Nacken und Schulter
- Heben und Drehen des Oberarms lösen Schmerzen aus, vor allem wenn der Arm seitlich gehoben wird

Was ist zu tun?

Bei schleichend ansteigenden Schmerzen, die auch mit Ruhe, Wärme oder krankengymnastischen Übungen nicht besser werden, sollten zunächst ernsthafte Erkrankungen, auch an der Halswirbelsäule, ausgeschlossen werden. Eine genaue Bewegungsanalyse des Schultergürtels inkl. der gesamten oberen Hälfte der Wirbelsäule durch einen spezialisierten Physiotherapeuten ist angebracht. Da das Schultergelenk ein kompliziertes, muskelgeführtes Gelenk ist, werden speziell die Schulter- und Schulterblattmuskeln auf Ungleichgewichte (unter vs. überaktiv) und Trigger-Punkte untersucht. Vermeiden Sie Armbewegungen oder -belastungen, die zusätzlich reizen. Beenden Sie die bisherigen Übungen, die keine Fortschritte gebracht haben.

Soforthilfe

Manchmal verhebt man sich die Schulter oder eine misslungene Schlagbewegung löst schlagartig die Beschwerden aus. Wenn die Schulter weiterhin bewegt werden kann, und keine weitere ärztliche Untersuchung erforderlich scheint, kühlen Sie die Schulter mit Eis oder mit einem Schwamm mit kaltem Wasser. Beim Tennis, Volleyball oder Baseball kann so manchmal die zwischenzeitliche Versorgung der Spieler bewundert werden. Eine weitere Behandlung mit Elektrotherapie kann sehr schmerzlindernd wirken. Beobachten Sie den Verlauf Ihrer Beschwerden genau und melden Sie sich beim Arzt, wenn die Beschwerden zunehmen.

Anschließend können zusätzlich Tapes angelegt werden, die dazu beitragen, dass das Schulterblattdach besser angehoben wird und der Oberarmkopf im Schultergelenk leichter dreht. Dadurch soll eine Schmerzlinderung beim Bewegen erreicht werden.

Reha und Prävention

Das Hauptziel der Therapie ist eine schnellstmögliche völlige Schmerzfreiheit und Beweglichkeit in allen Richtungen zu erreichen. Dazu brauchen Sie die Hilfe eines Therapeuten, der mit gezielten Griffen die Schulter, das Schulterblatt, die Rippen und die Wirbelsäule mit den dazugehörenden Muskeln wieder in Ordnung bringt. Trigger-Punkt-Behandlungen sind oft wichtig. Spezifische Übungen

▼ Beim Training der Schulteraußendrehung lassen sich die anspruchsvollen Übungen mit einer kombinierten Tape-Anlage präziser ausführen.

sollten präzise ausgeführt werden und Ihr Therapeut wird hier anfänglich nachhelfen und korrigieren müssen. Vermeiden Sie pure Kraftübungen, denn dabei fehlt meistens die erforderliche Kontrolle über den Verlauf der Schulterbewegung.

Auch nach Rückkehr zum normalen Training bleibt ein individuelles Sonderübungsprogramm, inklusive Tape-Anlagen, erforderlich.

Tipp

Testen Sie regelmäßig den Zustand Ihrer Schulter. Heben Sie in verschiedenen Stellungen den Arm seitlich an: mit zur Seite gestrecktem Arm oder mit dem Ellenbogen etwas vor oder hinter der Schulter, mit der Handfläche oder mit dem Handrücken nach oben gedreht. So spüren Sie, in welcher Stellung und mit welcher Geschwindigkeit das Heben und Senken des Arms noch wehtut. Falls es noch oder wieder Schmerzen bereitet, melden Sie sich bei Ihrem Arzt oder Physiotherapeut.

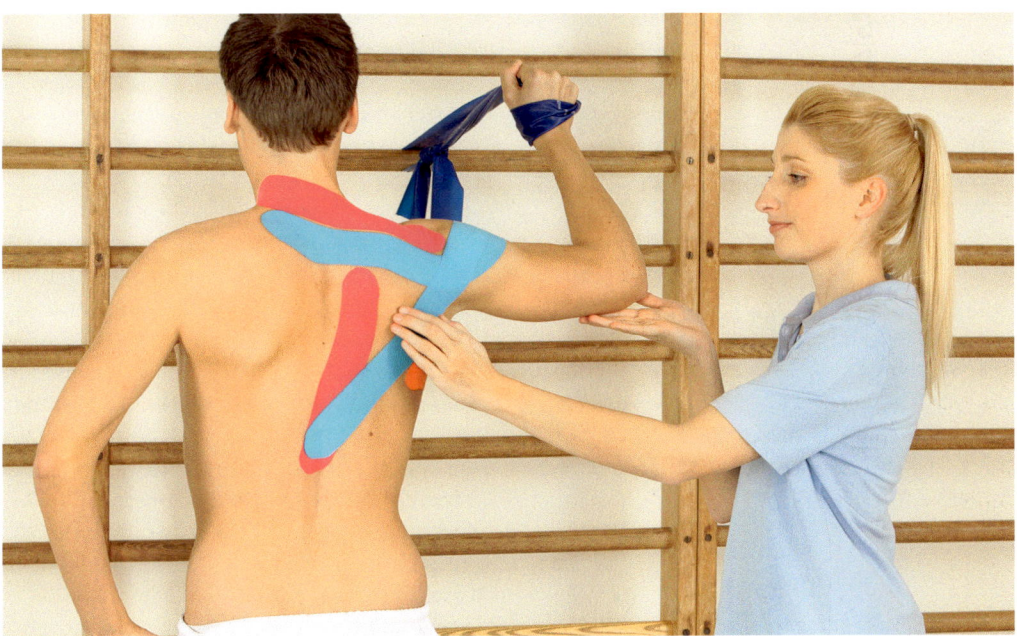

Schulteraußendrehung

So verbessern Sie die Drehung vom Oberarm gegenüber dem Schulterblatt beim Werfen und Schlagen

Diese Tape-Anlage verringert die Einklemmungs- und Reizungsgefahr zwischen Schulterblattdach und Oberarmkopf und unterstützt Ihre Übungen bei Überkopfaktionen mit Ball oder Schläger.

▶ **Tape**

Anzahl: **4 oder 5 (bei Frauen) bzw. 4 oder 6 (bei Männern)**

Form: **I**

Breite: **5 cm**

Zug: **deutlich**

Dauer: **bis 4 Tage**

Anleitung

Der Sportler setzt sich auf einen Hocker und legt den Arm schmerzfrei schräg nach außen auf einen Tisch. Der Ellbogen liegt deutlich tiefer und etwas weiter vorn als die Schulter. Die Hand ist weiter oben als der Ellenbogen, jedoch darf diese Stellung nicht unbequem oder schmerzhaft sein.

Messen Sie ein erstes Tape von der gegenüberliegenden Seite der Halswirbelsäule über die Nacken-Schulterlinie zum Schulterblattdach der schmerzhaften Schulter. Das zweite Tape messen Sie vom Winkel der Nacken-Schulterlinie der gegenüberliegenden Schulterseite zur vorderen Seite des betroffenen Oberarms. Messen Sie ein drittes Tape von der unteren Brustwirbelsäule, in Höhe der unteren Rippen, zum oberen, inneren Winkel des Schulterblatts. Das vierte Tape wird vom unteren Winkel des Schulterblatts zur vorderen Seite des Oberarms abgemessen. Schneiden Sie die vier Tapes jeweils ¼ kürzer als gemessen ab.

1. **Tape 1:** Legen Sie ein Ende ohne Zug quer an der gegenüberliegenden Seite der Halswirbelsäule an, während der Sportler von der schmerzhaften Schulterseite wegschaut. Ziehen Sie das Tape mit deutlichem Zug präzise über die Schulterlinie zur schmerzhaften Schulter und kleben Sie das Ende exakt auf das Schulterblattdach und nicht darüber auf den Oberarm.
2. **Tape 2:** Legen Sie ein Ende ohne Zug unter den Beginn von Tape 1 an, während der Sportler von der schmerzhaften Schulterseite wegschaut. Ziehen Sie das Tape mit deutlichem Zug präzise parallel unterhalb von Tape 1 zur Schulterecke, jedoch um die hintere Ecke herum, zum hinteren Oberarm und in einer leichten Kurve zu dessen Vorderseite.

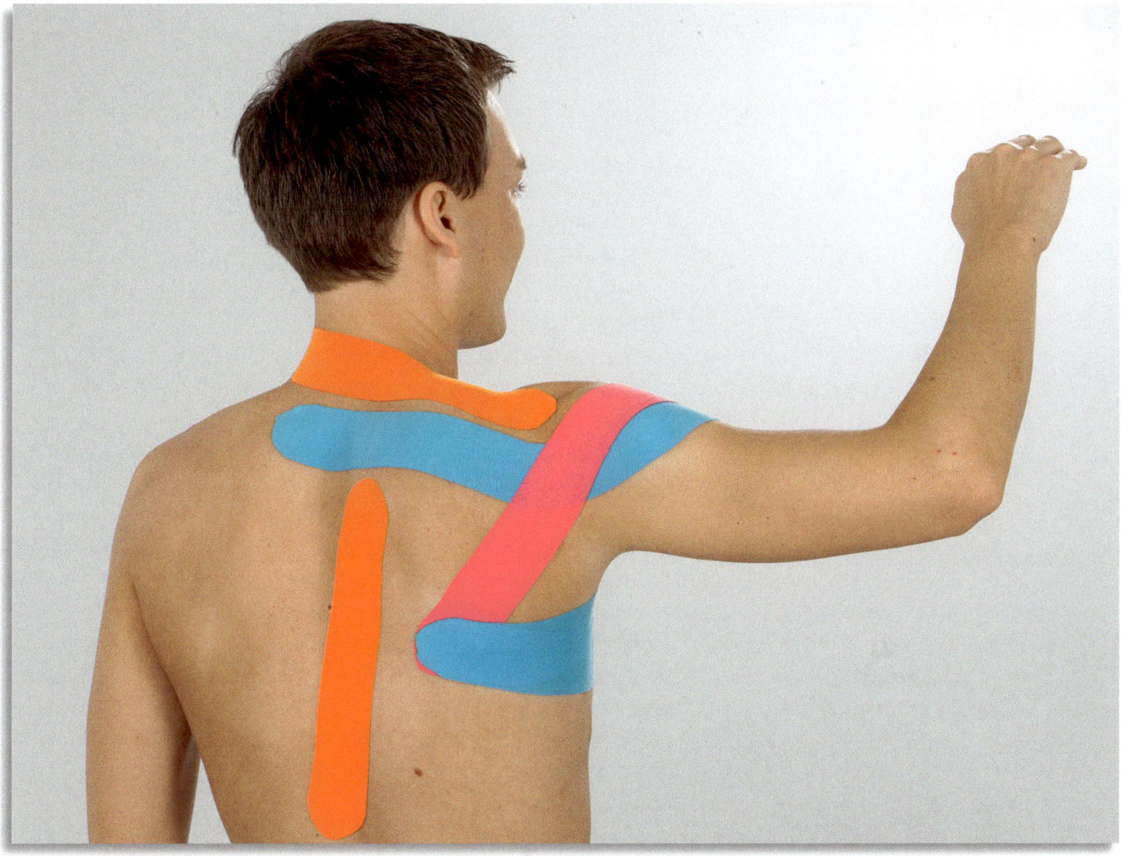

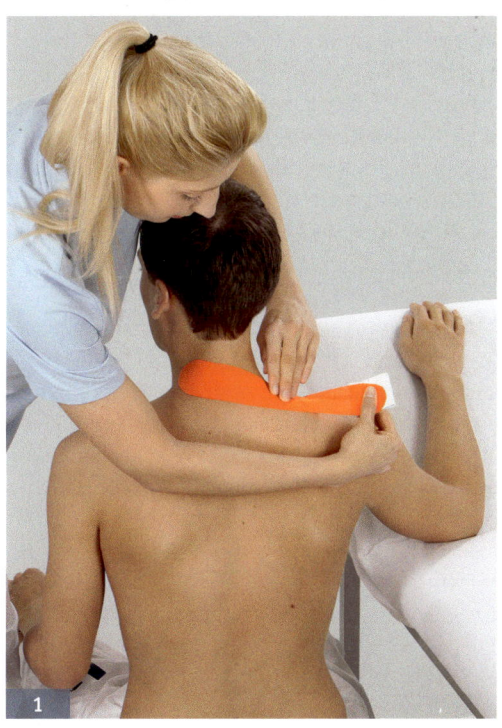

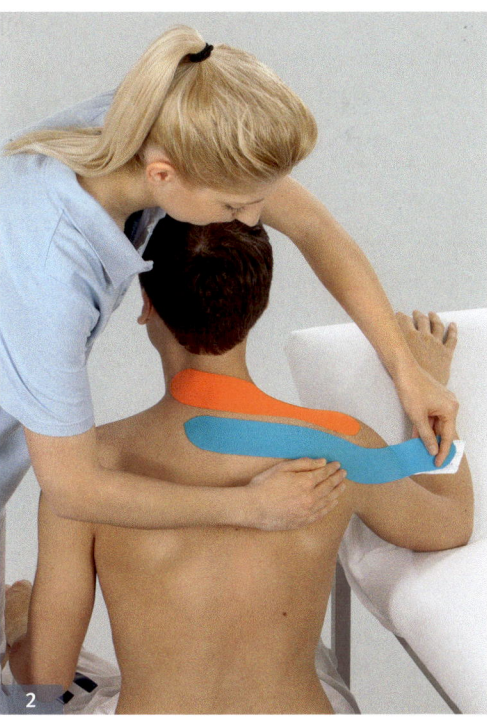

3. **Tape 3:** Legen Sie ein Tape-Ende ohne Zug schräg nach oben gerichtet auf der unteren Brustwirbelsäule in Höhe der unteren Rippe an. Ziehen Sie das Tape, während der Sportler tief ausatmet, mit deutlichem Zug nach außen oben zur inneren oberen Ecke des Schulterblatts. Kleben Sie das Ende ohne Zug direkt unterhalb von Tape 2 auf.

4. **Tape 4:** Kleben Sie ein Tape-Ende auf den unteren Winkel des Schulterblatts. Ziehen Sie das Tape mit deutlichem Zug von der Basis, während der Sportler ausatmet, schräg nach außen oben zur hinteren oberen Ecke des Schulterblatts zum Tape 2. Ziehen Sie das Tape außen an dieser Ecke vorbei, kreuzen Sie dabei Tape 2, zur Vorderseite des Oberarms. Das Ende wird ohne Zug an der Vorderseite des Oberarms aufgeklebt. Wenn nötig wird auch der unteren Winkel des Schulterblattdreiecks mitbehandelt.

Wenn das Ergebnis dieser Tapes beim Armbewegen noch nicht überzeugend ist, können vom Brustbein zum unteren Winkel des Schulterblatts zusätzlich ein (bei Frauen) bzw. zwei Tapes (bei Männern) angelegt werden. Auch diese schneiden Sie ¼ kürzer als gemessen ab.

5. **Tape 5:** Kleben Sie ein Tape-Ende ohne Zug auf das untere Brustbein. Das Tape zeigt zum unteren Winkel des Schulterblatts. Ziehen Sie es mit deutlichem Zug von der Basis, während der Sportler ausatmet, nach außen über die Rippen zum unteren Winkel des Schulterblatts. Das Ende wird ohne Zug an diesen knöchernen Winkel geklebt. Bei Frauen verläuft das Tape unterhalb der Brust. Bei Männern kann man, wenn der Verlauf präzise über der Brustwarze ist, einfach an der Stelle ein kleines Loch in das Tape schneiden, um diese nicht zu überkleben.

6. **Tape 6:** Bei Männern können Sie zusätzlich ein weiteres Tape auf den mittleren Bereich des Brustbeins kleben. Die Basis ohne Zug aufkleben. Das Tape zeigt zum unteren Winkel des Schulterblatts. Ziehen Sie es mit deutlichem Zug von der Basis, während der Sportler ausatmet, nach außen über die Rippen zum unteren Winkel des Schulterblatts. Das Ende wird ohne Zug an diesen knöchernen Winkel geklebt.

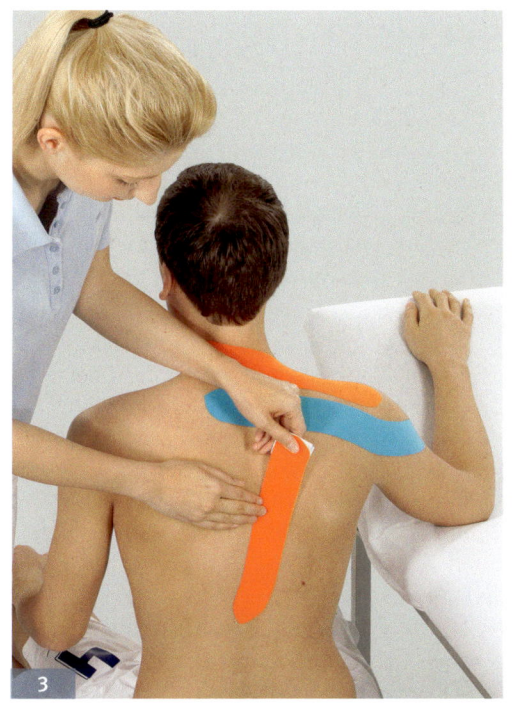

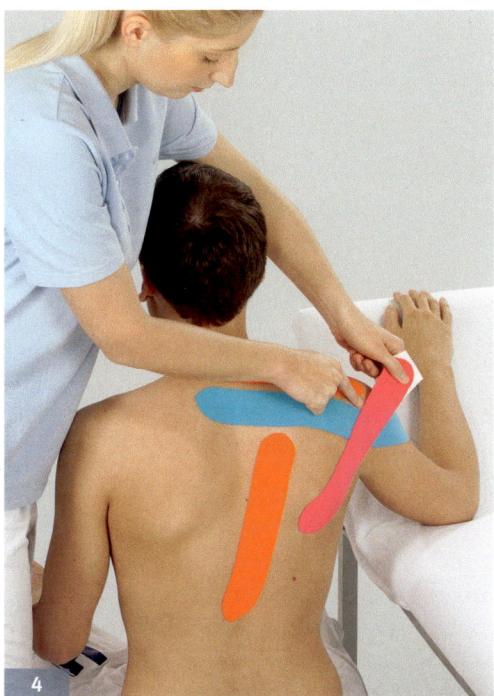

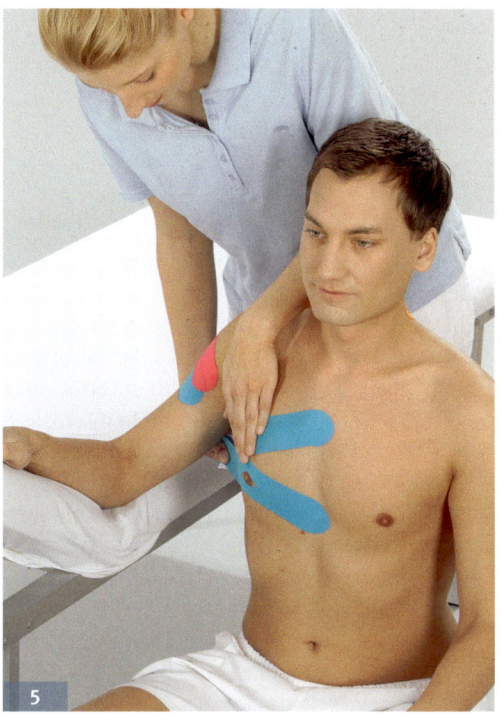

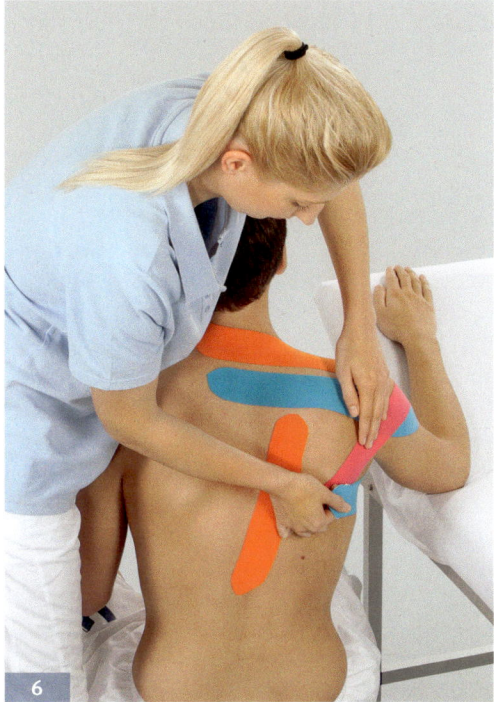

Schultereckgelenksverletzung

Sie sind auf Ihre Schulter gestürzt und es schmerzt vor allem oben und außen an der Schulter. Häufig ist eine Stufe zwischen Schulterblattdach und Schlüsselbein sicht- und spürbar. Viele Armbewegungen sind schmerzhaft, vor allem die Bewegungen auf Schulterhöhe.

Was ist passiert?

Ein Sturz voll auf die obere Schulter, beim Reiten, Radeln, Motorradfahren, Eishockey, Skifahren oder nach einem Foul beim Fußball. Es kracht, der Schulterschmerz ist sofort da und klingt nicht mehr ab. Die Halswirbelsäule könnte ebenfalls verletzt sein und steht dann auch meistens im Vordergrund. Oft ist weitermachen nicht möglich. Der Arm ist wie gelähmt. Oder, es scheint anfänglich nicht so schlimm, jedoch nach Wochen wird es eher schlimmer statt besser.

Symptome:
- lokaler Schmerz oben außen auf den Knochen der Schulter
- Armbewegungen in fast allen Richtungen und, typischerweise, vor allem auf Schulterhöhe sind schmerzhaft

Was ist zu tun?

Bei sofortigen und ansteigenden Schmerzen soll umgehend medizinisch untersucht werden. Ein Schlüsselbeinbruch sollte sofort erkannt werden. Manchmal scheint es nicht so schlimm und man macht weiter mit dem Sport. Bei einem sehr großen Druckschmerz oben außen auf der Schulter, am Übergang vom Dach des Schulterblatts zum Schlüsselbein, ist es wahrscheinlich, dass am Schlüsselbein oder Gelenk etwas beschädigt ist, wie von Tossy und Rockwood beschrieben. Das kann variieren von einer kleinen Überdehnung, Zerrung der Gelenkkapsel bis zur Komplettruptur mit einer klaren Fehlstellung der beiden Knochen. Eine spürbare Stufe, wobei das Schlüsselbein höher als das Schulterblatt steht, das Klaviertastenphänomen, deutet auf eine Verrenkung, eine Luxation, hin.

Soforthilfe

Wenn keine Notwendigkeit für weitere ärztliche Untersuchungen besteht, lagern Sie den Arm so gut wie möglich schmerzfrei. Kühlen Sie mit Eis (oder, wenn nicht vorhanden, mit kaltem Wasser) oben auf der Schulter. Lassen Sie sich eine Bandage, den sogenannten Rücksackverband wie bei Schlüsselbeinbrüchen, umlegen. Beobachten Sie den Verlauf Ihrer Beschwerden genau und gehen zum Arzt, wenn Ihre Beschwerden zunehmen. Gut lagern und kühlen können die anhaltenden Beschwerden vorübergehend lindern. Tape-Anlagen können die weitere Therapie sinnvoll begleiten. Tapes dienen in erster Linie dazu, die Stellung des Schlüsselbeins so zu verbessern, dass die Gelenkkapselbandverletzung optimal abheilen kann. Dazu soll eine schmerzfreie Beweglichkeitszunahme erreicht werden.

Reha und Prävention

Das Hauptziel der Therapie ist eine schnellstmögliche völlige Schmerzfreiheit und Armbeweglichkeit in allen Richtungen zu erreichen. Ihr Therapeut wird sich direkt mit dem Schultereckgelenk auseinandersetzen und mit Griffen und Techniken das Gelenk gekonnt bewegen. Sie lernen auch, Ihr Schulterblatt speziell zu drehen. Denn eine Außendrehung des Schulterblatts hilft, die Stellung des Schultereckgelenks zu verbessern. Auch wenn die Schmerzen noch nicht vollständig beseitigt

sind, kann trainiert werden. Voraussetzung: Die Schmerzen sind gut erträglich und steigen nicht an. Während Sie Ihre schmerzhafte Schulter zum Trainieren bewegen, ist es oft hilfreich, das Schlüsselbein mit dem anderen, gesunden Arm nach unten zu drücken. Wenn das hilft, ist es genau das, was die Tape-Anlage für Sie tun wird.

Tipp

Ein Kissen sollte dazu beitragen, dass Sie Ihren Arm nachts bequem lagern können und morgens ohne Schulterschmerz aufwachen. Experimentieren Sie ein wenig, bis Sie die richtige Höhe und Stellung gefunden haben. Das Kissen wird auch verhindern, dass Sie sich umdrehen und sich selbst wehtun.

▼ Testen und Trainieren der schmerzhaften Bewegungen des Arms auf Schulterhöhe mit Tape und mit variablem anhaltenden Druck auf dem Schlüsselbein nach unten.

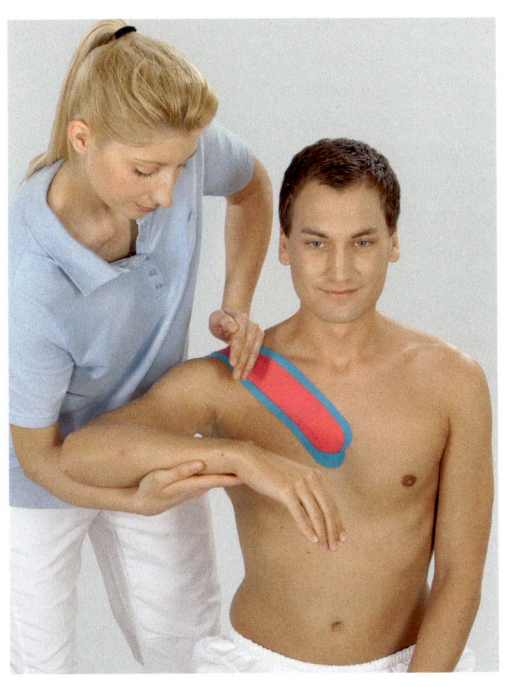 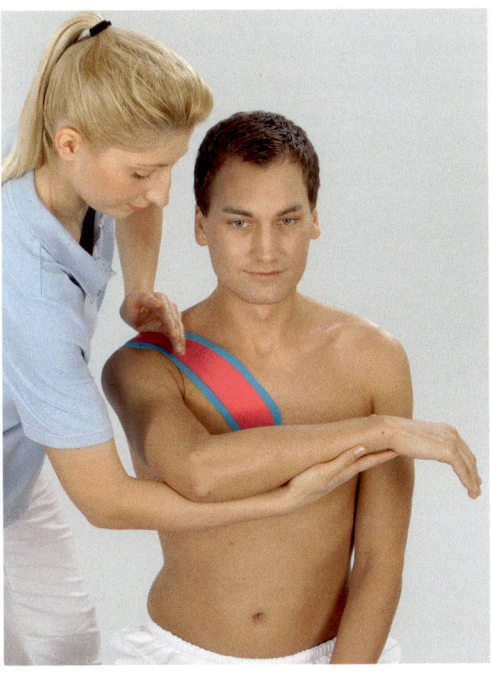

Schultereckgelenk
So wird Ihr Schlüsselbein in Stellung gebracht

Tape-Anlage beim Klaviertastenphänomen einer Schultereckgelenksfehlstellung: Zusätzlich zur manuellen Korrektur des Schlüsselbeins nach unten kann eine Tape-Anlage dazu beitragen, dass die korrigierte Stellung erhalten bleibt.

▶ **Tape**

Anzahl: **2 oder 3**
Form: **I**
Breite: **5 cm**
Zug: **deutlich bis maximal**
Dauer: **bis 4 Tage**

Tipp

Mit den Tapes 1, 3, 5 (und 6) der vorherigen Anlage unterstützen Sie die Außendrehung des Schulterblatts und optimieren die Stellung des Schulterblatts gegenüber dem Schlüsselbein.

Anleitung

Der Sportler sitzt am Tisch und legt den Arm vor dem Körper auf den Tisch. Der Oberarm soll möglichst horizontal sein und der Arm soweit nach innen vor dem Körper abgelegt werden, dass es gerade nicht schmerzhaft ist. Stellen Sie sich neben den Sportler und messen Sie zuerst von der Mitte des Brustbeins zur Rückseite des äußeren Teils des Schlüsselbeins. Dieses Tape brauchen Sie meistens zweimal. Schneiden Sie zwei Tapes jeweils ¼ kürzer als gemessen ab. Schneiden Sie dazu ein Tape ⅓ kürzer als gemessen ab.

1. **Basis Tape 1:** Legen Sie ein Ende des ersten Tapes ohne Zug schräg nach oben gerichtet auf der Mitte des Brustbeins an.
2. **Verlauf und Ende Tape 1:** Ziehen Sie das Tape mit deutlichem Zug schräg hoch zum äußeren Teil des Schlüsselbeins, während der Sportler tief ausatmet. Wenn Sie das Tape über das Schlüsselbein ziehen, halten Sie dieses mit der Außenkante der anderen Hand so weit wie möglich nach unten gedrückt. Das Tape-Ende wird ohne Zug an der Rückseite des äußeren Teils des Schlüsselbeins geklebt, jedoch nicht über das Schulterblatt.
3. **Tape 2:** Wiederholen Sie dieses Tape teilweise überlappend.
4. **Tape 3:** Kleben Sie ein Ende des dritten, kürzeren Tapes horizontal auf die Enden von 1 und 2. Ziehen Sie das Tape mit maximalem Zug von der Basis, über Tape 1 und 2, über das Schlüsselbein schräg herunter zum Beginn von Tape 1 und 2, während (wichtig!) der Sportler tief ausatmet und Sie mit der anderen Hand das Schlüsselbein fest nach unten drücken. Das Ende ohne Zug aufkleben.

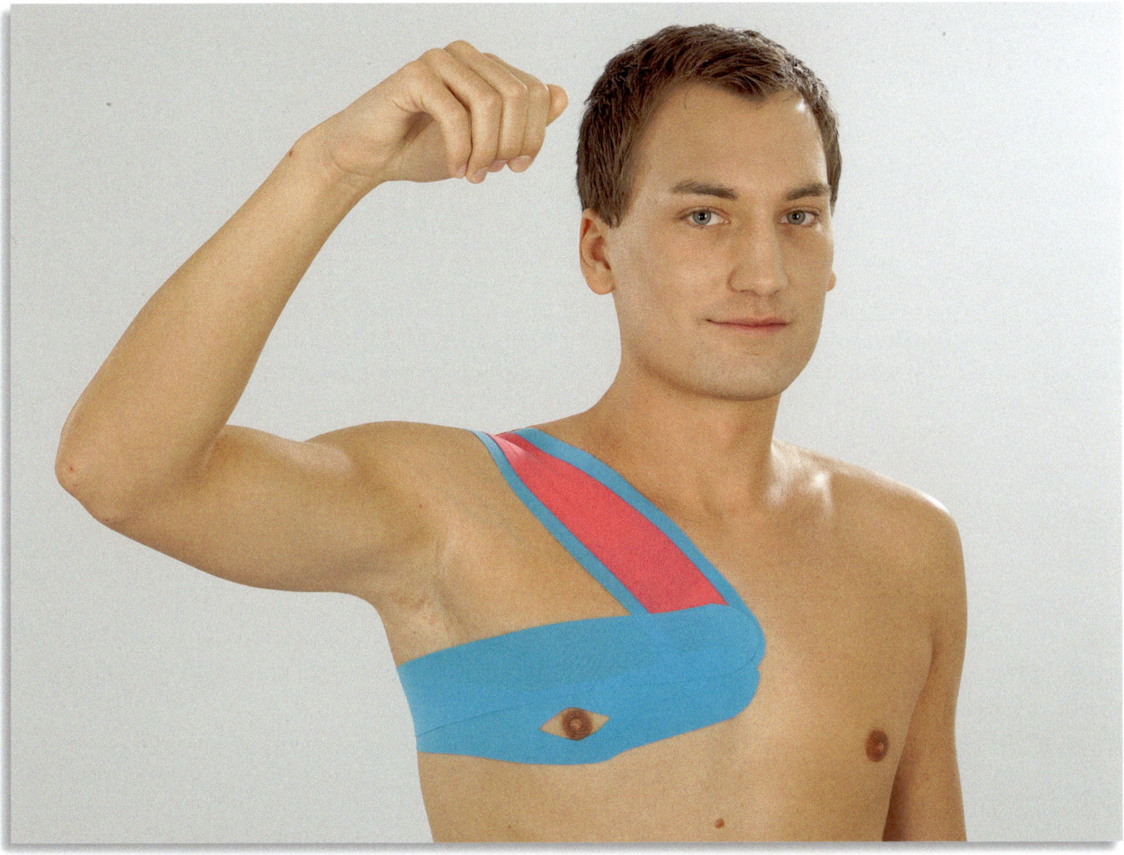

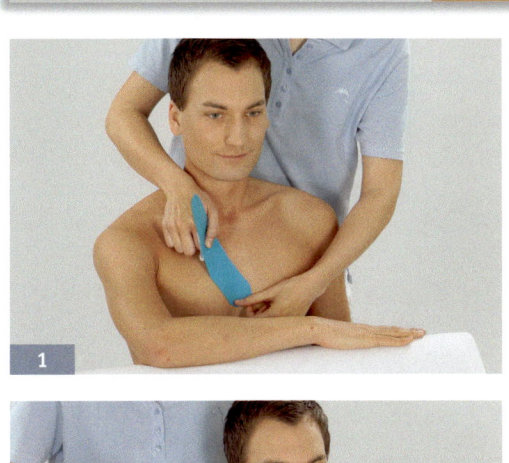

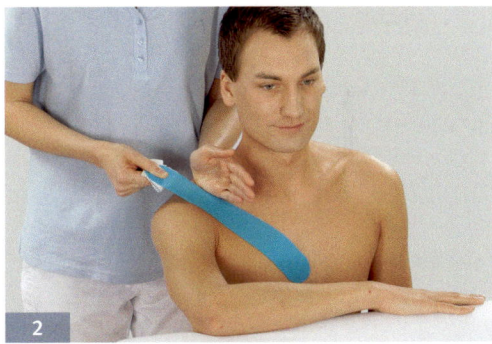

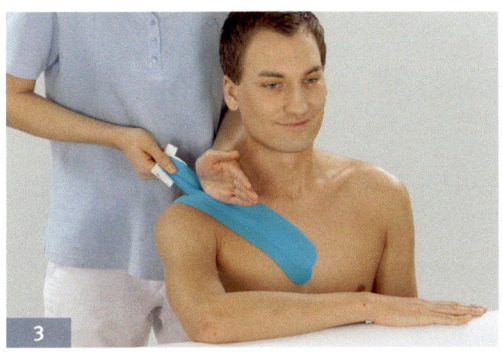

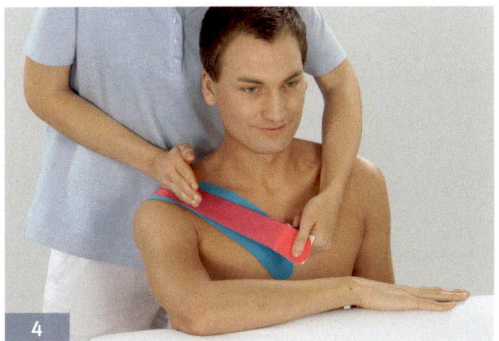

Ellbogen, Unter- arm, Hand, Finger

Unterarm und Ellbogen scheinen für die mono- tone Dauerbelastung und die harten Schläge, die beim Tennis und ähnlichen Sportarten auftreten können, nicht gemacht zu sein. Auch Finger- und Handgelenk werden schnell gestaucht, wenn man stürzt oder unsanften Ballkontakt hat.

Schmerzen oder andere Beschwerden wie Steifigkeit am Ellbogen oder Unterarm kommen oft bei Sportlern mit vielen Überkopf- bewegungen wie beim Tennis, Badminton, Basketball, Volleyball oder, manchmal, Schwimmen vor. Allerdings treten diese auch bei Golfern, Tischtennisspielern oder Kanufahrern auf. Ein schlechter Trainingszustand der Muskulatur oder ständig wiederholte (Schlag- oder Wurf-) Bewegungen können zu Überlastungsschäden der Ansatzsehnen der Beuge- oder Streckmuskulatur des Unterarms/ Handgelenks führen. Beschwerden an der Außenseite des Ellbogens werden meistens als Tennisarm oder -ellbogen, an der Innenseite als Golferarm oder -ellbogen bezeichnet. Auch Schäden der unteren Hals- oder der oberen Brustwirbelsäule können zu ähnlichen Be- schwerden im Arm führen.

Die Hand ist ein Wunderwerk der Anatomie und des funktionellen Zusammenspiels. Für die wichtige Feinabstimmung ist es essenziell, nach einer Verletzung so früh wie möglich mit der Rehabilitation zu beginnen. Tape-Anlagen werden dabei zur Unterstützung konse- quent eingesetzt. Jeder, der sich „nur" ein Fingergelenk verletzt, ist überrascht, dass scheinbar die gesamte Hand in Mitleidenschaft ge- zogen wird. Die Schmerzen können nicht nur in die Hand, sondern bis in den Arm, vielleicht sogar bis hinauf in die Halswirbelsäule, ausstrahlen.

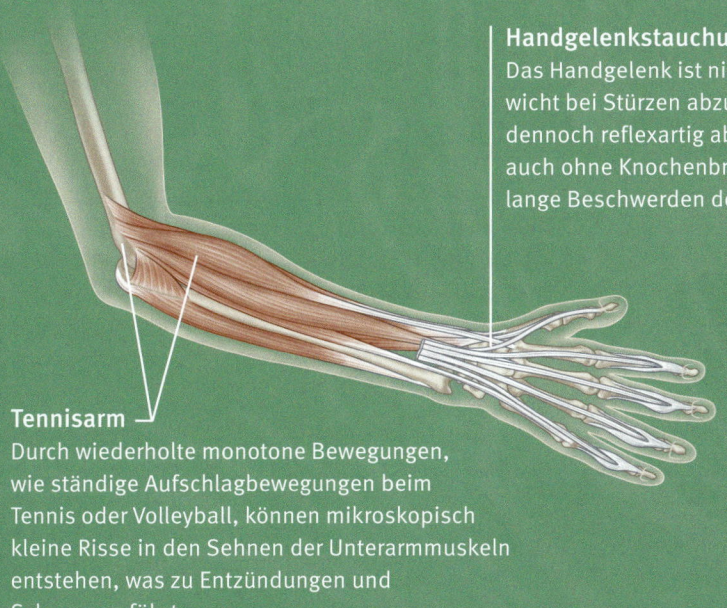

Handgelenkstauchung

Das Handgelenk ist nicht dafür gebaut, das Körpergewicht bei Stürzen abzufangen. Versucht man sich dennoch reflexartig abzustützen, können die Bänder auch ohne Knochenbrüche überdehnt werden und lange Beschwerden der Handfunktion verursachen.

Tennisarm

Durch wiederholte monotone Bewegungen, wie ständige Aufschlagbewegungen beim Tennis oder Volleyball, können mikroskopisch kleine Risse in den Sehnen der Unterarmmuskeln entstehen, was zu Entzündungen und Schmerzen führt.

Golferellbogen

Typischerweise tritt dieser in Sportarten auf, in denen ein Schläger, Paddel o.Ä. festgehalten werden muss, wie beim Golf, Tischtennis, Badminton oder Kanufahren. Es können kleine Einrisse in den Ansatzsehnen an der Innenseite des Ellbogens entstehen.

Skidaumen

Die häufigste Verletzung am Daumen ist eine Seitenbandverletzung am Daumengrundgelenk,weil man mit dem Daumen hängen geblieben ist, was nicht nur beim Skifahren passieren kann. Eine Überdehnung des Bandes zur Zeigefingerseite hin tritt regelmäßig bei Ballsportarten auf.

Fingergelenkstauchung

Beide Gelenke jedes Fingers können leicht bei Ballsportarten gestaucht werden.

Tennisellbogen

Beim klassischen Tennisellbogen (Epicondalgia lateralis) schmerzt anfangs meist der Knochenvorsprung an der Außenseite des Ellbogens. Diese Schmerzen können im weiteren Verlauf über die Rückseite des Unterarms bis in den Handrücken ausstrahlen. Meistens werden sie erst ein paar Tage nach der ursächlichen Verletzung wahrgenommen und erreichen bis vierzehn Tagen später erst ihr Maximum.

Was ist passiert?

Durch wiederholte monotone Bewegungen, wie ständige Aufschlagbewegungen beim Tennis oder Volleyball, können mikroskopisch kleine Risse in den Sehnen der Hand- und Fingerstrecker, die die Muskeln mit den Knochen verbinden, entstehen. Darauf folgt eine Entzündung im Gewebe, und der Schmerz wird spürbar. Irgendwann tut es plötzlich weh.

Das Training wird unterbrochen, der Ellbogen wird gekühlt, möglicherweise auch provisorisch getapet, anschließend wird meistens versucht, mit Schmerzen weiterzuspielen oder zu trainieren.

Symptom:
- lokaler Schmerz am äußeren Ellbogenknochen
- Schmerzverbreitung über die Rückseite des Unterarms zum Handrücken
- Greifen und weitere Handbewegungen mit Faustschluss tun weh

Was ist zu tun?

Soforthilfe

Wenn Sie das Training oder Spiel abbrechen müssen, sollte adäquate Erste Hilfe geleistet werden. Eine Untersuchung mit Testbewegungen, Muskelanspannungen und feinfühligem Abtasten sollte ausreichend Hinweise darüber geben, was los ist und was gemacht werden kann. Massagen mit Streichungen und lokalen Drucktechniken, Ultraschall, Elektrotherapie, Gels zum Einreiben, eine Schiene für das Handgelenk, eine Ellbogenmanschette oder ein zirkulärer Strap, das alles kommt infrage. Zusammen mit Arzt und Therapeut wird darüber entschieden was, wie oft und lange angewandt wird. Von vornherein sollte eine Zwangspause von ca. 2 Wochen eingeplant werden.

Reha und Prävention

Nach Wiederaufnahme des Trainings steigen die Schmerzen oft schnell wieder an. Das geheilte Gewebe wird wieder verletzt, weil es noch nicht fest genug ist, um der sportlichen

Belastung standzuhalten. Es entsteht eine erneute Entzündung.

Wird die verletzte Struktur ständig zu früh belastet, kann auf Dauer ein chronisch schmerzhafter Tennisellbogen entstehen. Sicherlich ist es besser, die Entwicklung zum Tennisellbogen zu verhindern. Hierzu gehört ein regelmäßiges Entspannen der Finger-Hand-Strecker, z. B. durch Dehnübungen, aber auch durch Entlasten des Schlagarms beim Tennis zwischen den Ballwechseln, indem der Schläger mit der nicht dominanten Hand gehalten wird. Zum anderen müssen diese Muskeln aber auch gezielt gekräftigt werden, um der sportlichen Belastung gewachsen zu sein.

Hat sich ein Tennisellbogen dagegen schon manifestiert, sollte ein Arzt für eine umfassende Diagnose aufgesucht und mit gezielten Therapiemaßnahmen die Heilung der geschädigten Sehnenstruktur gefördert werden, währenddessen die sportliche Aktivität für ca. drei, vier Wochen ausgesetzt wird. Die Therapie ist prinzipiell konservativ, eine Operation kommt nur in seltenen Fällen infrage. Entzündungshemmende Medikamente, Tabletten oder gegebenenfalls einmalige Kortison-Injektion in die Sehnenansätze können die Therapie wirksam unterstützen. Bei akuten Schmerzen kann das Einreiben eines entzündungshemmenden Gels oder eines Eiswürfels (nur ein, zwei Minuten) über der schmerzhaften Stelle Erleichterung bringen.

Außerdem können Tapes die Verspannung in den Finger-Hand-Streckern erheblich reduzieren. Tapes in Kombination mit Muskelentspannungsübungen, das sogenannte „aktive Dehnen", in der Akutphase und anschließend, nach ca. vierzehn Tagen, mit gezieltem Training der Finger-Hand-Strecker werden schnell Behandlungserfolge erzielt. Dazu gehört vor allem das Anspannen mit Muskelverlängerung statt -annäherung: exzentrische Aktionen.

Für einen dauerhaften Erfolg ist es entscheidend, mögliche Schmerzen und Steifigkeiten der unteren Hals- und der oberen Brustwirbelsäule inkl. Rippen zu erkennen und zu beseitigen (siehe Halswirbelsäule und 1. Rippe Tapes).

Tipp

Wenn Sie einen Sport mit einem Schläger betreiben, sollten Sie mit dem Umfang und dem Material des Griffs experimentieren. Kleine Veränderungen können wirkungsvoll zum normalen, beschwerdefreien Gebrauch der Muskeln beitragen.

Unterarmstrecker

Zur Linderung des äußeren Ellbogen- und hinteren Unterarmschmerzes

Diese Kombinationsanlage eignet sich vor allem für Sportler mit leichteren Beschwerden. Sie trägt zur Entspannung und zur Linderung von Tennisarmbeschwerden bei. Lassen Sie die Tape-Anlage auch nach dem Sport dran.

Anleitung

▶ **Tape**
Anzahl: **3**
Form: **I**
Breite: **5 cm**
Zug: **deutlich bis maximal**
Dauer: **bis 4 Tage**

Der Sportler sitzt seitlich am Tisch, mit rechtwinkligem Ellenbogen. Die Handinnenfläche liegt auf einem gefalteten Handtuch. Diese Stellung sollte schmerzfrei möglich sein. Messen Sie drei verschiedene Tapelängen. Einmal vom äußeren Ellenbogenknochen über die Rückseite des Unterarms zum Nagel des Mittelfingers. Einmal von der Mitte der Rückseite der Elle, spiralförmig über die Vorderseite des Unterarms zum Köpfchen der Speiche an der Rückseite des Ellbogens, knapp vor dem hinteren Ellbogenknochen. Schneiden Sie die beiden Tapes jeweils ¼ kürzer als gemessen ab. Schneiden Sie ein drittes Tape wie das Zweite, jedoch ⅓ kürzer als gemessen. Das erste Tape schneiden Sie ca. 10 cm längs ein. Das Ende für den Zeigefinger sollte etwas gekürzt werden, denn Zeige- und Mittelfinger sind nicht gleich lang.

1. **Basis Tape 1:** Legen Sie das ungeschnittene Ende ohne Zug auf dem äußeren Ellbogenknochen und etwas drüber an. Das Tape zeigt dabei zur Hand
2. **Verlauf und Ende Tape 1:** Ziehen Sie das Tape mit deutlichem Zug über die Beugeseite des gewinkelten Ellbogens zur Rückseite des Unterarms und weiter über die Speiche zum Handgelenk. Die beiden Tapeschenkel werden zum Zeige- bzw. Mittelfinger gezogen und die Tape-Enden werden ohne Zug bis kurz vor den Nägeln geklebt.
3. Wenn nur der Muskel zu einem der beiden Finger Schmerzen bereitet, kleben Sie beide Tapeschenkel übereinander auf diesen Finger.
4. Schneiden Sie ein 7–8 cm langes halbbreites (2,5 cm) Tapestückchen, um die Enden der Tapes zirkulär und ohne Zug zu fixieren.

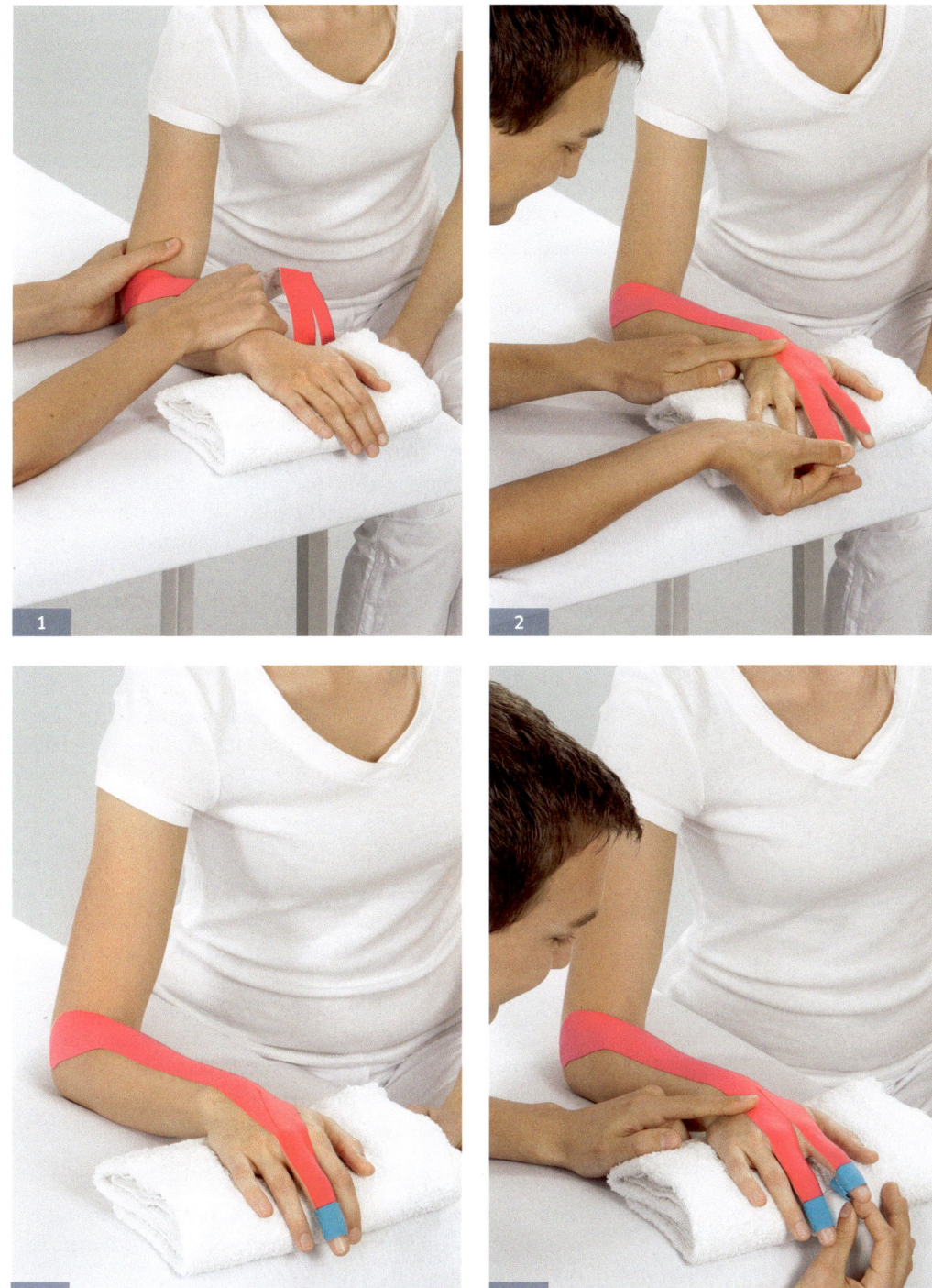

5. **Tape 2:** Kleben Sie ein Ende ohne Zug schräg auf die Rückseite der Elle. Ziehen Sie das Tape mit deutlichem Zug von der Basis, spiralförmig um die Vorderseite des Unterarms hoch zum Köpfchen der Speiche auf der Rückseite des Ellbogens. Drücken Sie dabei dieses Köpfchen fest nach vorn, zur Beugeseite des Ellbogens. Das Ende kleben Sie ohne Zug hinter dieses Köpfchen, jedoch nicht auf dem hinteren Ellbogenknochen.

6. **Tape 3:** Das dritte und kürzeste Tape legen Sie genau entgegengesetzt an. Kleben Sie ein Ende ohne Zug als Basis auf das Ende des zweiten Tapes. Ziehen Sie das Tape mit maximalem Zug von der Basis, spiralförmig zur Vorderseite des Unterarms herunter. Drücken Sie dabei dieses Köpfchen fest nach vorn. Das Ende kleben Sie ohne Zug auf der Rückseite der Elle, auf den Beginn des zweiten Tapes.

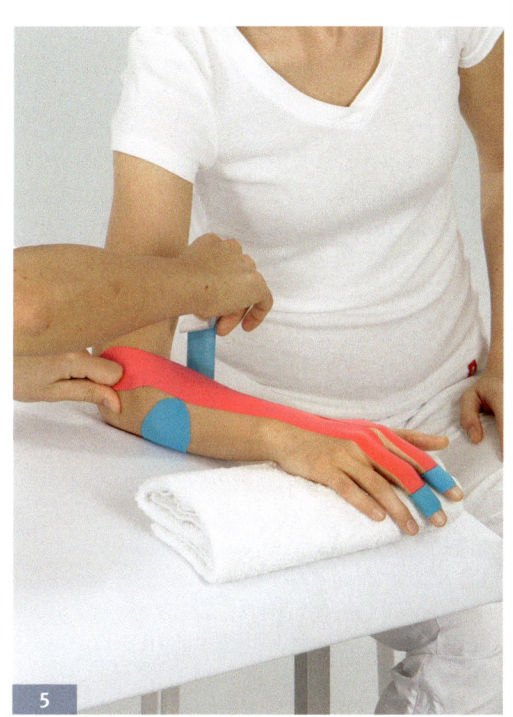

5

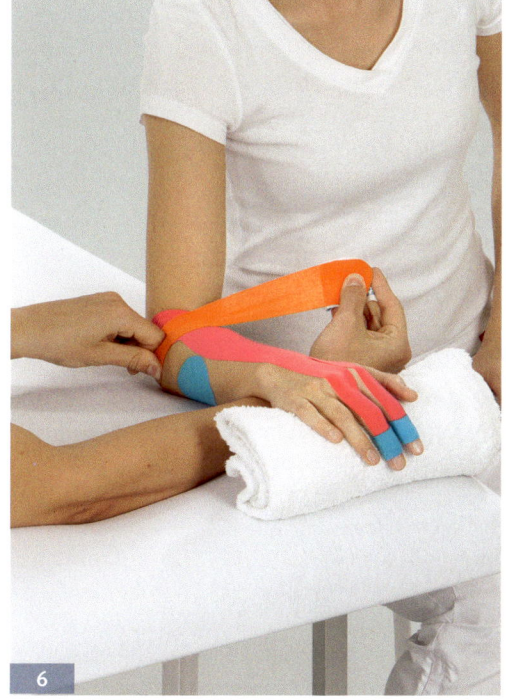

6

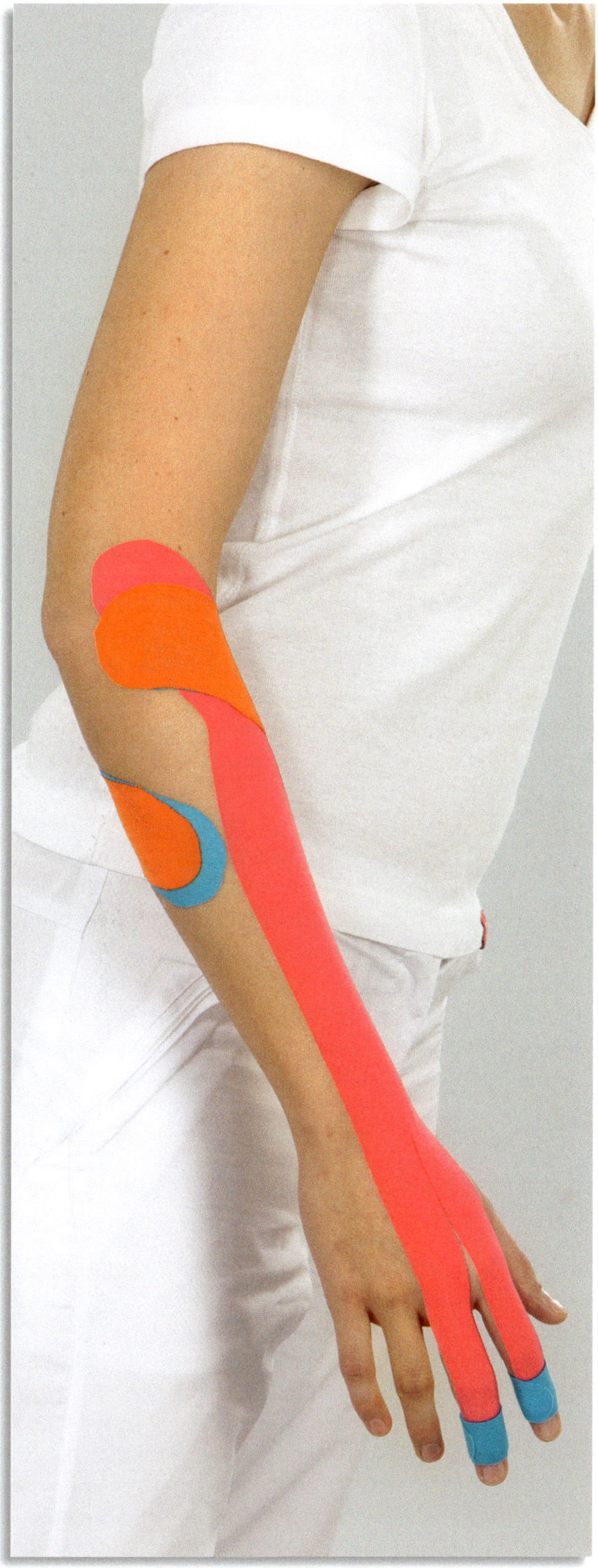

Golferellbogen

Typischerweise tritt der Golferellbogen (Epicondalgia medialis) in Sportarten auf, in denen ein Schläger gehalten wird, wie beim Golf, Tischtennis, Badminton, Cricket, oder ein Paddel wie beim Kanufahren.

Was ist passiert?

Ähnlich wie beim Tennisarm beschrieben, können durch wiederholte Bewegungen kleine Einrisse in den Ansatzsehnen an der Innenseite des Ellbogens entstehen. Die Finger-Hand-Beuger scheinen für die sportliche Belastung zu schwach und es kann zu Einrissen und Entzündungen im Gewebe kommen. So entwickelt sich für die Innenseite des Ellbogens und die Vorderseite des Unterarms ein ähnlicher Verlauf wie beim Tennisellbogen. Plötzlich oder schleichend ansteigend tut es weh. Beim Golferellbogen lokalisiert sich der Schmerz am Knochenvorsprung der Innenseite des Ellbogens. Bei einer Zunahme der Beschwerden kann es zu Ausstrahlungen über die komplette Vorderseite des Unterarms bis in die Handinnenfläche kommen. Das Training wird unterbrochen, der Ellbogen wird gekühlt, möglicherweise auch provisorisch getapet, anschließend wird meistens versucht, mit Schmerzen, und beim Tennis mit der alten einhändigen Rückhandtechnik, weiterzuspielen oder zu trainieren.

Symptome:
- lokale Schmerzen am inneren Ellbogenknochen
- Schmerzverbreitung über die Vorderseite des Unterarms zum Handgelenk
- Greifen und weitere Handbewegungen mit Faustschluss tun weh

Was ist zu tun?

Soforthilfe

Wenn der Schmerz so stark ist, dass Sie das Training oder Spiel abbrechen müssen, sollten Sie sich adäquat durch Erste Hilfe versorgen lassen. Zur Untersuchung gehören Testbewegungen, Muskelanspannungen und feinfühliges Abtasten, um zu entscheiden, wie behandelt werde soll. Mögliche Therapiemaßnahmen sind Massagen mit Streichungen und lokalen Drucktechniken, Ultraschall, Elektrotherapie, Gels zum Einreiben oder ein zirkulärer Strap. Bei Beschwerden an der Innenseite des Ellbogens soll immer sofort der Ellennerv von der Halswirbelsäule bis zur Hand untersucht werden (siehe S. 232-233). Zusammen mit Arzt und Therapeut wird darüber entschieden, was, wie oft und lange, angewandt wird. Stellen Sie sich auf eine Zwangspause von mindestens zwei Wochen ein.

Reha und Prävention

Für den Golferellbogen gelten ähnliche präventive und rehabilitative Maßnahmen wie für den Tennisellbogen: Die Gefahr der Entstehung kann durch gezielte Entspannungs- und Kräftigungsübungen für die Finger-Hand-Beugemuskeln reduziert werden.

Bei einem bestehenden Golferellbogen gilt ebenfalls die vorübergehende Einstellung der auslösenden sportlichen Aktivität für drei Wochen, um in dieser Zeit die Schmerzen durch ein entzündungshemmendes und schmerzstillendes Gel oder Eisreibungen auf der schmerzhaften Stelle (maximal 1–2 Min.) sowie durch die Einnahme von Medikamenten (nicht steroidale Entzündungshemmer, NSAR) zu reduzieren.

Die Abläufe der Schlagbewegungen sollten analysiert und verbessert werden. Dabei gilt auch hier, mögliche Schmerzen und Steifigkei-

ten der unteren Hals- und der oberen Brustwirbelsäule inkl. Rippen zu erkennen und zu beseitigen. Die Gesamtbehandlung kann durch Tapes wirkungsvoll unterstützt werden. In Kombination von diesen mit einer aktiven Entspannungsübung für die Finger-Hand-Beuger sowie im weiteren Verlauf der Rehabilitation mit Kräftigungsübungen (exzentrisches Training) verschwinden die Beschwerden relativ schnell.

Tipp

Neben Ihren sportlichen Aktivitäten besteht Ihr Alltag möglicherweise überwiegend aus Schreibtisch- und Computerarbeit. Achten Sie dabei auf Ihre Haltung (siehe Halswirbelsäule), Tischhöhe und Position des Unterarms zur Tastatur.

▼ Mit Hanteln können örtlich entstandene Armbeschwerden durch Muskelanspannung mit Verlängerung effektiv trainiert werden.

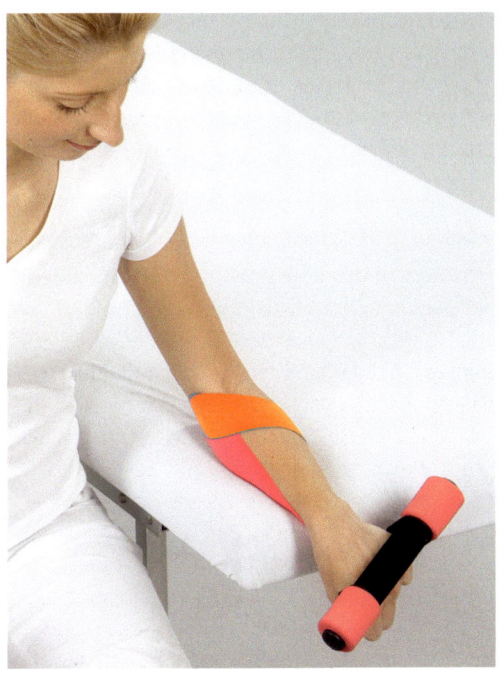
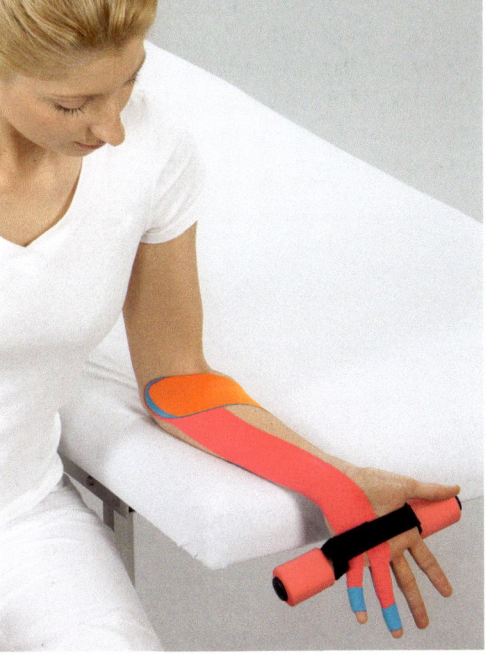

Unterarmbeuger

Zur Linderung des inneren Ellbogen- und vorderen Unterarmschmerzes

Diese Kombinationsanlage eignet sich vor allem für Sportler zur Entspannung und Linderung von Golferellbogenschmerzen und kann mit weiteren Tapes für die Halswirbelsäule oder die 1. Rippe kombiniert werden.

▶ **Tape**

Anzahl: **3**

Form: **1× Y, 2× I**

Breite: **5 cm**

Zug: **2 deutlich, 1 maximal**

Dauer: **bis 4 Tage**

Tipp

Für die optimale Wirksamkeit der Tapes 2 und 3 ist es beim Anlegen empfehlenswert, den Unterarm – anders als im Foto – so gedreht zu halten, dass die Rückseite des Unterarms und der Hand nach oben zeigt.

Anleitung

Der Sportler sitzt seitlich am Tisch, mit dem Ellenbogen leicht (30 Grad) gebeugt, der Handrücken liegt auf dem Tisch. Diese Stellung sollte schmerzfrei möglich sein. Messen Sie drei verschiedene Tapelängen. Einmal vom inneren Ellbogenknochen über die Vorderseite des Unterarms zum letzten Glied der betroffenen Finger. Einmal von der gleichen Stelle schräg herunter über die Vorderseite des Unterarms zur Rückseite der Speiche. Schneiden Sie die beiden Tapes jeweils ¼ kürzer als gemessen ab. Schneiden Sie ein drittes Tape wie das vorherige Zweite, jedoch ⅓ kürzer als gemessen. Tape 1 ca. 10 cm längs einschneiden. Wenn Sie zwei Finger zu versorgen haben, kürzen Sie einen Tapeschenkel für den kürzeren Finger etwas.

1. **Basis Tape 1:** Legen Sie das ungeschnittene Tape-Ende ohne Zug auf den inneren Ellbogenknochen und etwas drüber an. Das Tape zeigt dabei zur Hand
2. **Verlauf und Ende Tape 1:** Ziehen Sie das Tape mit deutlichem Zug über die Beugeseite des Ellbogens zur Vorderseite des Unterarms und weiter über die Elle zum Handgelenk. Die beiden Tapeschenkel werden zu einem oder beiden betroffenen Fingern gezogen und die Tape-Enden ohne Zug auf das letzte Fingerglied geklebt.

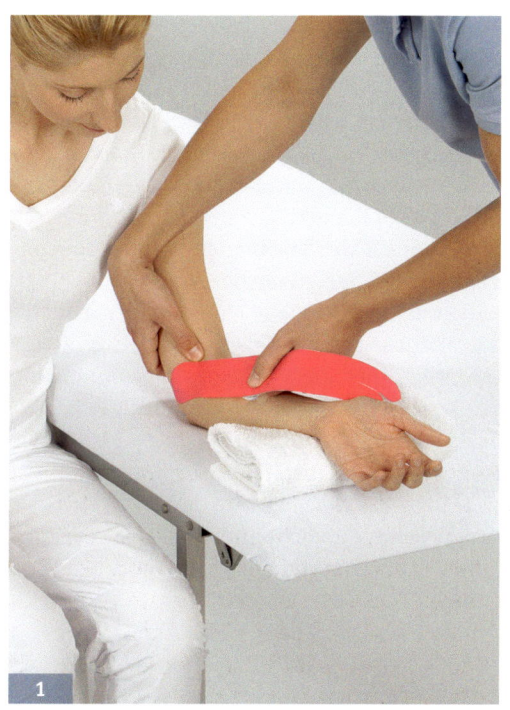

1

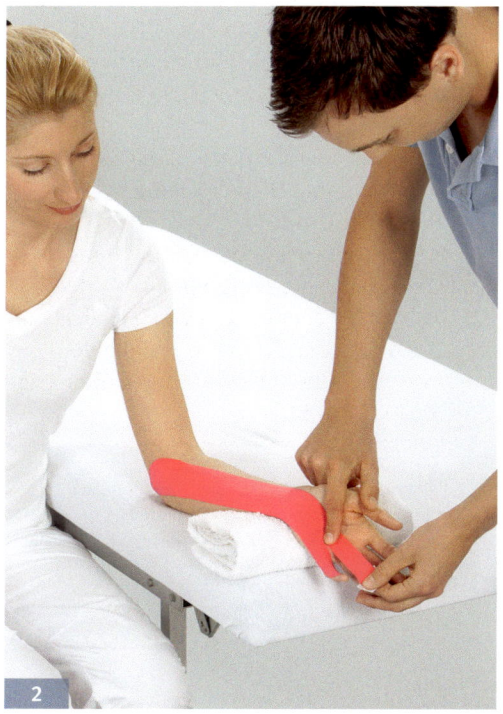

2

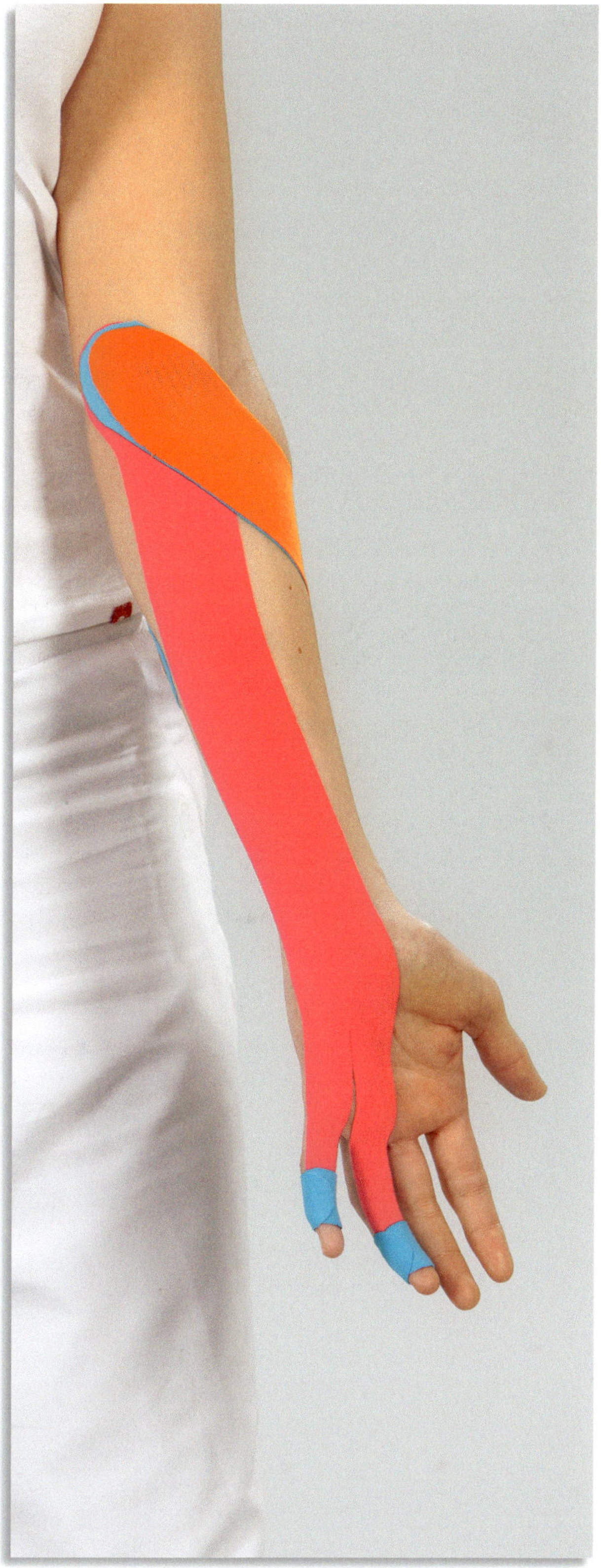

3. Schneiden Sie ein 7–8 cm langes halbbreites (2,5 cm) Tapestück, um die Enden der Tapes zirkulär und ohne Zug zu fixieren.

4. **Basis und Verlauf Tape 2:** Kleben Sie ein Ende ohne Zug schräg auf die Rückseite der Elle. Ziehen Sie das Tape mit deutlichem Zug von der Basis, spiralförmig um den Unterarm herum in Richtung Ellbogen.

5. **Ende Tape 2:** Das Ende kleben Sie ohne Zug auf den Beginn von Tape 1 am inneren Ellbogenknochen.

6. **Tape 3:** Das dritte und kürzeste Tape legen Sie genau entgegengesetzt an. Kleben Sie ein Ende ohne Zug als Basis auf das Ende des zweiten Tapes. Ziehen Sie das Tape mit maximalem Zug von der Basis, spiralförmig um den Unterarm herum zur Rückseite der Elle. Das Ende kleben Sie ohne Zug auf den Beginn des zweiten Tapes.

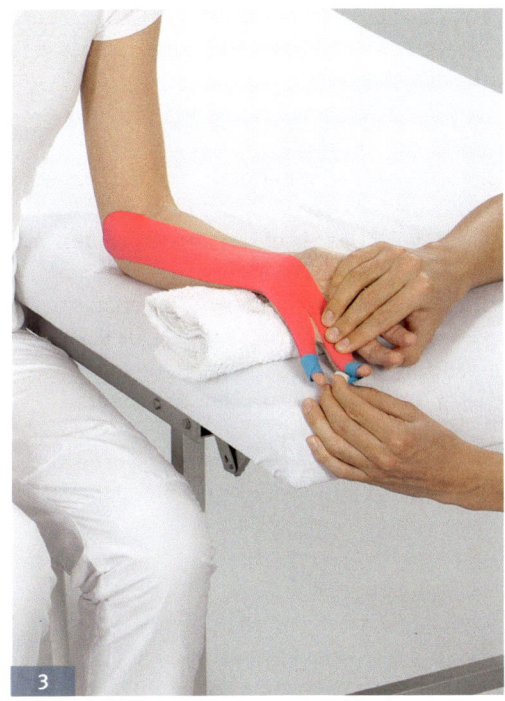

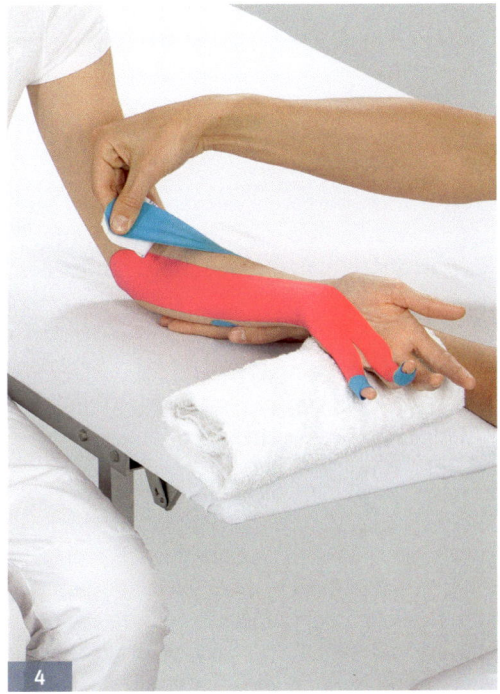

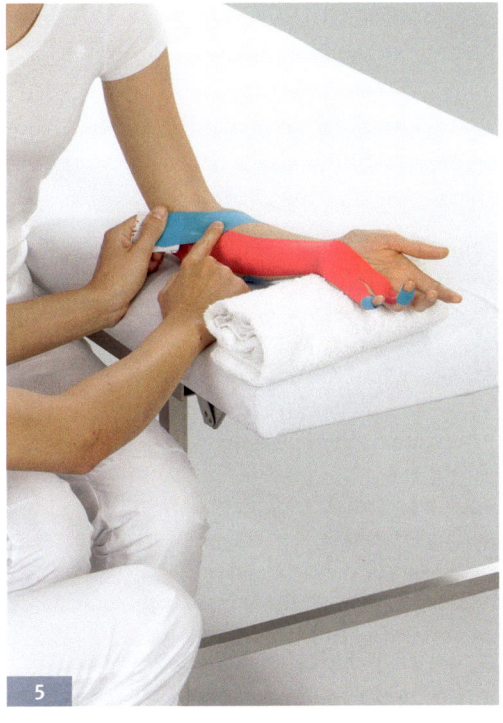

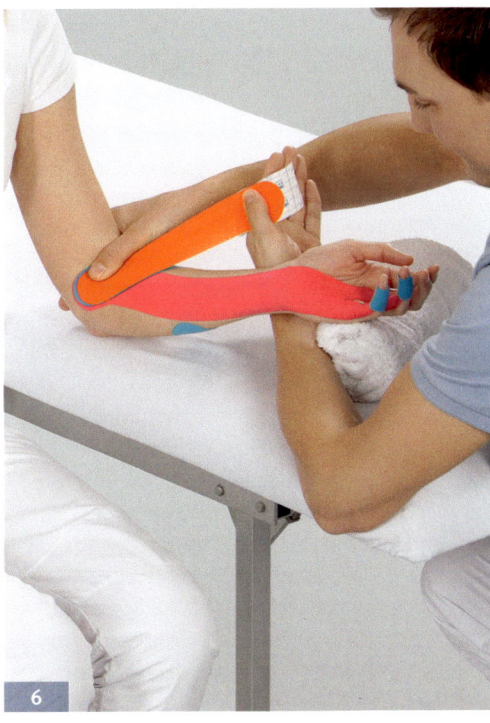

Verstauchung des Handgelenks

Es kann bei jeder Sportart oder selbst beim Laufen passieren, dass Sie den Halt verlieren und stürzen. Meist versucht man, sich mit den Händen abzustützen oder aufzufangen. Dabei wird häufig das Handgelenk gestaucht oder sogar gebrochen.

Was ist passiert?

Da es vor allem beim Radfahren, Skifahren, Eislaufen usw. häufig zu Stürzen kommt, kann dabei oft auch das Handgelenk in Mitleidenschaft gezogen werden. Automatisch probiert man, sich abzufangen, und landet mit dem ganze Gewicht auf der Hand. Auch Torhüter sind in Gefahr, wenn der Ball mit großer Wucht auf die Handfläche trifft und sie nach hinten schlägt. Eine Verstauchung des Handgelenks tut sofort sehr weh. Wenn innerhalb weniger Minuten der Schmerz einigermaßen nachlässt, ist es meist möglich, mit dem Sport fortzufahren.

Symptome
- lokaler Schmerz am Handgelenk
- jegliche Bewegung nach hinten ist schmerzhaft
- Aufstützen ist unmöglich

Was ist zu tun?

Jede Verstauchung des Handgelenkes sollte stets ernst genommen werden. Auch wenn knöcherne Anteile, wie Speiche und Kahnbein, unverletzt sind, sollte überprüft werden, ob Bänder des Handgelenks verletzt sind. Die Bandverbindungen am Handgelenk, die Elle, Speiche und Handwurzelknochen miteinander verbinden, bestehen aus elastischen Fasern. Diese Fasern sind überdehnbar und können Probleme verursachen, ohne dass sie gerissen sind. Auch wenn der Schmerz aktuell gut zu ertragen ist, kann es bei dieser Verletzung bzw. Überdehnung zu Spätfolgen kommen. Die hart-elastische Führung aller Bänder im Handbereich, vor allem bei den Handwurzelknochen, ist fundamental für die Stabilität der gesamten Hand. Es muss gewährleistet sein, dass die Hand ein Leben lang stabil und somit belastbar bleibt.

Soforthilfe

Hört der Schmerz nach dem Sturz nicht nach wenigen Minuten wieder auf, sollten Sie adäquate Erste Hilfe erhalten. Bei der Untersuchung werden alle Bewegungsrichtungen überprüft und wenn es ernsthaft scheint, sollte ärztlich untersucht und geröntgt werden. Danach sollte das Handgelenk lange mit Eis oder kaltem Wasser gekühlt werden. Wenn möglich sollte die Hand dabei hochgelagert werden. Im Anschluss wird entweder klassisch oder mit elastischem Tape bandagiert. Der Betroffene kann durch den Schutz der Tape-Anlage im schmerzfreien Rahmen kleine Bewegungen mit der Hand ausüben und somit die Heilung fördern.

Reha und Prävention

Die Stabilität des Handgelenks ist essenziell für dessen funktionellen Gebrauch. Eine Schwellung, auch ohne Schmerz, deutet auf eine Bandüberdehnung hin. Lymphtapes von der Ellbogenbeugeseite herunter zum Handgelenk wie auch eine Ultraschall-Anwendung auf der Rückseite des Gelenks können bei einer Schwellung hilfreich eingesetzt werden. Eine funktionelle Ruhigstellung des Handgelenks mit elastischem Tape, in ca. 30 Grad Streckung zur Entlastung der Bänder, ist essenziell für eine optimale Heilung. Un-

kontrollierte und ungeschützte Bewegungen gefährden die Stabilität des Gelenks: Tapes dienen einerseits zur Ruhigstellung während der Heilung, andererseits anschließend zum Schutz und zur Vorbeugung einer erneuten Verletzung nach Wiederaufnahme des Sports. Bei anhaltenden Schmerzen bietet elastisches Tape den Vorteil, dass Elektrotherapie zur Linderung weiterhin möglich ist.

▼ Tragen Sie Quark direkt in einer dicken Schicht auf das Gelenk auf: Das kühlt und zieht die Wärme aus dem betroffenen Gebiet. Wenn Sie einen Quarkwickel anlegen, bitte sofort wechseln, wenn dieser warm wird.

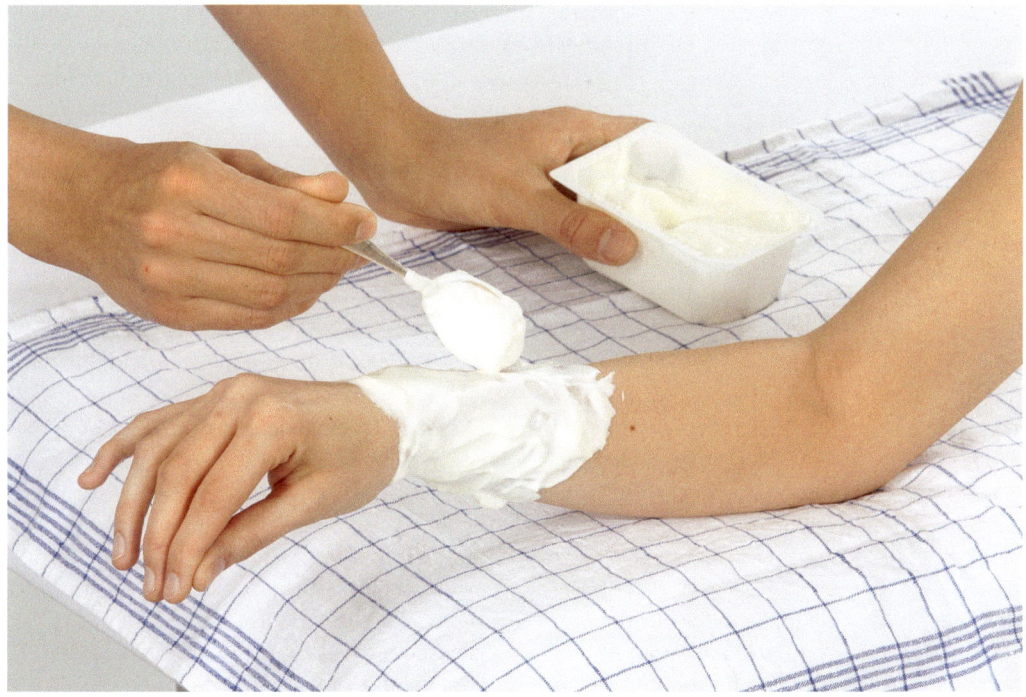

Handgelenk
Zur Ruhigstellung und zum Schutz

Dieses Tape trägt zur Heilung von und zur Vorbeugung von Handgelenksverletzungen bei. Dabei bleiben kleine schmerzfreie Bewegungen möglich, die für die Förderung der Heilung wichtig sind.

Anleitung

▶ **Tape**
Anzahl: **1**
Form: **I**
Breite: **5 cm**
Zug: **deutlich**
Dauer: **bis 4 Tage**

Sie können sich das Tape anlegen lassen oder selbst anlegen. Setzen Sie sich dazu an einen Tisch und lagern das Handgelenk schmerzfrei am Tischrand. Messen Sie mit der Taperolle zirkulär den Umfang des Handgelenks. Schneiden Sie die doppelte Länge wie gemessen ab.

1. **Basis:** Legen Sie ein Tape-Ende quer zum Handgelenk und ohne Zug auf der Rückseite des Handgelenks an, zur Hälfte auf der Speiche, zur Hälfte auf der Hand.
2. **Verlauf:** Halten Sie das Handgelenk in einer leichten, jedoch schmerzfreien Streckstellung und dazu Daumen und Kleinfingerspitze zusammengedrückt. Ziehen Sie das Tape mit deutlichem Zug über die Beugeseite des Handgelenks zur Elle, weiter über die Rückseite des Handgelenks zum Tapebeginn und wickeln Sie das Tape so bis zum Ende weiter. Achten Sie darauf, dass das Tape zur halben Breite über die Hand verläuft.
- **Ende:** Nach (fast) drei Umrundungen des Handgelenks kleben Sie das Ende ohne Zug (großes Foto).
- Das Tape darf sich nicht zu straff oder zu locker anfühlen. Die Hand darf sich nicht abgeklemmt anfühlen und nicht anschwellen. Wenn nötig, wickeln Sie das Tape dementsprechend neu um das Handgelenk herum oder kleben Sie das gleiche Tape ein zweites Mal.

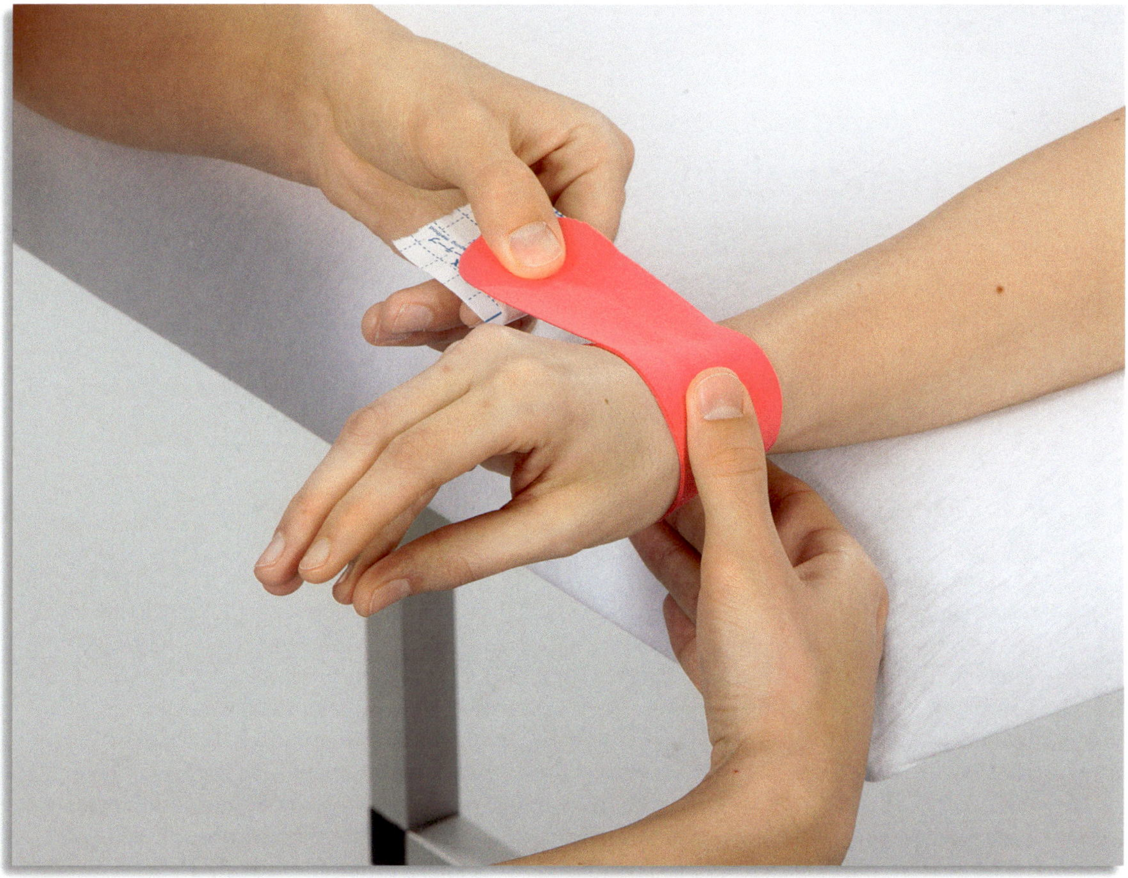

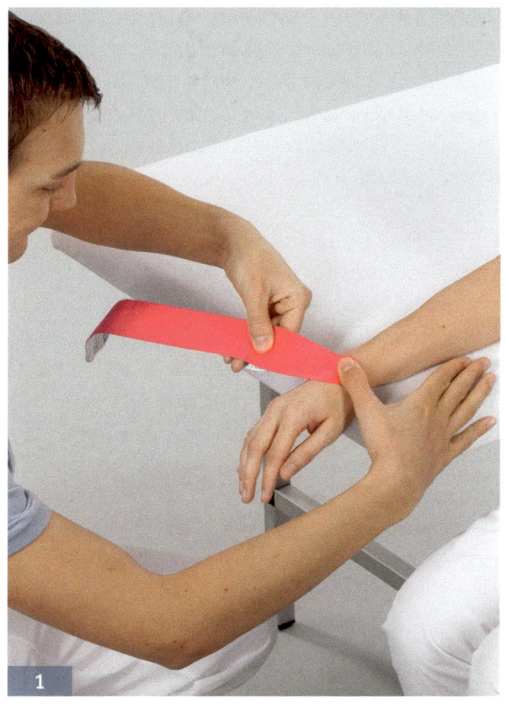

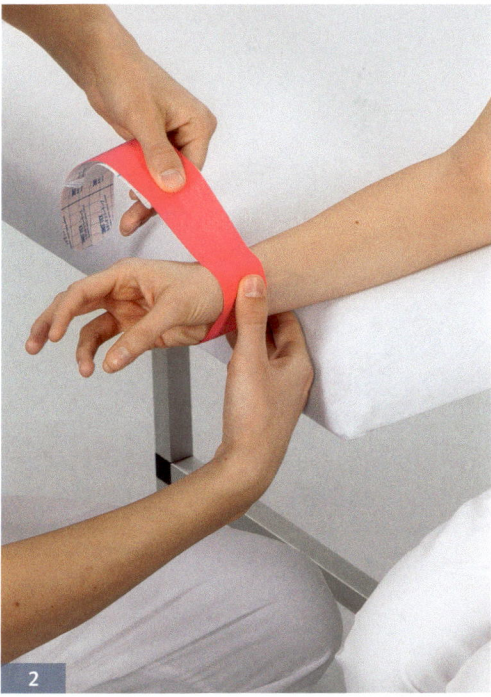

Handgelenk: rigides Taping
Zur Immobilisation des Handgelenks

Alternativ zur eben beschriebenen elastischen Tape-Anlage können Sie sich zur Ruhigstellung des Handgelenks nach einer Stauchung mit Überstreckung auch folgende nicht elastische Tape-Anlage selbst anlegen bzw. anlegen lassen.

▶ **Material**
Underwrap für Unterarm und Hand
2,5 cm breites nicht elastisches Sporttape

Anleitung

Leicht gestreckte, jedoch schmerzfreie Stellung der Hand.

Anker:
- Legen Sie nach dem Umwickeln mit Underwrap einen oberen Anker um den Unterarm herum an, dort wo der Unterarm dünner wird und es weniger Muskelmasse gibt.
- Legen Sie einen mittleren Anker oberhalb vom Handgelenk um den Unterarm herum an, um die Enden von Elle und Speiche. Manchmal ist es erforderlich, die Beugeseite des Handgelenks mit Schaumstoff unter den Tapes zu schützen.
1. Legen Sie einen dritten, schrägen Anker um die Hand und das Handgelenk herum an. Beginnen Sie mit der Mitte des Tapes in der Schwimmhaut zwischen Daumen und Zeigefinger und ziehen es an der Beuge- und Streckseite zum zweiten Anker auf der Elle.

Anlage: Legen Sie 5 Streifen kreuzend vom ersten zum dritten Anker auf der Beugeseite des Arms und der Hand an:
2. Das erste Tape ist mittig und längs.
3. Das zweite Tape ist teils überlappend mit Tape 1 von der Speichenseite zum Mittel- und Ringfinger.
4. Das dritte Tape ist teils überlappend mit Tape 1 von der Ellenseite zum Mittel- und Zeigefinger.
- Das vierte Tape ist teils überlappend mit Tape 2 von der Speichenseite zum Ring- und Kleinfinger.
- Das fünfte Tape ist teils überlappend mit Tape 3 von der Ellenseite zum Zeigefinger.
- Wiederholen Sie die drei Anker zur Fixierung der Anlage in umgekehrter Reihenfolge und testen sie. Sind sie stützend, jedoch nicht zu straff?

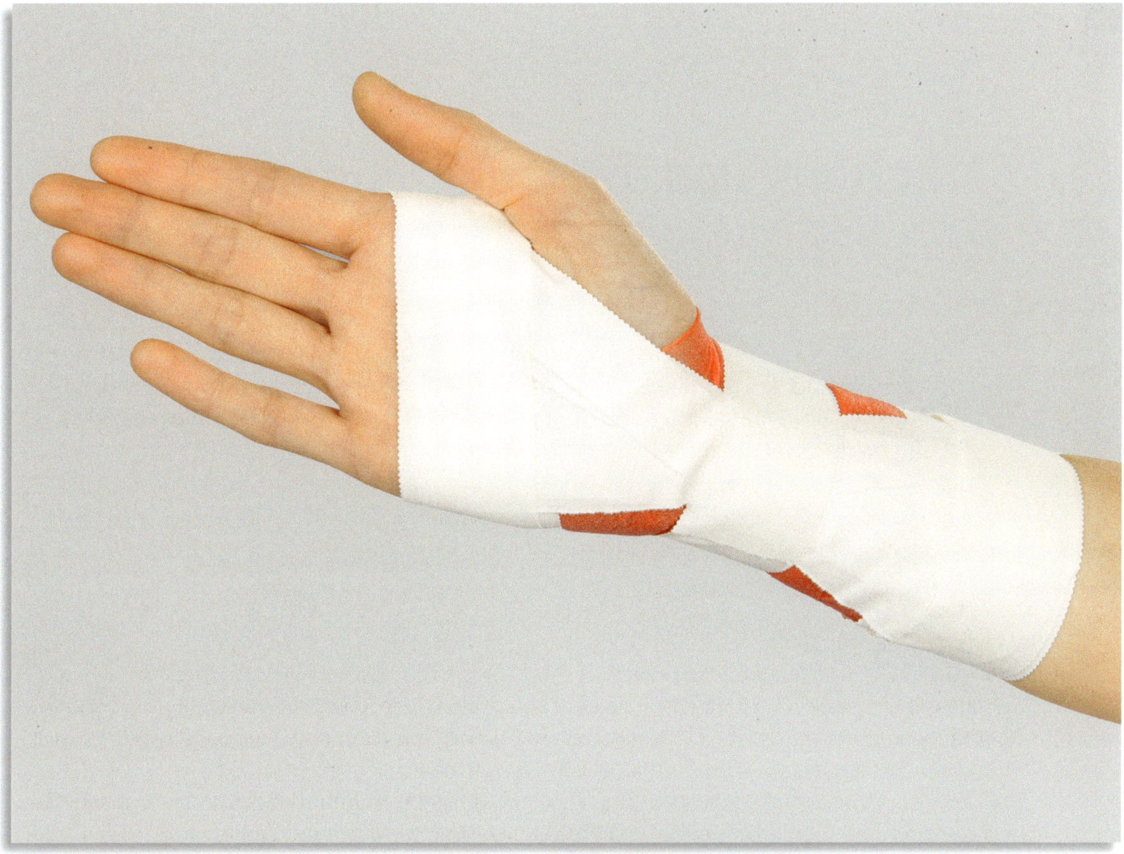

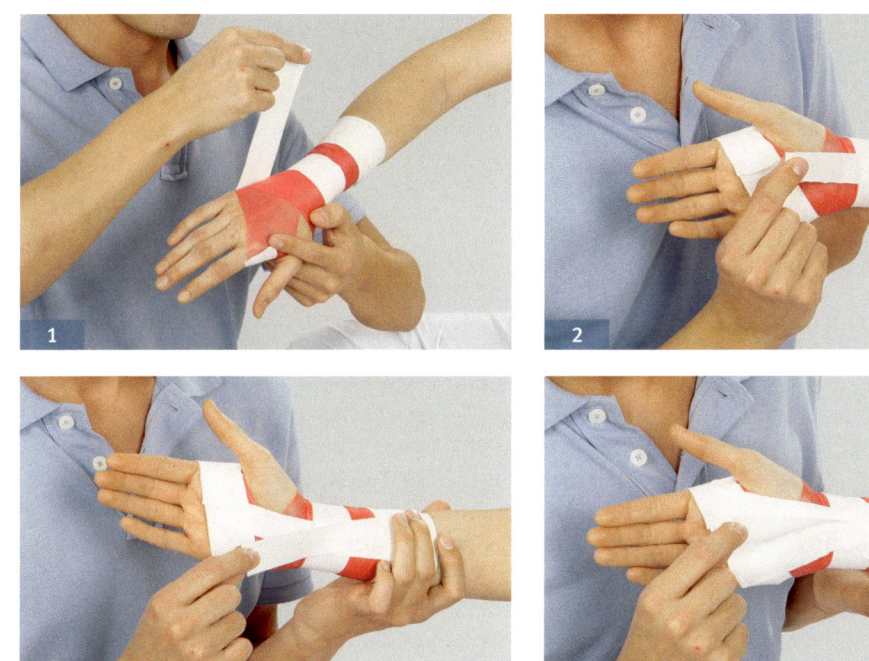

Zerrung des Daumengrundgelenks

Eine Verletzung des Daumengrundgelenks sollte stets ernst genommen werden. Neben einfacher Überdehnung des Bands an der Zeigefingerseite des Daumens ohne Riss sind auch knöcherne Bandausrisse oder Brüche eines Daumenknochens mögliche Verletzungen.

Was ist passiert?

Wenn Sie sich beim Skifahren in der Schlaufe Ihres Skistocks verfangen, kann sich das Seitenband des Daumengrundgelenks leicht überdehnen oder sogar zerren (Skidaumen). Auch beim Basket-, Hand- oder Fußball kann man sich mit dem Gegner verhaken und den Daumen verletzen. Es tut sofort sehr weh. Wenn innerhalb weniger Minuten der Schmerz einigermaßen nachlässt, ist weiterspielen meistens möglich.

Symptome
- lokaler Schmerz am Daumen
- sichtbare lokale Schwellung
- jegliche Daumenbewegungen sind schmerzhaft
- Drücken mit dem Daumen ist unmöglich
- Kraftverlust des Daumens
- Aufklappbarkeit des Daumens mit starken Schmerzen

Was ist zu tun?

Soforthilfe

Lässt der Schmerz nicht rasch nach, soll adäquate Erste Hilfe geleistet werden. Bei der Untersuchung werden alle Bewegungsrichtungen des Daumens vorsichtig untersucht und das Gelenk wird einfühlsam betastet. Dabei ist ein genauer Links-rechts-Vergleich wichtig. Wenn es sich in einer Beugestellung mehr als 30 Grad aufklappen lässt (das ist sehr schmerzhaft!), ist das Gelenk instabil und es liegt ein ernster Schaden vor. Eine Röntgenuntersuchung sollte darüber Aufschluss geben. Danach sollte das Daumengelenk lange mit Eis oder kaltem Wasser gekühlt werden. Wenn

möglich sollte die Hand dabei hochgelagert werden. Im Anschluss wird entweder klassisch oder mit elastischem Tape bandagiert. Wenn eine Instabilität festgestellt wurde, erfolgt üblicherweise ein operativer Eingriff.

Reha und Prävention

Wenn die verbleibenden Bandstümpfe miteinander vernäht oder mithilfe eines Sehnenstücks rekonstruiert sind, oder wenn bei zusätzlichen knöchernen Verletzungen sogar ein Kirschner-Draht, kleine Knochenanker oder Osteosynthese-Schrauben eingezogen sind,

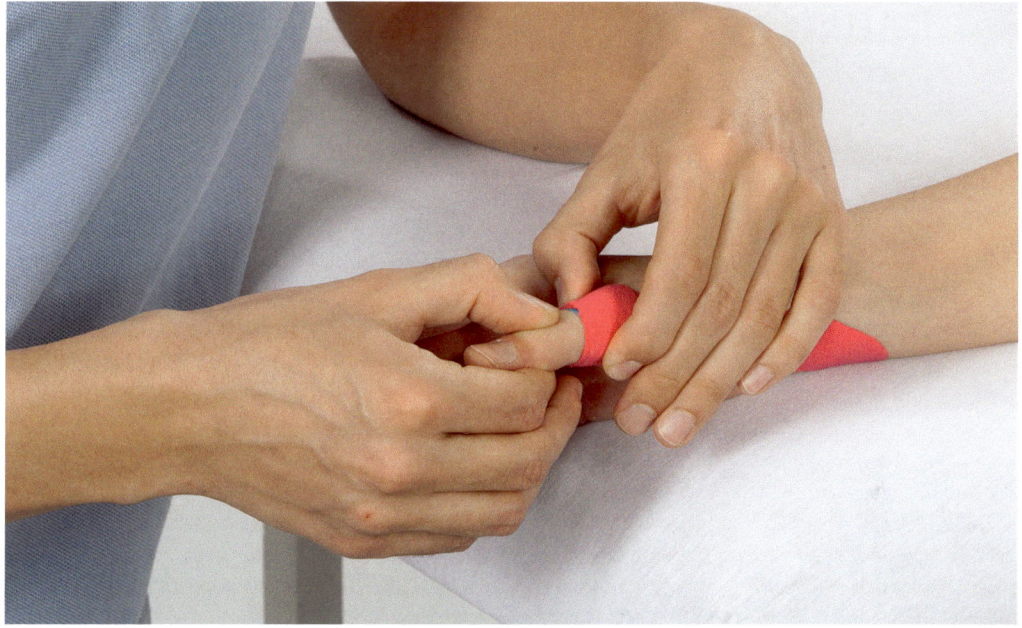

wird das Gelenk für mehrere Wochen ruhig-
gestellt.

Die Stabilität des Daumgelenkes ist essenziell
für dessen funktionellen Gebrauch. Eine funktionelle Ruhigstellung des Daumengelenks
in leichter Beugung ist sehr wichtig für eine
optimale Heilung und Stabilität. Die anschließende Bewegungstherapie kann mit gezielt
stützenden Tapes begleitet werden.

In der Zeit der Ruhigstellung des Daumengrundgelenks ist es wichtig, alle anderen Fingergelenke und das Handgelenke zu bewegen,
um Steifigkeit vorzubeugen.

▲ 4-Fingerkuppentechnik: Leichter Druck mit
zwei Fingerkuppen am Gelenk von beiden
Seiten lindert Schmerzen und gibt ein stabi-
les Gefühl, wenn es zur Therapie, mit einer
Daumenkuppe oben und Zeigefingerkuppe
unten, mit leichtem Zug und sanften Drehungen bewegt wird.

Daumengrundgelenk
Zur Ruhigstellung und zum Schutz

Diese Kombi-Anlage trägt zur Heilung einer Daumengrundgelenksverletzung bei. Sie optimiert auch die Funktionalität des Daumens im Alltag. Außerdem kann sie zur Vorbeugung von Verletzungen des Daumengrundgelenks angelegt werden.

▶ **Tape**

Anzahl: **2**
Form: **I**
Breite: **2,5 cm**
Zug: **deutlich**
Dauer: **bis 4 Tage**

Tipp

Beide Tapes können Sie einzeln oder in Kombination anlegen und ausprobieren. Dabei spielt es keine Rolle, mit welcher Tape-Anlage Sie beginnen.

Anleitung

Sie können sich das Tape anlegen lassen oder selbst anlegen. Setzen Sie sich an einen Tisch und legen die Handkante auf, damit der Daumen schmerzfrei gelagert ist. Messen Sie zirkulär den Umfang des Grundgelenkes und schneiden Sie die doppelte Länge wie gemessen ab. Schneiden Sie das Tape längs durch. Wenn erforderlich, messen Sie ein zweites Tape einmal zirkulär um den Daumen herum und weiter über den Daumballen zum unteren Bereich der Elle ab. Schneiden Sie dieses Tape ¼ kürzer als gemessen ab und anschließend längs durch.

1. **Basis Tape 1:** Legen und kleben Sie die Mitte des Tapes schräg auf die Nagelseite des Grundgelenkes. Zur Vereinfachung können Sie das Tape mittig falten, an der Mitte das Papier einreißen.
2. **Verlauf und Ende Tape 1:** Halten Sie den Daumen leicht abgespreizt, in einer leichten schmerzfreien Beugestellung. Ziehen Sie zunächst das innere Tape zur Daumeninnenseite mit deutlichem Zug um das Daumengrundgelenk herum. Danach ziehen Sie den äußeren Anteil leicht unterhalb des inneren Anteils des Tapes um das Gelenk herum. Kleben Sie das Ende des inneren sowie das Ende des äußeren Anteils ohne Zug auf das Tape.
3. **Basis und Verlauf Tape 2:** Kleben Sie ein Ende auf die äußere Rückseite des Daumengrundgelenks. Das Tape zeigt dabei zum Zeigefinger. Wickeln Sie es mit deutlichem Zug einmal um den Daumen herum.
4. **Verlauf und Ende Tape 2:** Ziehen Sie das Tape weiter mit deutlichem Zug über den Daumballen, schräg über das Handgelenk zur Seite der Elle. Kleben Sie das Ende ohne Zug auf.

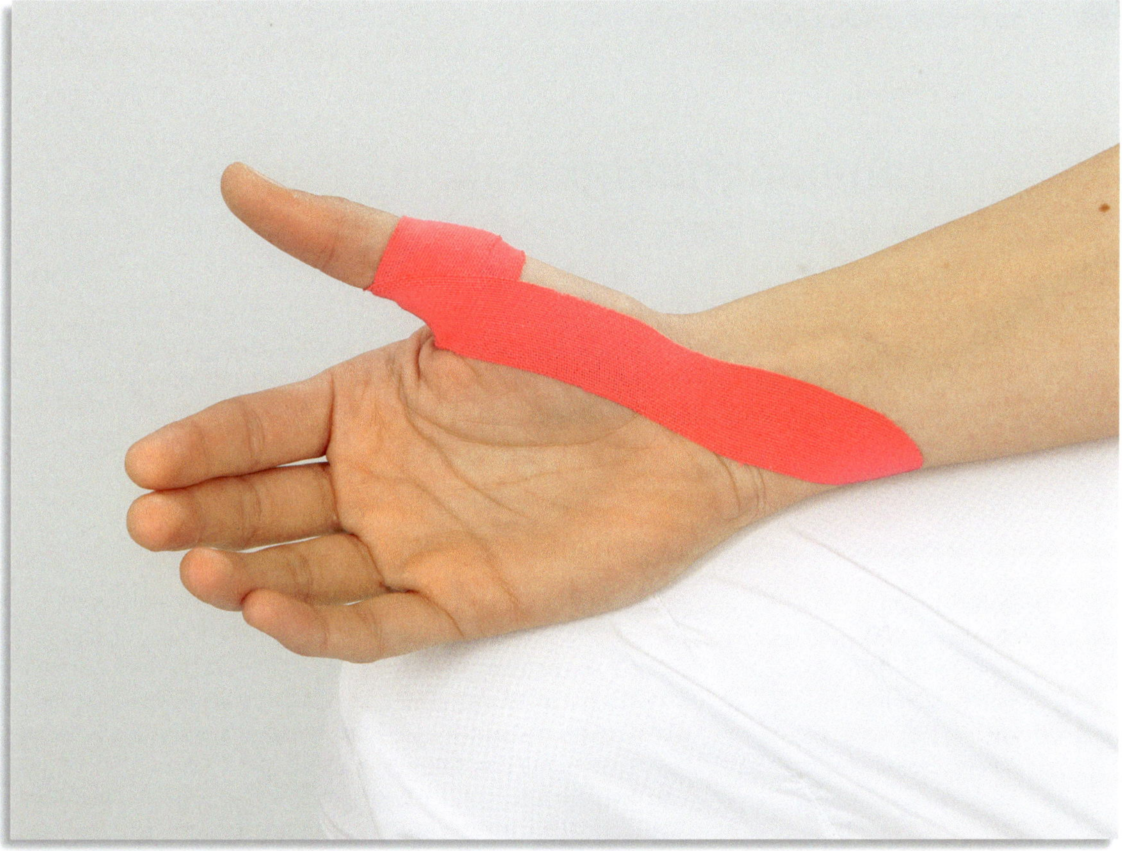

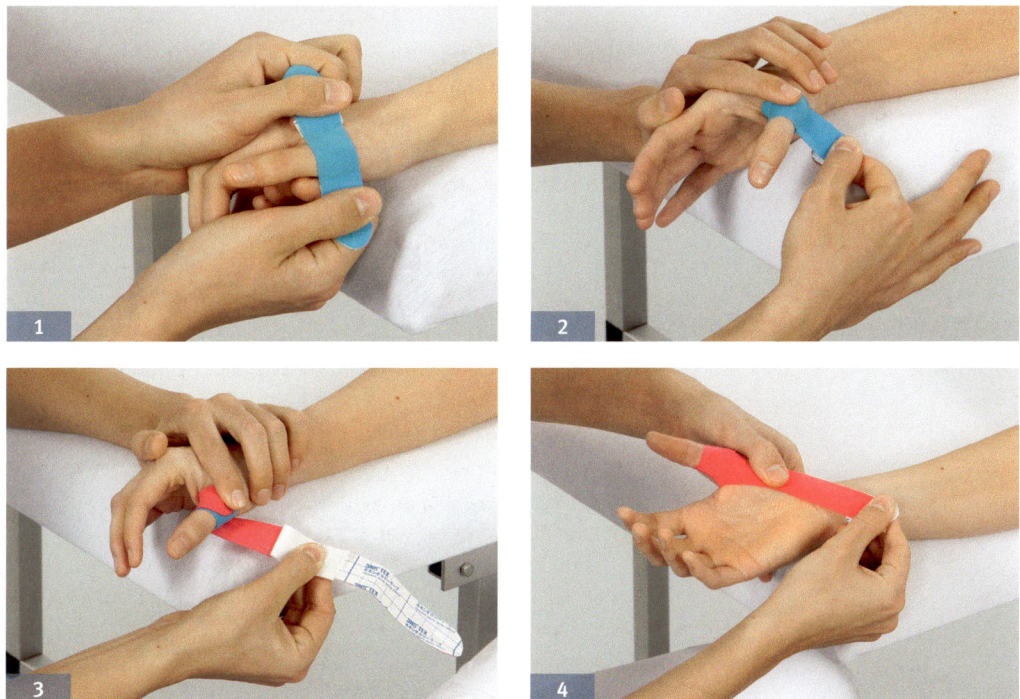

Daumengrundgelenk: rigides Taping
Zur Immobilisation eines Skidaumens

Alternative nicht elastische Tape-Anlage zur Immobilisation des Daumengrundgelenks nach Verletzungen, wie z.B. einem Skidaumen, um einer weiteren Reizung des Gelenks vorzubeugen.

▶ **Material**
Underwrap wird meistens nur unter den Ankern um den Unterarm herum angelegt
2,5 cm breites nicht elastisches Sporttape

Anleitung

Der Daumen ist leicht gebeugt, schmerzfrei positioniert.

Anker und Anlage:

1. Nach dem Umwickeln mit Underwrap legen Sie einen Anker um die beiden Enden von Elle und Speiche um den untersten Teil des Unterarms herum.
2. Beginnen Sie auf der Rückseite der Elle, ziehen Sie das Tape auf der Rückseite zur Speiche und weiter um den Unterarm herum. Von der Rückseite der Elle ziehen Sie das Tape zur Außenseite des Daumengrundgelenks und wickeln es um das Gelenk herum.
3. Ziehen Sie das Tape danach über den Daumballen zur Beugeseite der Elle. Wiederholen Sie dieses Tape zweimal.
4. Wiederholen Sie den Anker um den Unterarm herum.
- Testen Sie das Tape: Fühlt sich die Anlage stützend jedoch nicht zu straff an?

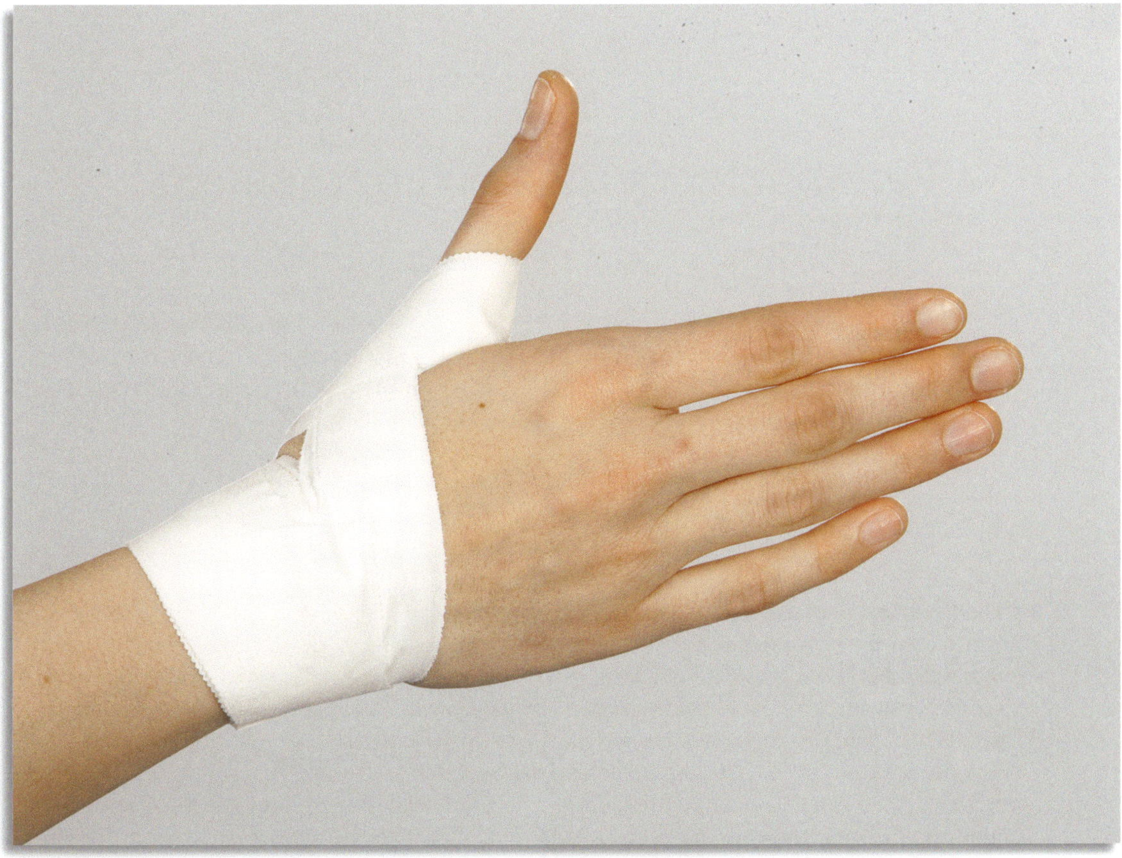

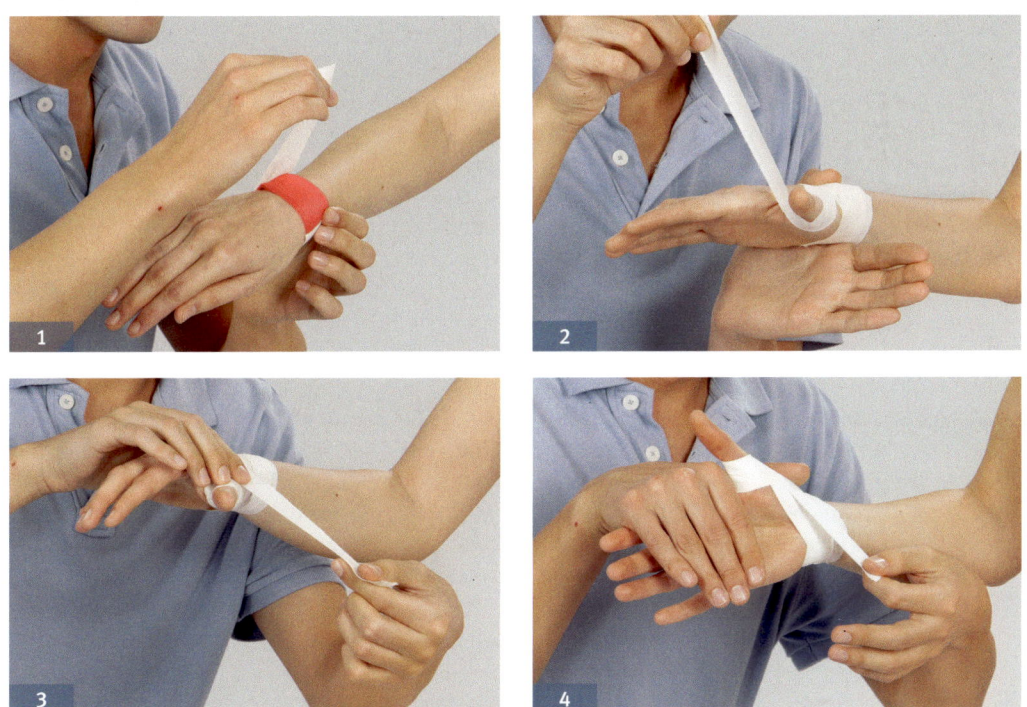

Verstauchung eines Fingergelenks

Eine Verstauchung des Mittel- oder Endgelenks eines Fingers lässt sich gut versorgen und meistens kann der Sport mit Tape um den Finger oder zusätzlich um einen Nachbarfinger sofort oder baldigst weiterbetrieben werden.

Was ist passiert?

Im Ballsport oder bei einem Sturz z. B. vom Fahrrad wird ein Fingergelenk leicht gestaucht. Es tut sofort sehr weh. Wenn innerhalb weniger Minuten der Schmerz einigermaßen nachlässt, ist weitermachen meistens möglich. Wenn der Schmerz nicht nachlässt, sollten Sie mit Ihrer gerade betriebenen Aktivität aufhören und den Finger untersuchen lassen.

Symptome
- lokaler Schmerz am Fingergelenk
- sichtbare lokale Schwellung
- jegliche Bewegungen des Gelenks sind schmerzhaft
- Drücken mit dem Finger ist unmöglich
- seitlicher Druck, um das Gelenk aufzuklappen ist schmerzhaft

Was ist zu tun?

Soforthilfe

Wenn Sie das Training oder Spiel dennoch abbrechen müssen, soll adäquate Erste Hilfe geleistet werden. Bei der Untersuchung werden Beugung, Streckung und seitlicher Druck des Gelenks vorsichtig untersucht und das Gelenk wird einfühlsam betastet. Eine Röntgenuntersuchung sollte bei Verdacht Aufschluss über eine Fraktur geben. Der Finger sollte lange mit Eis oder kaltem Wasser gekühlt werden. Die Hand wird dabei hochgelagert. Im Anschluss wird entweder klassisch oder mit elastischem Tape bandagiert.

Reha und Prävention

Schmerzfreiheit, Beweglichkeit und Stabilität des Fingergelenkes sind essenziell für dessen anspruchsvollen Gebrauch. Eine funktionelle Ruhigstellung des Gelenks in leichter Beugung ist nur kurze Zeit erforderlich. Für eine optimale Heilung und Stabilität kann die anschließende Bewegungstherapie schnell beginnen und mit gezielt stützenden Tapes begleitet werden. Durch die Tapes traut sich der Sportler, die Hand relativ normal einzusetzen, was wiederum die Heilung fördert. Durch den Gebrauch eines elastischen Massage-Fingerrings (siehe Foto) wird die Durchblutung gefördert und das Gefühl für den Finger verbessert.

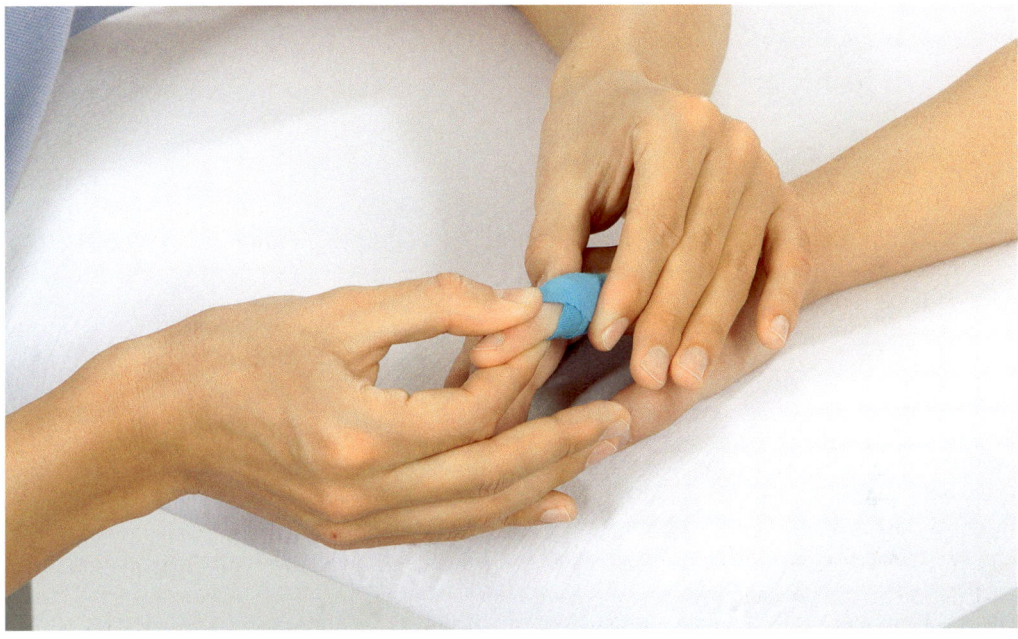

▲ Mit der 4-Fingerkuppentechnik (siehe S. 205) lässt sich ein verletztes Fingergelenk leichter und besser therapeutisch bewegen.

▼ Mit zwei Fingerkuppen wird der Massage-Fingerring über den Finger auf- und abgerollt. Das fördert die Durchblutung und das Gefühl für den Finger.

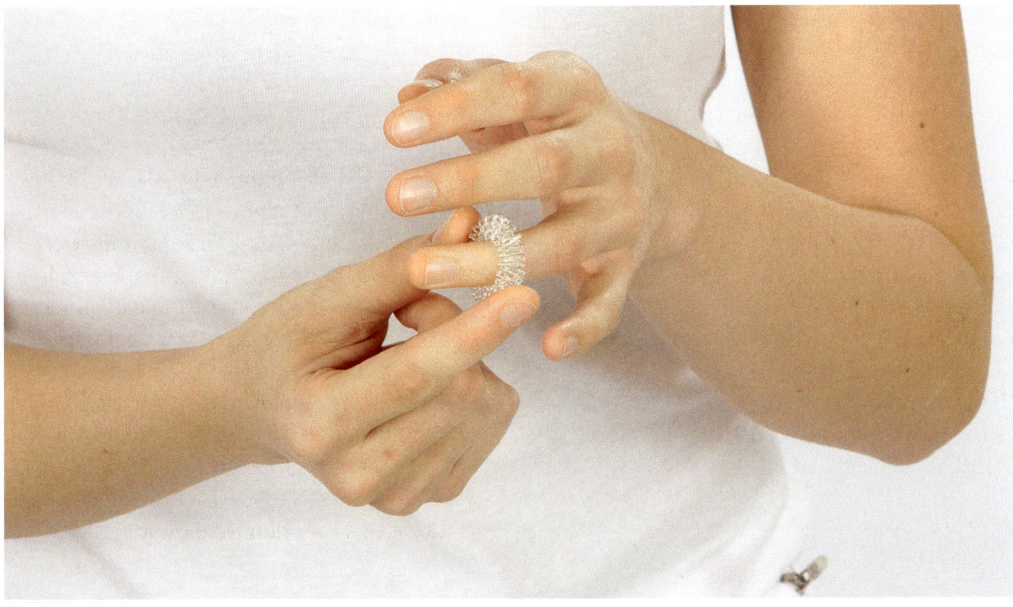

Fingergelenk
Zur Ruhigstellung und zum Schutz

Diese Tapes dienen einerseits dazu, das verletzte Fingergelenk ausreichend zu stützen und zu schützen, um so eine weitere Verletzung zu verhindern. Andererseits fördern die Tapes auch die Heilung.

▶ **Tape**
Anzahl: **2**
Form: **I**
Breite: **2,5 cm**
Zug: **deutlich**
Dauer: **bis 4 Tage**

Tipps
Bei schmalen Fingern schneiden Sie das 5 cm breite Tape zweimal längs durch, um 3 schmale Tapes von 1,6 cm Breite zu erhalten. Wenn es sich zu straff oder zu locker anfühlt, wickeln Sie das Tape entsprechend mit weniger oder mehr Zug noch einmal neu.

Anleitung

Sie können sich die Tapes anlegen lassen oder selbst anlegen. Setzen Sie sich an einen Tisch und legen die Handkante auf, sodass die verletzten Finger schmerzfrei gelagert sind. Messen Sie zirkulär den Umfang des Fingergelenkes, schneiden Sie die doppelte Länge wie gemessen ab. Schneiden Sie dieses Tape einmal längs durch. Eins der beiden Tapes schneiden Sie einmal quer durch – zirkuläres Tape.

1. **Basis Tape 1:** Legen und kleben Sie die Mitte des längeren Tapes schräg seitlich auf die Innenseite des Gelenks.
2. **Verlauf Tape 1:** Halten Sie den Finger in einer schmerzfreien leichten Beugestellung. Ziehen Sie zunächst die nach unten weisende Tapehälfte mit deutlichem Zug über das Gelenk, schräg nach unten zur Beugeseite, auch schräg zurück nach oben zum Beginn des Tapes. Die andere Tapehälfte ziehen Sie mit deutlichem Zug zentral über die Beugeseite des Gelenkes nach schräg oben, zurück zum Beginn des Tapes.
3. **Ende Tape 1:** Nach Umwickeln des Gelenkes kleben Sie die Enden ohne Zug auf das Tape auf.
4. **Tape 2:** Kleben Sie ein Ende des kürzeren Tapes ohne Zug auf die Innenseite des betroffenen Gelenks. Dann ziehen Sie das Tape mit Zug um das Gelenk bis zum Beginn des Tapes herum. Kleben Sie das Ende ohne Zug.
- **Ergänzung:** Eine funktionelle Unterstützung bietet das Miteintapen des Nachbarfingers, z. B. wenn der Zeigefinger betroffen ist, kann nach Anlegen des Tapes für das betroffene Gelenk ein Tape mit 2,5 cm Breite um beide Mittelknochen geklebt werden, sodass die Fingergelenke frei bleiben. Für dieses Tape messen Sie den Umfang des betroffenen und des Nachbarfingers (großes Foto).

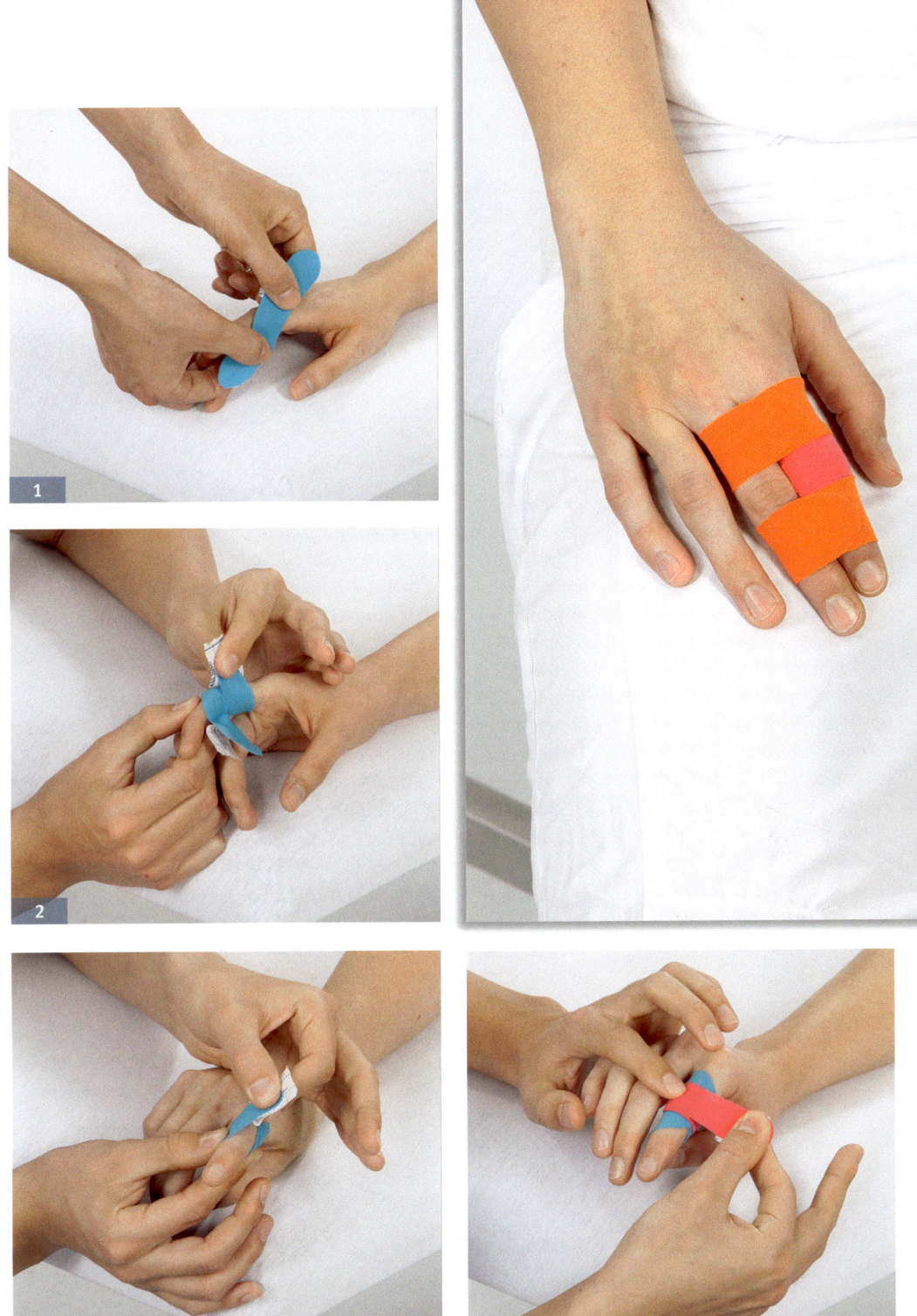

Fingergelenk: rigides Taping
Zur Immobilisation eines Fingergelenks

Rigide Taping-Alternative, um Ihr Fingergelenk nach einer Stauchung, mit oder ohne Unterstützung eines Nachbarfingers, ruhigzustellen und zu schützen. Probieren Sie einfach aus, ob Ihnen diese Variante oder die vorgehende elastische Anlage angenehmer ist.

▶ **Material**
ohne Underwrap
1,25 cm breites nicht
elastisches Sporttape

Tipp
Sie können zur besseren
Stabilität einen betroffenen Mittel- oder Ringfinger
sogar mit beiden Nachbarn
fixieren.

Anleitung

Der Finger ist in einer schmerzfreien, relativ gestreckten Position (ca. 15 Grad Beugestellung).

Anker:
- An beiden Seiten des betroffenen Gelenks zirkulär um den Finger herum (1,25 cm Breite)

Anlage: 8 Tapes von ca. 5–8 cm Länge. An beide Seiten kleben Sie kreuzende Streifen im Wechsel über das Gelenk:
1. Von der Streckseite eines Ankers zur Beugeseite des zwei-
+ ten Ankers und auch umgekehrt. Insgesamt kleben Sie jedes
2. Tape zweimal.
3. Danach kleben Sie nochmals die beiden Anker.
4. Am Schluss schienen Sie den betroffenen Finger zirkulär mit einem Nachbarfinger mit zwei 1,25 cm breiten Streifen, die Sie zwei- oder dreimal um beide Finger wickeln.
- Wenn nötig platzieren Sie weiches Material (Schaumstoff) zwischen beide Finger.
- Testen Sie die Tape-Anlage: Fühlt sich die Anlage stützend jedoch nicht zu straff an?

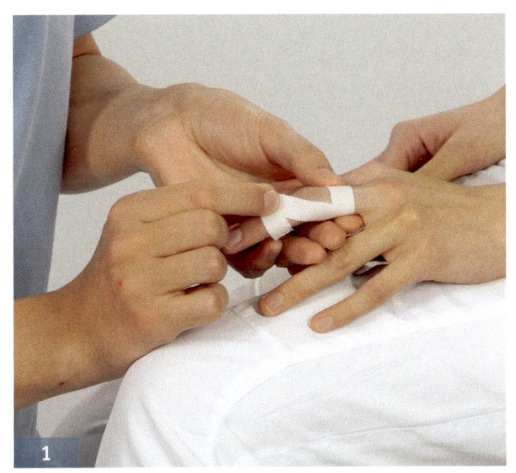

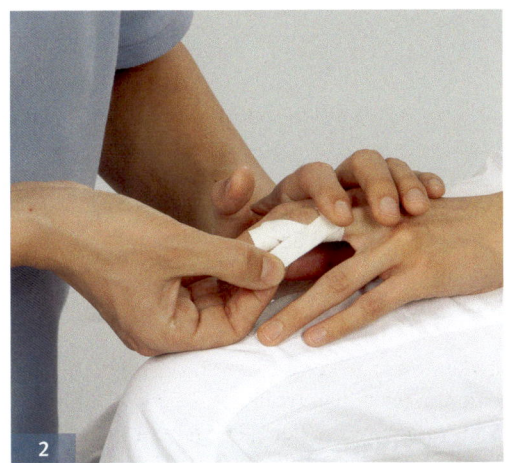

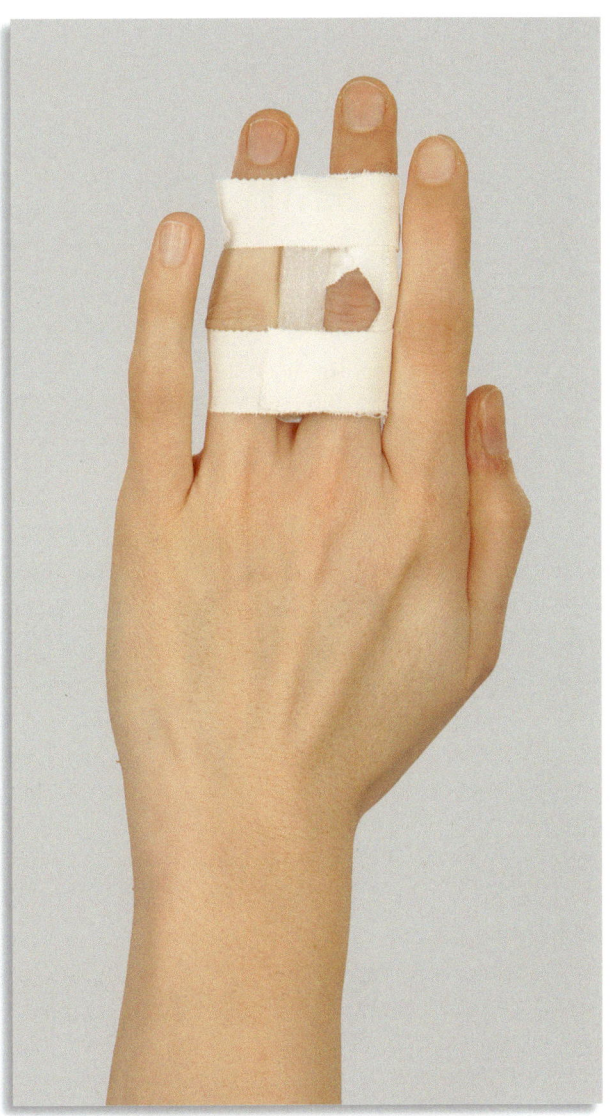

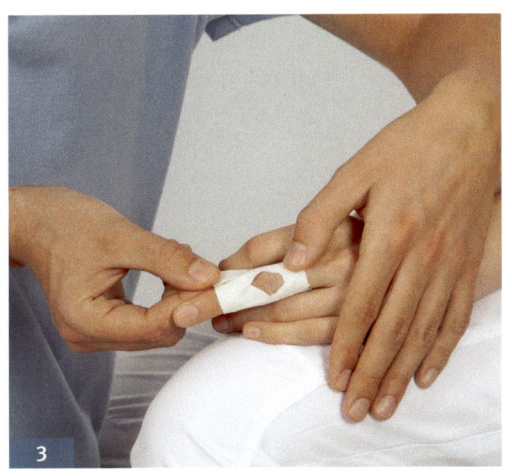

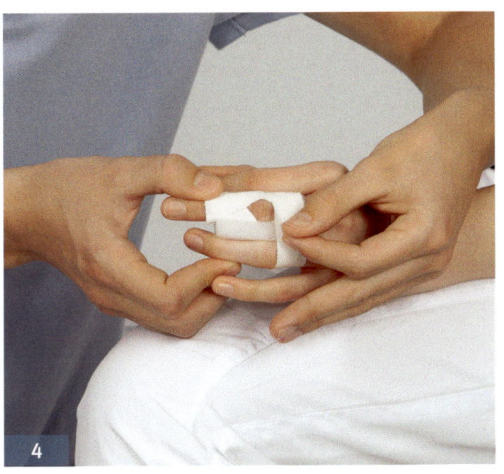

Nervenschmerzen

Die häufigsten Nervenprobleme entstehen an der unteren Halswirbelsäule und an der Lendenwirbelsäule. Zusätzlich sind Nerven bei sportlichen Aktivitäten an der Schulter, am Arm und am Bein gefährdet.

Auf und unter der Haut, tiefer im Muskelgewebe, in Gelenkkapseln, fast überall im Bewegungsapparat gibt es Nervenbahnen und Nervenendigungen. Beschwerden eines Nervs können sich einschießend, elektrisierend, brennend oder wie taub anfühlen. Jedoch kann auch eine ziehende Empfindung vom Nerv herrühren. Nerven können zu viel Dehnung bzw. zu viel Druck (Kompression) ausgesetzt sein. Immer sollten in einer Funktionsuntersuchung die Nerven auf Schmerz und Beweglichkeit beurteilt werden. Häufig kann eine nervale Beteiligung am Problem ausgeschlossen werden. Wenn jedoch ein Nerv betroffen ist, sollten die Beschwerden fachmännisch angegangen werden. Dehnungen, auch eines Muskels, sollten meist vermieden werden, da diese das nervale Problem eher verschlechtern. Nachdem Therapie und Training mit Tapes für die betroffenen Nervenbereiche Wirksamkeit gezeigt haben, können ergänzend Selbstübungen mit Tape hinzukommen.

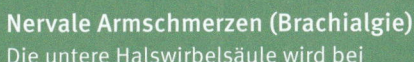

Nervale Armschmerzen (Brachialgie)
Die untere Halswirbelsäule wird bei
einem Rundrücken schon bei alltäglichen
Aktivitäten häufig über- oder fehlbelastet.

Reizung der Ellbogennerven
Nerven die außen (Speiche, N. radialis)
oder innen (Elle, N. ulnaris) am Ellenbogen
vorbeilaufen, können bei Schlag- oder
Wurfbewegungen leicht irritiert werden
und örtlich oder weiter Richtung Hand
und Finger Beschwerden wie Kribbeln
verursachen.

Ischias-Schmerzen
Die untere Lendenwirbelsäule wird im Training
häufig über- oder fehlbelastet, vor allem wenn
der Sportler ein Hohlkreuz hat.

Überdehnter Wadenbeinnerv
Beim Umknicken des Fußes kann der oberflächliche
Wadenbeinnerv auf dem äußeren Fußrücken (N. peroneus),
oder am Wadenbeinköpfchen überdehnt werden und für
andauernde Probleme sorgen.

Ischias-Schmerzen

Bei einer bestimmten Bewegung schießt es Ihnen auf einmal ins Kreuz. Später kommen ausstrahlende oder elektrisierende Schmerzen am Bein dazu. Das ist typisch für Ischias-Schmerzen, die durch eine Reizung der Nerven an ihrer Austrittsstelle an der unteren Lendenwirbelsäule verursacht werden.

Was ist passiert?

Sie haben sich verhoben, verrenkt, es schießt ins Kreuz und später, vielleicht Tage später, kommt die Ausstrahlung dazu. Seltener schießt es direkt ins Bein. Häufig genug bestehen seit längerer Zeit Rückenbeschwerden, vor allem während oder nach einschlägigen Übungen für die Bauch- oder Rückenmuskeln. Ein schlagartiger Bandscheibenvorfall ist im Sport eher selten, außer bei extremer Belastung und Technikfehlern (Gewichtheben, Kunstturnen oder einfach in der Freizeit beim Holzhacken,

Gepäckheben beim Reisen). Die ursächliche Stelle sollte gefunden und erfolgreich behandelt werden. Sogar bei Bandscheibenvorwölbungen muss schon seit langem nicht immer operativ eingegriffen werden.

Symptome:

- ausstrahlende, einschießende, elektrisierende Schmerzen an der Rück- oder Außenseite des Ober- und/oder Unterschenkels.
- Pelzigkeit, Kribbeln bzw. Taubheit am Fuß

Was ist zu tun?

Vermeiden Sie jegliche Bewegungen, die im Bein Beschwerden verursachen. Vor allem Bücken, Sitzen, Aufstehen oder Stehen können sehr schmerzhaft sein. Suchen Sie sich eine Körperhaltung oder Stellung, in der Ihr Rücken so wenig wie möglich wehtut. Lassen Sie sich, wenn nötig, stützen und zur ärztlichen Untersuchung bringen.

Sie brauchen Ihren Rücken nicht zu kühlen. Bei einer Bandscheibenverletzung entsteht keine Blutung und die Kühlung würde auch nicht so tief im Körper ankommen.

Soforthilfe

Ruhigstellen in einer möglichst schmerzfreien Stellung ist angesagt. Das kann eine Stufen-, Seiten- oder sogar Bauchlagerung sein, wobei meistens zusätzlich mit einigen Kissen gestützt oder gelagert werden soll. Entspannen Sie sich, so gut Sie können. Atmen Sie möglichst ruhig und tief. Automatisch auftretende Muskelverspannungen des Körpers, eine Schutzreaktion, können zusätzlich Rückenschmerzen verursachen. Massieren lassen oder einreiben mit einer Wärmesalbe könnte hier Linderung bringen. Jedenfalls sollten keine Dehnungen des Rückens oder des Beines durchgeführt werden. Nach medizinischer Abklärung und dem Verabreichen von Medikamenten können Physiotherapeuten mit der weiteren Behandlung, z. B. Elektrotherapie zur Muskelentspannung, beginnen. Bei Kribbeln, Pelzigkeit, Taubheit des Fußes als auch bei Muskelschwäche (Fuß heben, Zehenspitzenstand und Abstoßen beim Gehen) ist eine neurologische Untersuchung angebracht.

Reha und Prävention

Maximal fünf Tage Ruhe braucht der Rücken um, mit oder ohne medikamentöser Behandlung, genügend erholt zu sein, um wieder bewegt zu werden. Zuerst werden vom Therapeuten schmerzfreie Bewegungen in einer bequemen liegenden Position gemacht, allmählich können Sie diese Bewegungen selbst schmerzfrei durchführen. Auch wenn Bewegungen durch Schmerz eingeschränkt sind, wird dennoch getestet, ob der Schmerz beim Wiederholen der Bewegung nachlässt. Wenn das der Fall ist, wird auch diese Bewegung als Übung durchgeführt.

Tipp

Üblicherweise hören Patienten mit einer Behandlung auf, wenn die Beschwerden verschwunden sind. Eine optimale Reha sollte jedoch so lange fortgesetzt werden, bis aller Wahrscheinlichkeit nach ein Rückfall vermieden werden kann. Vor allem sportliche Aktivitäten erfordern gute Beweglichkeit und Muskelfunktionen ohne Schmerzen. Deshalb achten Physiotherapeuten darauf, ob wichtige Funktionstests noch auffällig sind und ob diese sich mit Therapie weiter verbessern lassen. Dehnübungen, die Schmerzen im Bein bereiten, sind selten oder nie erforderlich, dennoch sind Übungen für das Bewegungsvermögen des Ischias-Nervs und zur Wiederherstellung eines Muskelgleichgewichts sehr wichtig.

▼ Eine oft wirksame Übung für den Ischias-Nerv mit oder ohne Tape: Aus Seitenlage mit gebeugter Hüfte die Kniestreckung so weit durchführen, dass es nicht wehtut. Dann mit fließenden Bewegungen, ohne Schmerzen auszulösen, Knie und Hüfte gleichzeitig beugen und beide wieder strecken. Im Wechsel fließend wiederholen.

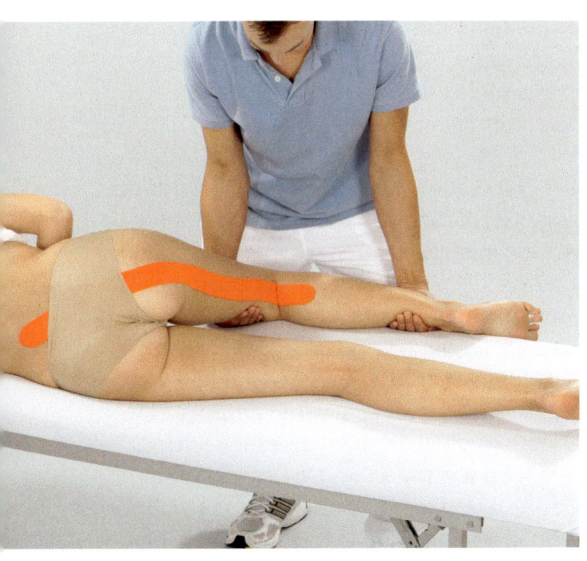
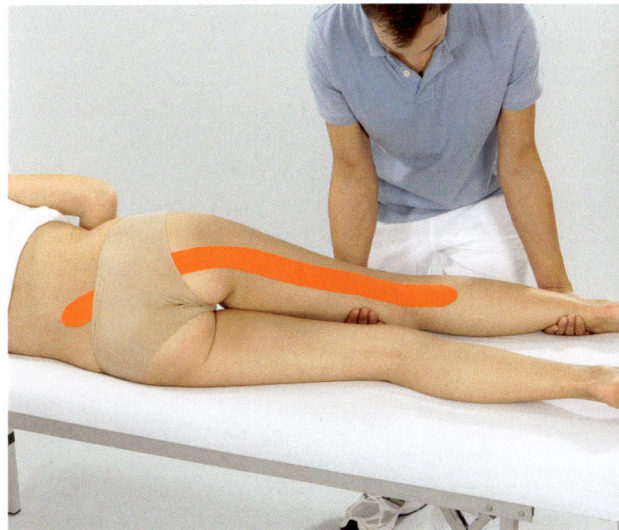

Ischias-Nerv

So unterstützen Sie die schmerzfreie Beweglichkeit des Ischias-Nervs

Tapes zur Verbesserung von Nervenschmerzen folgen der aktuell hilfreichen Übung. Wenn die Ischias-Beschwerden noch ziemlich stark sind, ist es empfehlenswert, die Anlage wie beschrieben auszuführen.

▶ **Tape**
Anzahl: **1**
Form: **I**
Breite: **5 cm**
Zug: **deutlich**
Dauer: **bis 4 Tage**

Tipp
Überprüfen Sie als Effektkontrolle die Beweglichkeit und den Schmerz bei den wichtigsten Funktionstests.

Anleitung

Der Sportler liegt ohne Schmerz in Bauchlage mit dem betroffenen Bein abhängend und mit gebeugtem Knie zum Boden. Messen Sie die Tapelänge von der gegenüberliegenden Seite der Lendenwirbelsäule in Höhe der Taille über das betroffene Bein zur Mitte der Wade. Schneiden Sie ein Tape ¼ kürzer als gemessen ab.

1. **Basis:** Legen Sie ein Tape-Ende als erste Basis ohne Zug an der gegenüberliegenden Seite der Wirbelsäule in Höhe der Taille an. Die Wirbelsäule ist leicht zur dieser Seite geneigt, während das Bein auf dem Tisch liegt. Ziehen Sie das Tape mit deutlichem Zug schräg über die untere Lendenwirbelsäule zum Gesäß an der betroffenen Seite.
2. Lassen Sie nun das Bein schräg vom Tisch herunter. Die Hüfte wird nur circa 30 Grad und das Knie circa. 90 Grad gebeugt. Das Tape wird schräg über das Gesäß zwischen Sitzbein- und äußeren Hüftknochen durch zur Mitte des oberen Teils des Oberschenkels geklebt.
3. **Ende (zweite Basis):** Mit dem Knie in ca. 30-Grad-Beugung wird das andere Tape-Ende als zweite Basis von der Mitte der Wade, mittig über die Kniekehle zur Mitte des unteren Teils des Oberschenkels außen unten angelegt
4. **Verlauf:** Nachdem Sie das Bein auf den Tisch gelegt haben, heben Sie den mittleren Teil des Tapes mit zwei Fingern hoch und entfernen hier die Schutzfolie. Danach bringen Sie das Bein wieder Richtung Boden herunter und legen den mittleren Teil des Tapes über die Mitte des hinteren Oberschenkels an.

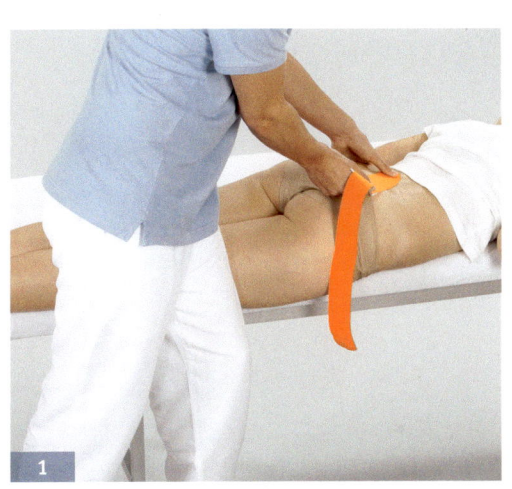

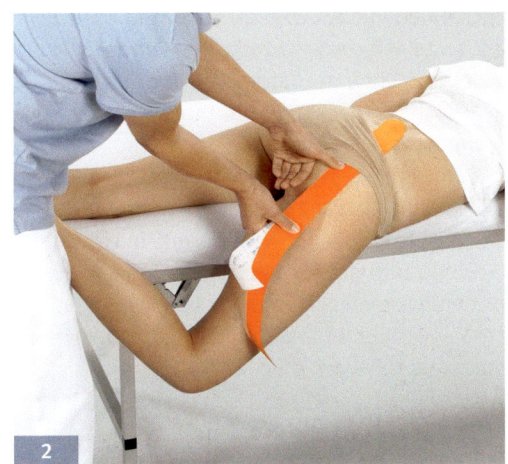

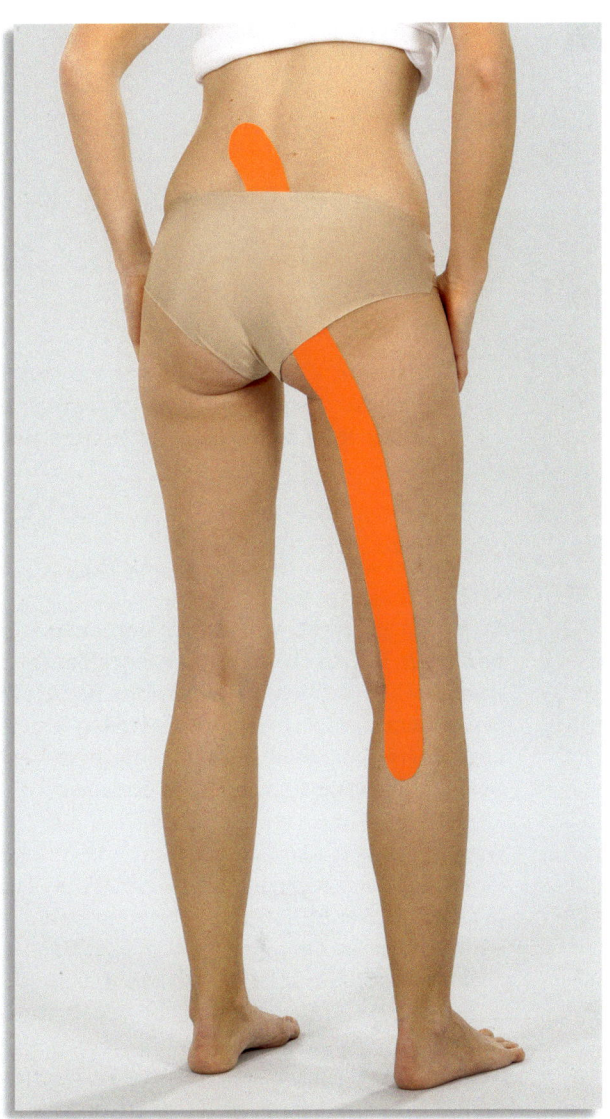

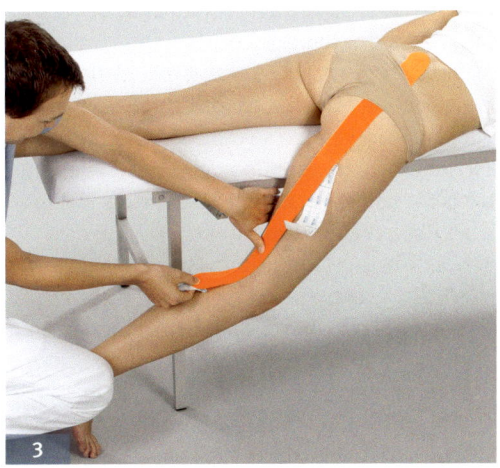

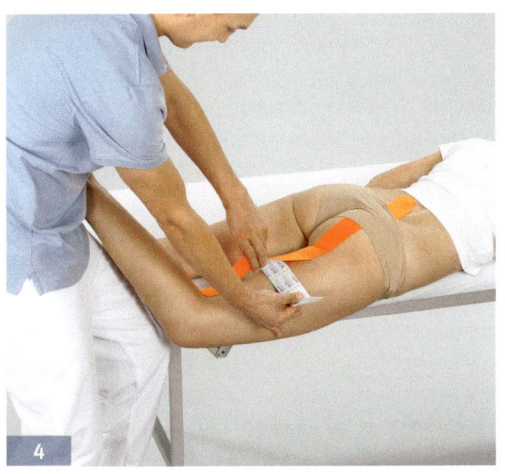

Verletzung des Wadenbeinnervs

Von der Kniekehle zu den Zehenspitzen verlaufen tiefere und oberflächliche Nervenäste, die im Sport oder im Alltag beim Umknicken des Sprunggelenks auch ohne Knochenbrüche verletzt werden können.

Was ist passiert?

Man ist umgeknickt, verletzt, versorgt und behandelt. Falls die Beschwerden jedoch auch nach Wochen weiter anhalten, könnte beim Umknicken zusätzlich der äußere Wadenbeinnerv (N. peroneus) mit seinen tieferen und oberflächlichen Ästchen, z. B. außen am Knöchel und Fußrücken, geschädigt worden sein. Zunächst wird oft nicht daran gedacht, eine mögliche Schädigung des Nervs zu überprüfen. Doch die Verletzungsbewegung kann eine direkte Überdehnung des Nervs zur Folge haben. Auch eine leichte Verschiebung des Wadenbeins nach innen oder unten kann zur Folge haben, dass Nervenanteile überdehnt oder bedrängt werden.

Symptome:
- Schmerzen am äußeren Fußrücken, vor allem bei Dehnung sowie der Umknickbewegung
- ein Gefühl der Instabilität des Knöchels
- Kribbeln, Pelzigkeit am Fußrücken

Was ist zu tun?

Die erste Phase nach der Verletzung ist vorbei. Der Kapselbandapparat heilt wie erwartet. Doch Dehnbewegungen des Fußrückens wie die Umknickbewegung selbst schmerzen weiterhin, vor allem wenn dabei das Knie gestreckt ist oder wird. Das ist der entscheidende Hinweis, dass etwas mit dem Wadenbeinnerv nicht stimmen könnte. Der Schmerz am Fuß wird bei Kniestreckung und Hüftbeugung ausgelöst oder verstärkt. Hüfte und Knie haben mit dem Bandkapselapparat des Sprunggelenks jedoch nichts zu tun. Der Schmerz kann nur von einer Struktur verursacht werden, die sowohl über Hüfte als auch Knie und Fuß verläuft: ein Nerv. Die Lokalisation des Schmerzes deutet dann auf den dort verlaufenden Nerv hin. Druckstellen des Nervs können empfindlich sein oder den Schmerz provozieren. Adäquat weitergebildete Physiotherapeuten kennen spezielle Tests, um diese Nervenbeteiligung festzustellen. Wenn es tatsächlich zutrifft, wird der Nachbehandlungsplan entsprechend abgeändert.

Ein Nervenschmerz kann zusätzlich zur Folge haben, dass das Bein weiterhin zu wenig belastet wird. Eine direkte Verletzung des Nervs, schlimmer als eine leichte Überdehnung, kann den Nerv in seiner Funktion beeinträchtigen. Beide haben eine negative Auswirkung auf die

Leitungsgeschwindigkeit des Nervs: wird diese verlangsamt, werden Muskeln zu langsam, zu spät angesteuert. Regelmäßiges Umknicken wegen zu späten Muskelaktionen ist die Folge, der Kapselbandapparat wird erneut überdehnt und kann dauerhaft zu schlaff bleiben. Das Sprunggelenk wird instabil. So eine Entwicklung kann vorhergesehen und mit rechtzeitiger spezieller Therapie verhindert werden.

Reha und Prävention

Ein Therapeut wird Ihr Bein mit Bewegungen und Abtasten untersuchen. Es gilt festzustellen, ob das Wadenbein durch das Umknicken verschoben ist und ob der Nerv am Problem mitbeteiligt ist. Therapeutisch werden Griffe und Bewegungen eingesetzt, um die Stellung des Wadenbeins zu verbessern. Das Ergebnis kann mithilfe von Tape-Anlagen erhalten bleiben. Zudem werden, sobald es ohne Schmerz möglich ist, Bewegungen als Übung für den Nerv selbst durchgeführt und angeleitet. Eine spezielle Tape-Anlage wird diese Übung erleichtern, unterstützen oder sogar ermöglichen, wenn die Übung noch nicht ohne

Schmerz möglich ist. Bei einem guten Ergebnis kann vermehrt funktionell trainiert werden, bevorzugt im Ein-Bein-Stand auf wackligem Boden. Dadurch wird die Leitgeschwindigkeit des Nervs verbessert und die Muskeln leisten ihre Arbeit wieder rechtzeitig. Die Beteiligung dieses Nervs kommt häufig vor, wird meistens übersehen oder gar nicht überlegt. Deshalb ist diese Anlage ein richtiger Geheimtipp.

Tipp

Wechseln Sie die dargestellte Übung ab mit Gleichgewichtsübungen im Ein-Bein-Stand. Zum Beispiel mit einem Trampolin oder einfach Hinken während Sie mit Seilzügen, Bällen oder durch einen Partner Ihr Gleichgewicht herausfordern lassen. Mit mehr Spaß allmählich zu weniger Angst vor dem Umknicken.

▼ Die wirksamste Übung für den Wadenbeinnerv mit oder ohne Tape: Aus der Seitenlage mit gebeugtem Knie die Dehnbewegung so weit durchführen, dass es nicht wehtut. Dann den Fuß und die Zehen hochziehen und gleichzeitig das Knie strecken. Fließend wiederholen.

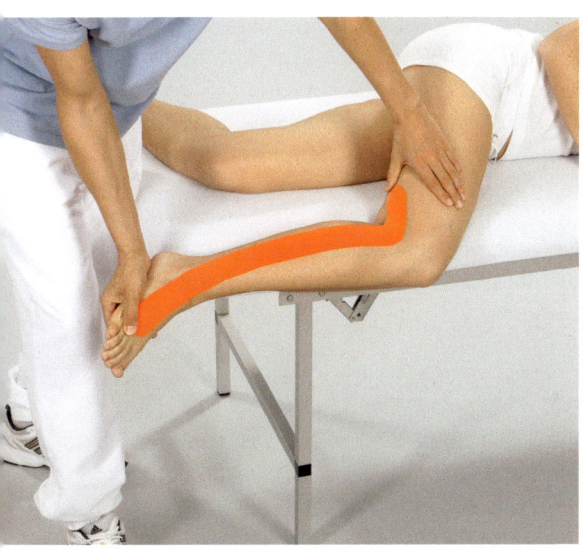
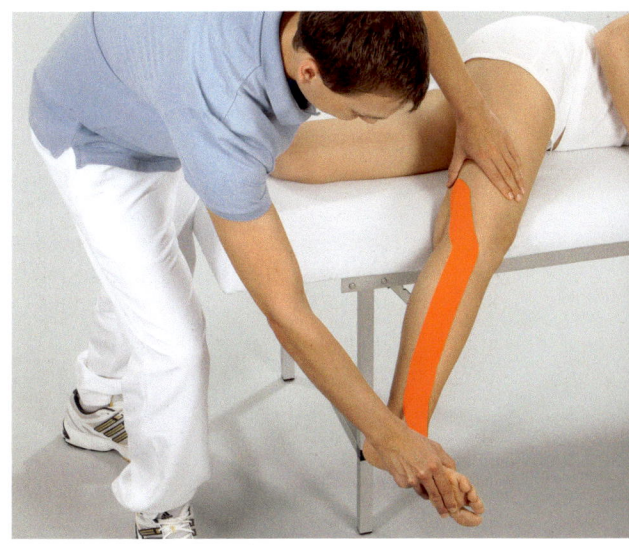

Wadenbeinnerv

Wie die Verbesserung der Nervenfunktion wirkungsvoll unterstützt wird

Die Tapes sorgen dafür, dass der Wadenbeinnerv ein größeres Bewegungsausmaß ohne Schmerz bekommt und Bewegungen beziehungsweise Muskeln besser funktionieren.

▶ **Tape**
Anzahl: **1**
Form: **I**
Breite: **5 cm**
Zug: **deutlich**
Dauer: **bis zu 4 Tage**

Tipp
Überprüfen Sie als Effektkontrolle die Beweglichkeit und den Schmerz bei den wichtigsten Funktionstests.

Anleitung

Der Sportler liegt ohne Schmerz in stabiler Seitenlage mit dem betroffenen Bein rechtwinklig im Knie gebeugt und mit dem Fuß an der Bankkante. Messen Sie die Tapelänge von der Mitte des hinteren Oberschenkels zum Wadenbeinköpfchen, weiter zum Außenknöchel bis zur Schwimmhaut des zweiten Zehs. Schneiden Sie ein Tape ¼ kürzer als gemessen ab.

1. **Basis:** Legen Sie ein Tape-Ende als erste Basis ohne Zug vorne auf dem Fußrücken an. Ziehen Sie das Tape mit deutlichem Zug an der Innenseite des Außenknöchels über das Sprunggelenk zum Wadenbein.
2. **Ende (zweite Basis):** Mit dem Knie in ca. 30-Grad-Beugung und den Fuß hochgezogen wird das andere Tape-Ende als zweite Basis auf der Mitte des hinteren Oberschenkels angelegt. Mit deutlichem Zug wird das Tape schräg durch die Kniekehle zum Wadenbeinköpfchen, etwas unterhalb des äußeren Kniegelenkspalts, gezogen.
3. **Verlauf:** Nachdem Sie das Knie wieder rechtwinklig auf dem Tisch gelagert haben, heben Sie den mittleren Teil des Tapes mit zwei Fingern hoch und entfernen hier die Schutzfolie.
4. Danach strecken Sie das Knie wieder und legen den mittleren Teil über die Außenseite des Unterschenkels an.

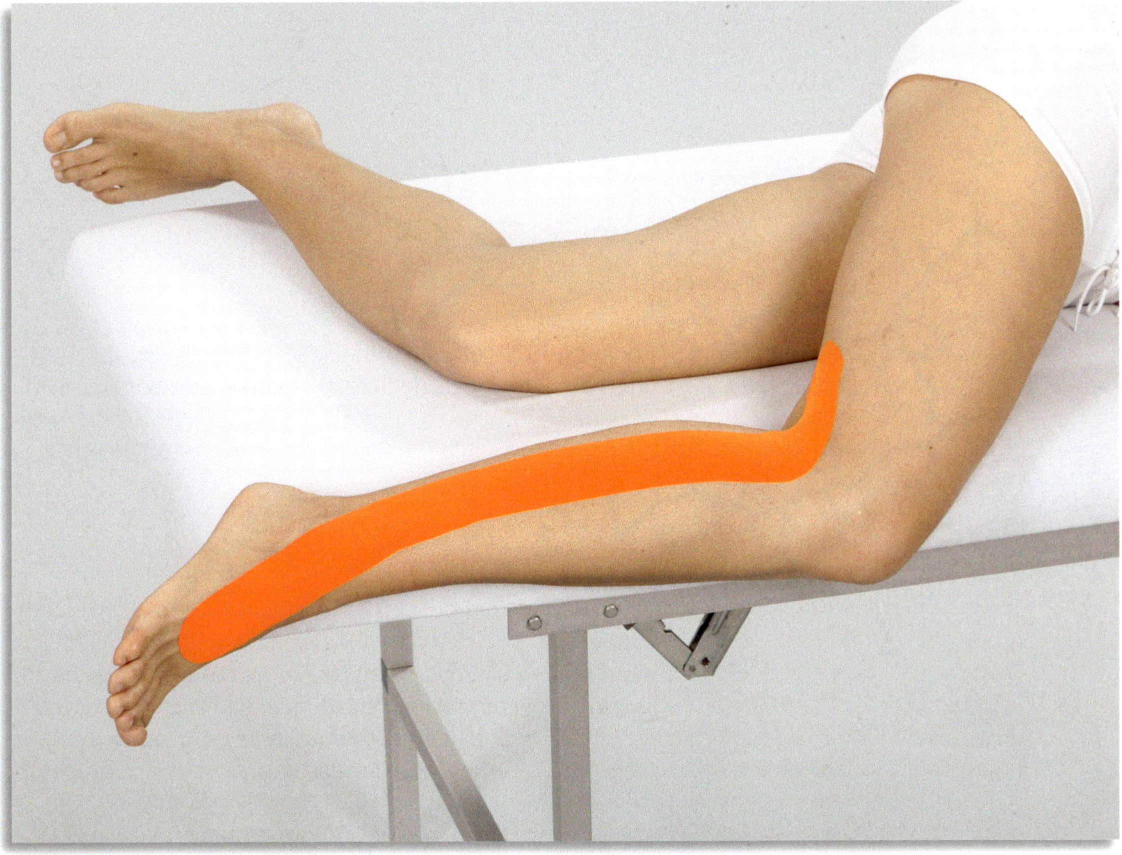

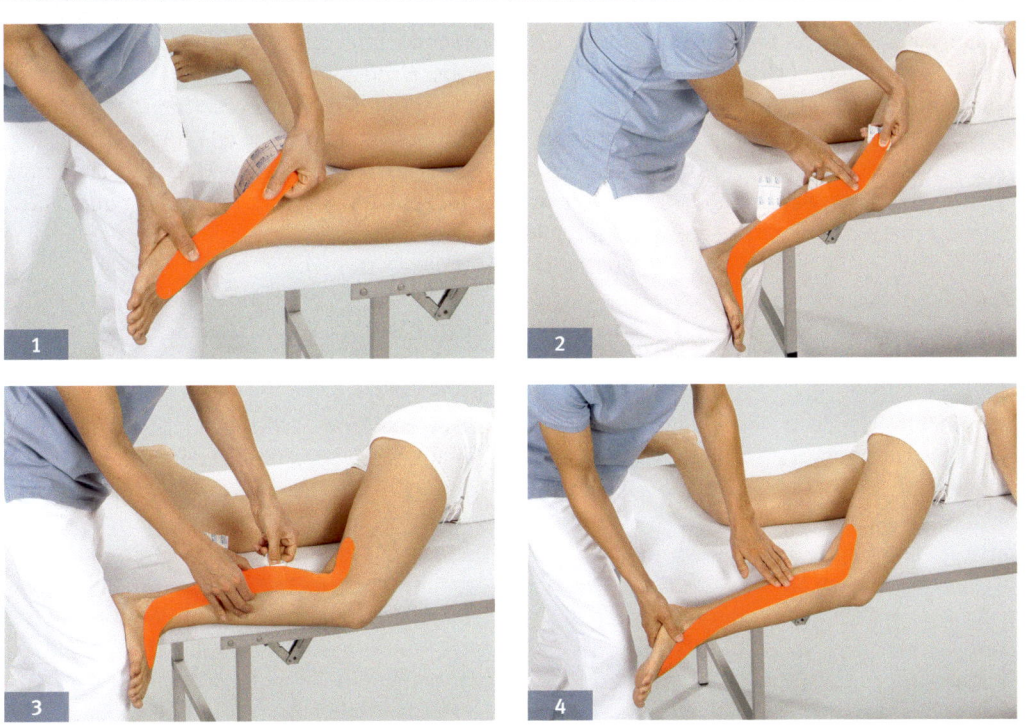

Armschmerzen – Brachialgie

Ausstrahlende Schmerzen oder ein Elektrisieren im Arm durch Reizungen an der Stelle, wo die Nerven die untere Halswirbelsäule verlassen sind bekannt als Brachialgie, der Ischias-Schmerz des Arms. Die Beschwerden können auch nur stellenweise im Ober- oder Unterarm oder als Kribbeln und Taubheit an der Hand empfunden werden.

Was ist passiert?

Sie haben sich verrenkt oder im Zweikampf einen Schlag abgekriegt. Der Nacken wurde gestaucht. Es hat richtig gekracht. Vielleicht waren Sie benommen und Ihnen wurde schwindlig. Der Nacken tut weh, ist steif oder blockiert. Möglicherweise erst Tage später kommt eine Ausstrahlung im Arm dazu. Seltener schießt es direkt in den Arm. Häufig bestehen seit längerer Zeit Nackenbeschwerden, vor allem auch morgens ist der Nacken steif oder tut nach längerer Belastung mit viel Überkopfarbeit (Werfen, Fangen, Aufschlagen) oder nach längerer Arbeit ohne viel Bewegung, zum Beispiel am Schreibtisch, zunehmend weh. Ein schlagartiger Bandscheibenvorfall ist eher selten, seltener als in der Lendenwirbelsäule. Die Ausstrahlung kann auch direkt angrenzend neben der Halswirbelsäule entstehen, zum Beispiel wenn die Sportart viel Überkopfaktivitäten erfordert

Symptome:

- ausstrahlende, einschießende oder elektrisierende Schmerzen im Ober- und/oder Unterarm
- Pelzigkeit, Kribbeln bzw. Taubheit an Hand und Fingern

Was ist zu tun?

Vermeiden Sie jegliche Bewegungen, die im Arm Beschwerden verursachen. Den Arm abstützen, ihn hoch halten, die Hand auf dem Kopf ruhen lassen, die Schulter anheben, all das könnte Schmerzen und Kribbeln im Arm verhindern. Suchen Sie sich eine Körperhaltung oder Stellung, bei der Ihr Nacken so wenig wie möglich wehtut. Lassen Sie sich ärztlich untersuchen. Eine Kühlung ist nicht erforderlich.

Soforthilfe

Ruhigstellen in einer möglichst schmerzfreien Stellung ist angesagt. Das kann eine liegende Position mit vielen Kissen sein. Der Kopf liegt dabei meistens nicht ganz gerade. Entspannen Sie sich, so gut Sie können. Atmen Sie trotz Schmerz, Spannung und Stress möglichst lang und tief in den Bauch. Der Brustkorb sollte sich dabei kaum bewegen. Automatisch auftretende Muskelverspannungen, eine Schutzreaktion des Körpers, könnten zusätzlich Schmerzen verursachen. Massieren lassen oder Einreiben mit einer Wärmesalbe könnte hier Linderung bringen. Jedenfalls sollten keine Dehnungen des Nackens oder des Arms durchgeführt werden. Nach medizinischer Abklärung und dem Verabreichen von Medikamenten können Physiotherapeuten mit der weiteren Behandlung, z.B. Elektrotherapie zur Muskelentspannung, beginnen. Bei Kribbeln, Pelzigkeit, Taubheit in der Hand als auch bei Muskelschwäche im Arm oder in der Hand ist eine neurologische Untersuchung angebracht.

Reha und Prävention

Das Gewebe braucht maximal fünf Tage Ruhe, bevor Bewegungen möglich und sinnvoll sind. Zuerst werden vom Therapeuten schmerzfreie Bewegungen in einer bequemen liegenden Position gemacht, allmählich können Sie diese Bewegungen selbst schmerzfrei durchführen. Auch wenn Bewegungen durch Schmerz eingeschränkt sind, wird dennoch getestet, ob der Schmerz beim Wiederholen der Bewe-

gung nachlässt. Dann sollte sie trotz anfänglichem Schmerz gemacht werden. Ein Trick, um schützende Muskelverspannungen zu vermeiden, ist, nicht den Kopf zu drehen, sondern nur die Schultern wiederholt vor und zurückzuschwingen.

Tipp

Dehnübungen, die Schmerzen im Arm bereiten, sind selten oder nie erforderlich, dennoch sind Übungen für das Bewegungsvermögen des Nervengeflechts des Arms und zur Wiederherstellung eines Muskelgleichgewichts sehr wichtig.

▼ Eine der wirksamsten Übungen bei Nervenschmerzen im Arm. Mit abgespreiztem Oberarm jedoch ohne Arm- und Nackenschmerz, also wenn nötig mit Kissen. Strecken Sie den Ellenbogen, bis es wehtut und neigen Sie dann den Kopf zur Seite. Dabei sollte der Schmerz verschwinden. Danach beugen Sie den Ellenbogen und gleichzeitig neigen Sie den Kopf zur gegenüberliegenden Seite. Im Wechsel fließend wiederholen.

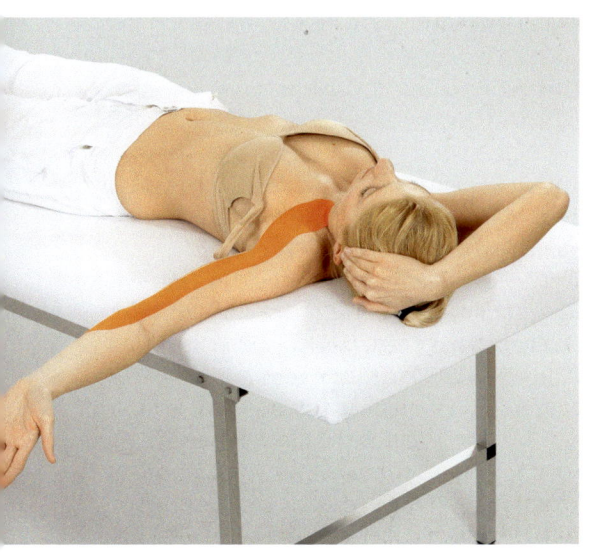
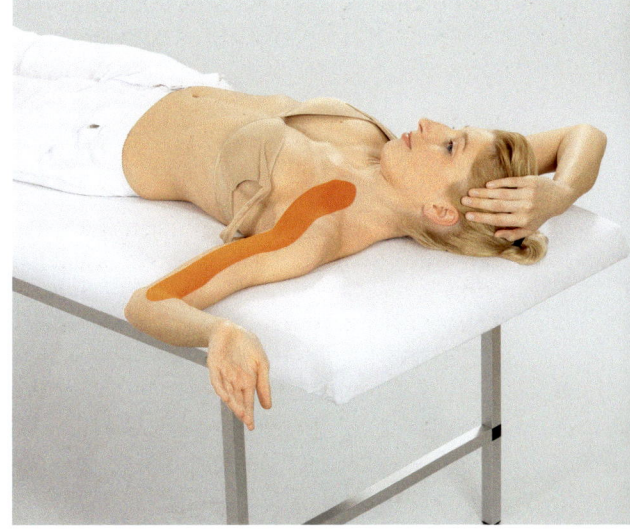

Armnervengeflecht
Damit Sie ohne Schmerz mit Ihrem Arm üben können

Tapes zur Verbesserung von Nervenschmerzen folgen der aktuell hilfreichen Übung. Wenn die Armbeschwerden noch ziemlich stark sind, ist es empfehlenswert, die Anlage wie beschrieben auszuführen.

Anleitung

Der Sportler liegt ohne Schmerz in Rückenlage mit dem betroffenen Arm um 45 Grad abgespreizt. Messen Sie die Tapelänge von der vorderen unteren Halswirbelsäule über das Schlüsselbein, den oberen Rand der Achsel, über die Innenseite des Oberarms und innere Beugeseite des Ellenbogens zur oberen Hälfte der Innenseite des Unterarms. Schneiden Sie ein Tape ¼ kürzer als gemessen ab.

1. **Basis:** Legen Sie ein Tape-Ende als erste Basis ohne Zug auf der vorderen unteren Halswirbelsäule an. Der Nacken ist dabei leicht zur gegenüberliegenden Seite geneigt und der Arm liegt gebeugt mit der Hand auf dem Bauch. Ziehen Sie das Tape mit wenig Zug bis zum Schlüsselbein Richtung Achsel, dann mit deutlichem Zug über das Schlüsselbein am oberen Rand der Achsel vorbei zum Oberarm.
2. **Ende (zweite Basis):** Mit dem Oberarm um 45 Grad abgespreizt, dem Ellenbogen in ca. 30-Grad-Beugung, jedenfalls schmerzfrei, und der Halswirbelsäule zur Seite geneigt, wird das andere Tape-Ende als zweite Basis vom oberen, inneren Unterarm, an der Innenseite über die Ellenbogenbeugeseite zum Innenrand des Bizepsmuskels gezogen.
3. **Verlauf:** Nachdem Sie den Ellenbogen wieder mehr gebeugt haben, heben Sie das mittlere Teil des Tapes mit zwei Fingern hoch und entfernen hier die Schutzfolie. Danach bringen Sie den Ellenbogen wieder mehr in Streckung und legen das Tape an der Innenseite des Bizepsmuskels zwischen Achsel und Ellenbogen an.

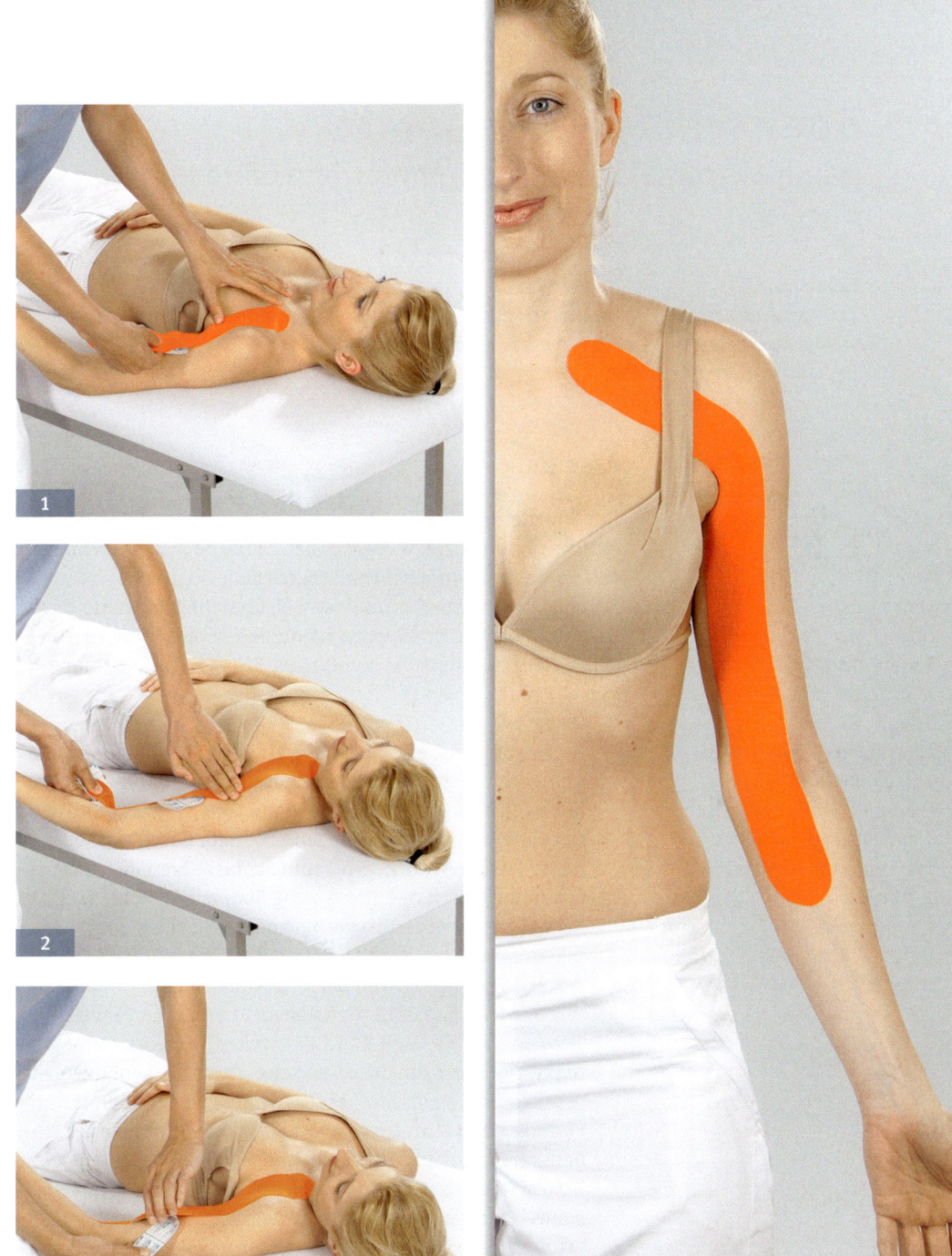

Speichennerv (N. radialis)
Damit Sie ohne Schmerz mit Ihrem Tennisarm üben können

Beim Tennisarm spielt oft die untere Halswirbelsäule eine entscheidende Rolle und sollte mitbehandelt werden. Diese Tape-Anlage hilft bei Tennisarm-schmerzen, die durch eine Nervenreizung des Speichennervs (N. radialis) hervorgerufen werden.

▶ **Tape**

Anzahl: **1**
Form: **I**
Breite: **5 cm**
Zug: **deutlich**
Dauer: **bis 4 Tage**

Tipp
Überprüfen Sie die Beweglichkeit und den Schmerz bei der Kontrolle der wichtigsten Funktionstests des Arms und der Halswirbelsäule.

Anleitung

Der Sportler liegt ohne Schmerz in Rückenlage und streckt den betroffenen Arm aus. Messen Sie die Tapelänge von der Rückseite der Endkuppe des Mittelfingers über die Speichseite des Handgelenks zur Außenseite des Ellenbogens und weiter hoch zur Rückseite des Unterarms. Schneiden Sie ein Tape ¼ kürzer als gemessen ab.

1. **Basis:** Schneiden Sie ein Tape-Ende circa 10 cm mittig ein. Kleben Sie diese geschnittenen Endstücke als erste Basis ohne Zug auf der Rückseite der Endkuppe, jedoch nicht über den Fingernagel, des Daumens und Zeigefingers auf. Der Ellenbogen ist dabei gebeugt und die Hand entspannt. Beide Tapes vereinen sich auf dem Handrücken über dem zweiten Fingerstrahl. Der Sportler beugt nun beide Finger. Ziehen Sie das Tape mit deutlichem Zug und bei leicht gebeugtem Handgelenk zur Speicheseite des Unterarms.

2. **Ende (zweite Basis):** Mit dem Ellenbogen in 30–45-Grad-Beugung, jedenfalls schmerzfrei, und dem Handgelenk gestreckt, wird das andere Tape-Ende als zweite Basis von der hinteren Seite des Oberarms in Höhe des Ansatzes des Delta-Muskels über die Ellenbogenbeugeseite zur Streckseite des Unterarms gezogen.

3. **Verlauf:** Nachdem Sie den Ellenbogen wieder mehr gebeugt haben, heben Sie den mittleren Teil des Tapes mit zwei Fingern hoch und entfernen hier die Schutzfolie. Danach bringen Sie den Ellenbogen wieder mehr in Streckung und legen das Tape an der Rückseite des Unterarms an.

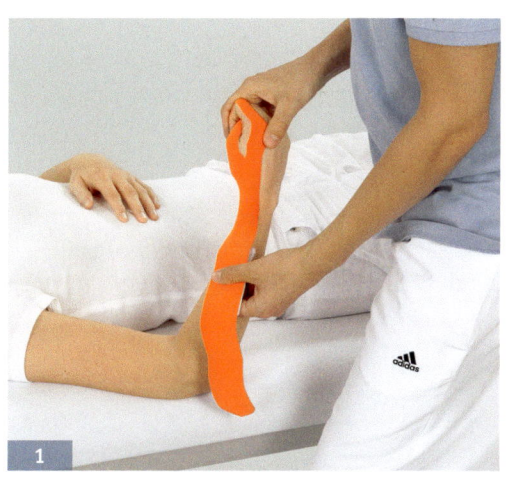

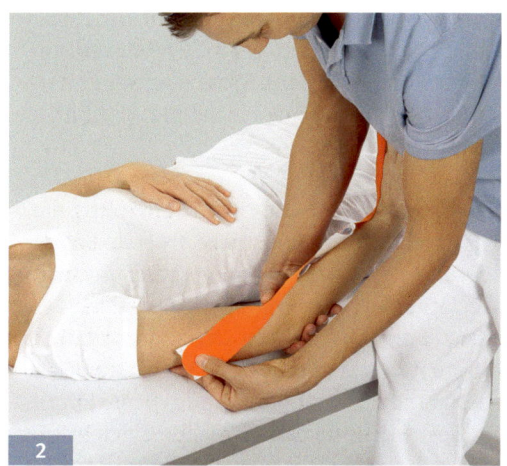

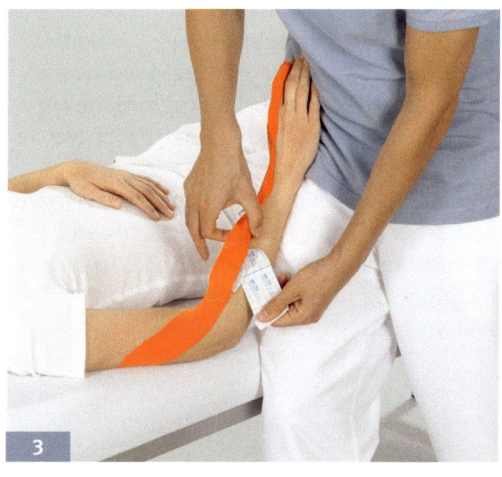

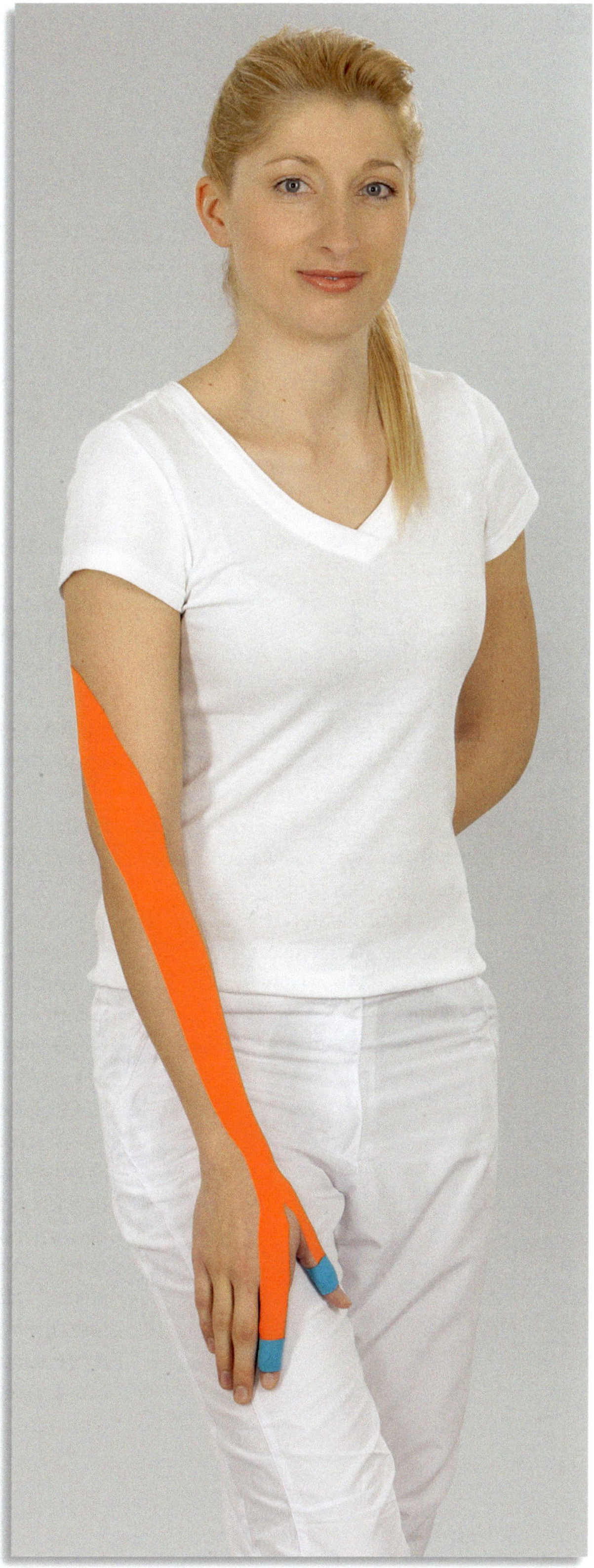

Ellennerv (N. ulnaris)
Damit Sie ohne Schmerz mit Ihrem Golferarm üben können

Auch beim Golferellbogen ist die untere Halswirbelsäule oft mitbeeinträchtigt und sollte entsprechend therapiert werden. Diese Tape-Anlage hilft bei Golferarmbeschwerden, die durch eine Nervenreizung des Ellennervs (N. ulnaris) hervorgerufen werden.

▶ **Tape**
Anzahl: **1**
Form: **I**
Breite: **5 cm**
Zug: **deutlich**
Dauer: **bis 4 Tage**

Tipp
Überprüfen Sie die Beweglichkeit und den Schmerz bei der Kontrolle der wichtigsten Funktionstests des Arms und der Halswirbelsäule.

Anleitung

Der Sportler liegt ohne Schmerz in Rückenlage und streckt den betroffenen Arm aus. Messen Sie die Tapelänge von der Beugeseite der Endkuppe des Kleinfingers über die Ellenseite des Handgelenks zur inneren Rückseite des Ellenbogens und weiter hoch zur Innenseite des Bizepsmuskels. Schneiden Sie ein Tape ¼ kürzer als gemessen ab.

1. **Basis:** Schneiden Sie ein Tape-Ende circa 15 cm mittig ein. Kleben Sie diese geschnittenen Endstücke als erste Basis ohne Zug auf der Beugeseite der Daumen und Kleinfinger-Endkuppen. Der Ellenbogen ist dabei nur leicht gebeugt und die Hand entspannt. Der Sportler streckt nun beide Finger. Ziehen Sie das Tape mit deutlichem Zug und bei leicht gebeugtem Handgelenk zur Ellenseite des Unterarms. Beide Tapes vereinen sich erst auf der Innenseite des Unterarms, an der Ellenseite.

2. **Ende (zweite Basis):** Mit dem Ellenbogen in 45–60-Grad-Beugung, jedenfalls schmerzfrei, und dem Handgelenk gebeugt, wird das andere Tape-Ende als zweite Basis von der Innenseite des Bizepsmuskels am Oberarm an der inneren Rückseite des Ellenbogens zur Elle gezogen.

3. **Verlauf:** Nachdem Sie den Ellenbogen wieder mehr gestreckt haben, heben Sie den mittleren Teil des Tapes mit zwei Fingern hoch und entfernen hier die Schutzfolie. Danach bringen Sie den Ellenbogen wieder mehr in Beugung und legen das Tape an der Rückseite des Unterarms an.

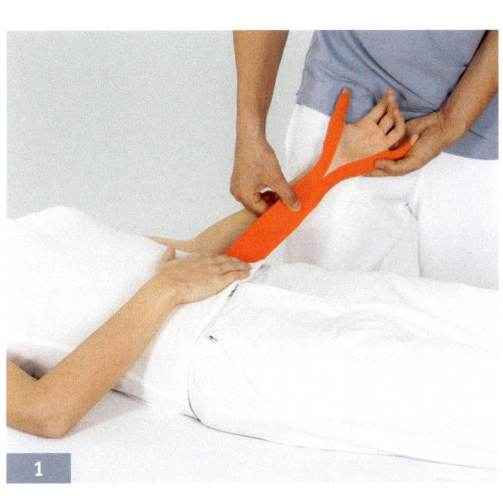

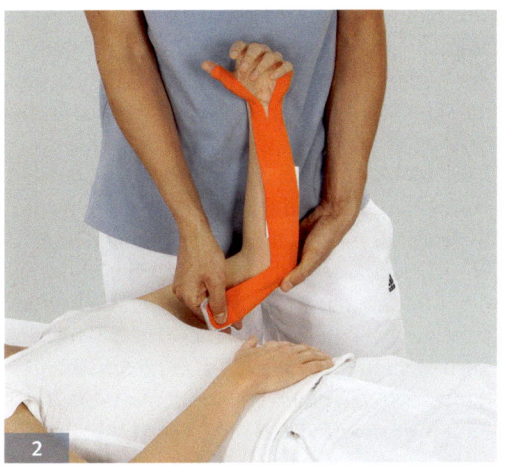

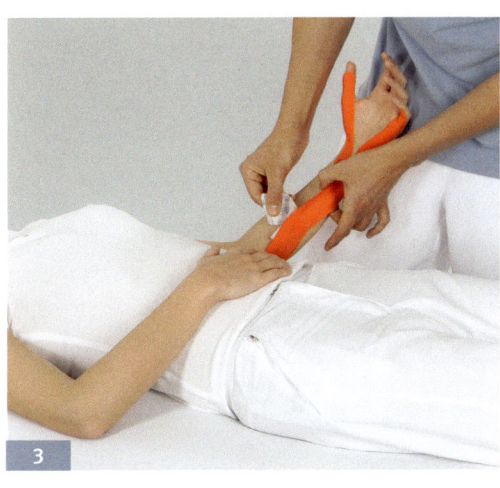

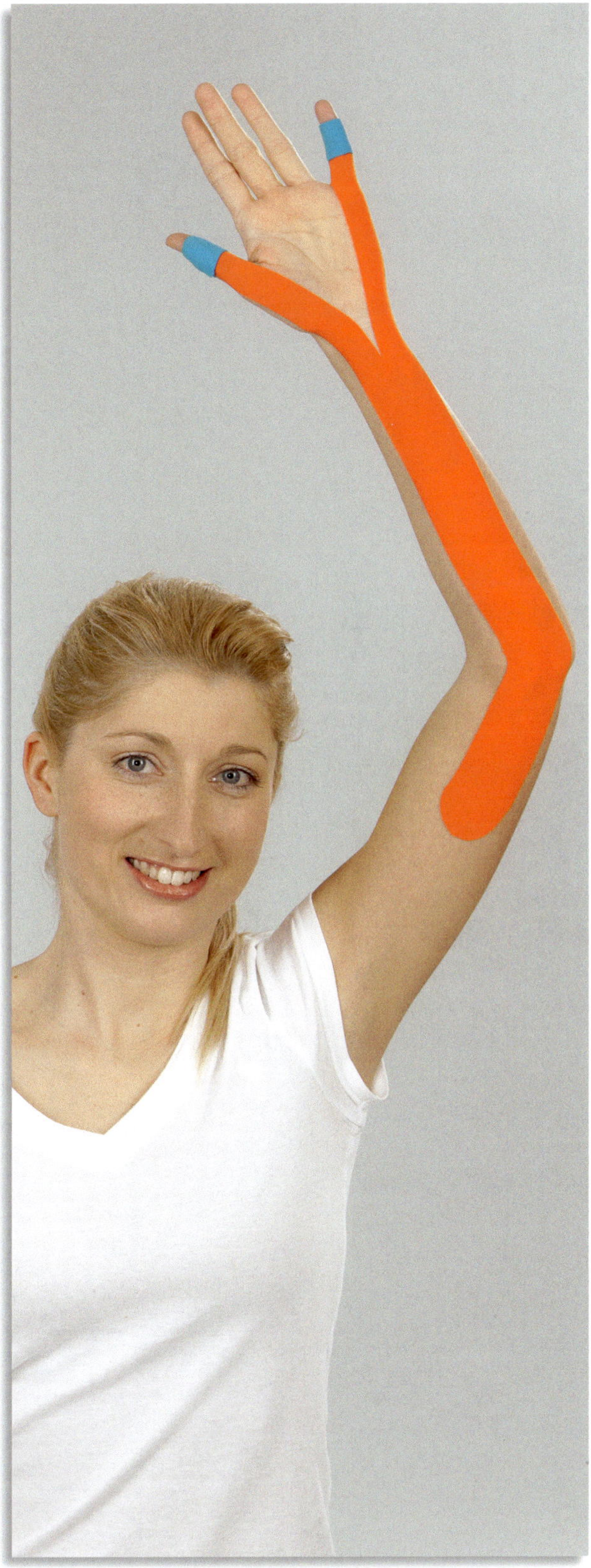

Making of

Es waren jede Menge Konzentration, Präzision und auch Sekretion (Schweiß!) vonnöten, um in einem 3-tägigen Fotomarathon alle Tape-Anlagen vorzuschneiden, anzulegen, ins rechte Licht zu rücken und schließlich zu fotografieren. Am Set tummelten sich insgesamt 8 Leute: Angefangen bei den beiden wunderbaren Modellen Sandy Sachse und Robert Sertel, die sich mit engelsgleicher Geduld und einem Lächeln auf den Lippen endlos tapen ließen. Ihnen gilt mein allergrößter Dank! Der Fotograf Holger Münch war ebenfalls ein absoluter Profi. Und dann war da natürlich noch die Visagistin Corina Kaluza, die dafür sorgte, dass die Modelle trotz Hitze und schweißtreibender Arbeit wie aus dem Ei gepellt aussahen. Auch Christoph Frick und Sibylle Duelli vom Verlag haben das Team tatkräftig unterstützt. Die Fotos hier geben einen kleinen Eindruck von der Arbeit, aber auch vom Spaß, den wir dabei hatten. Klar, dass wir nicht nur jede Menge Taperollen verbraucht haben, sondern auch literweise Kaffee – und am Abend dann auch den einen oder anderen Wein. Am Ende waren wir alle ziemlich platt. Aber es hat sich gelohnt. – Eine tiefe Verneigung vor dem ganzen Team: „Ihr wart großartig!".

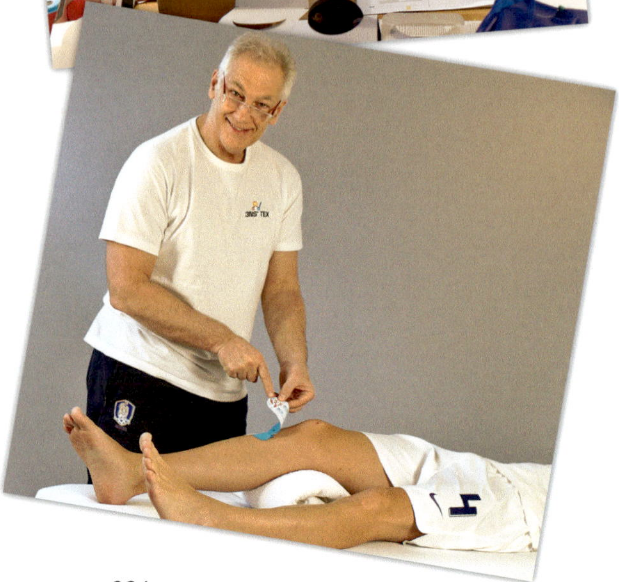

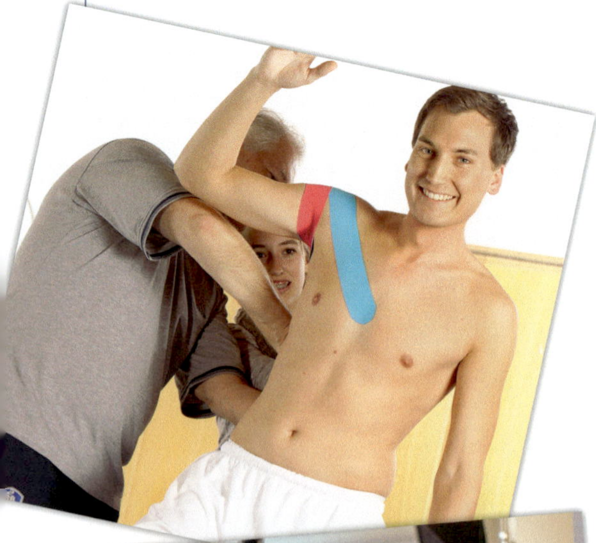

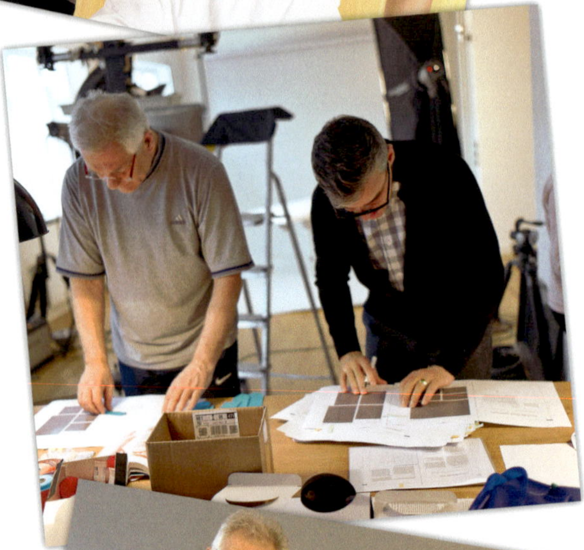

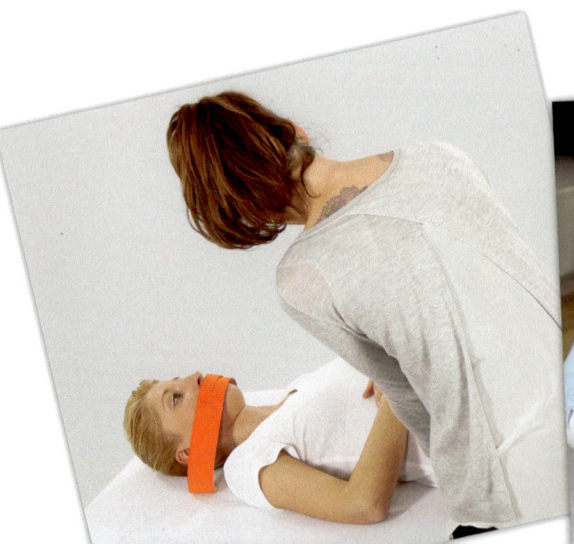

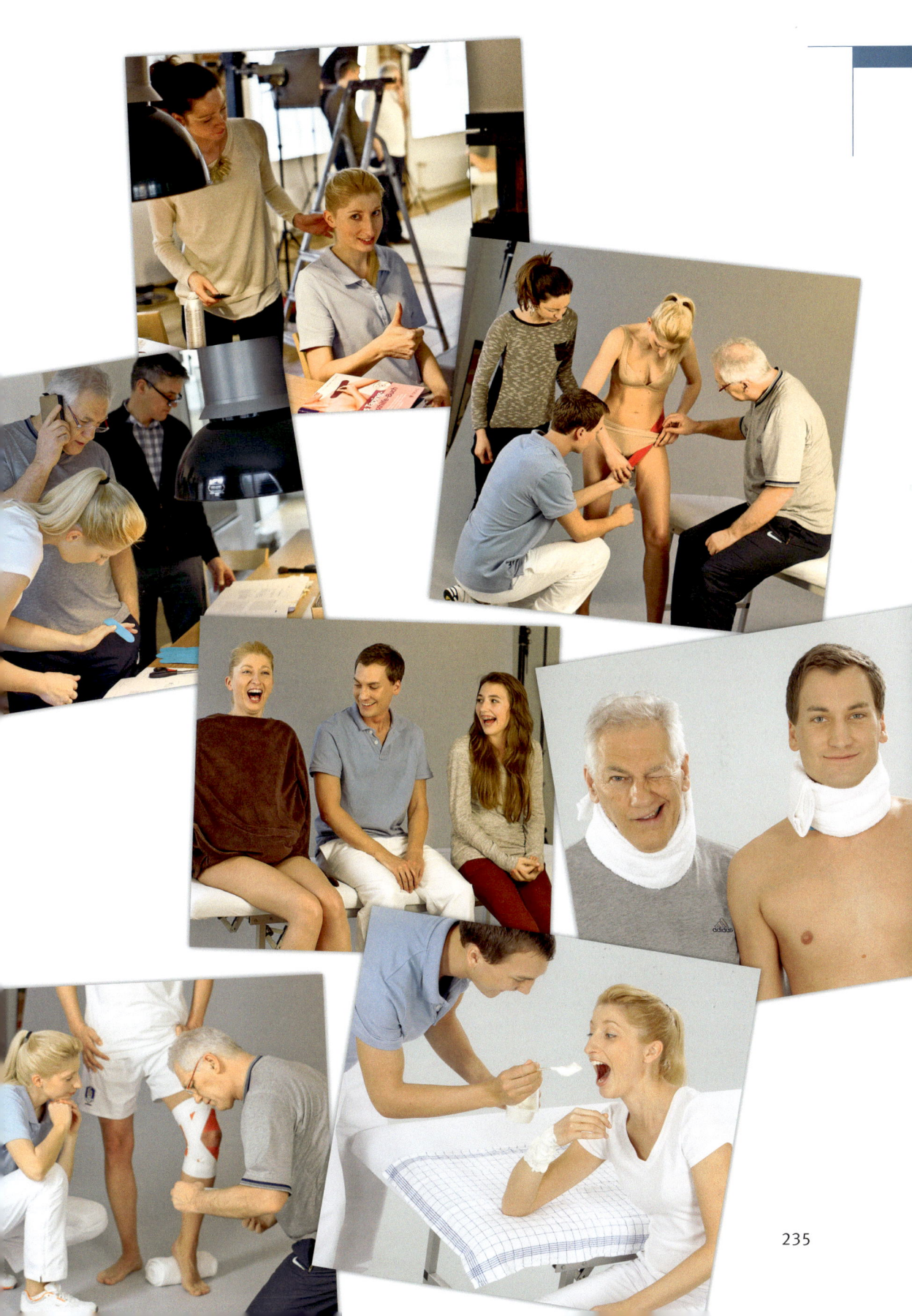

Service

Infos rund ums Taping

Die Auswahl von Tapemarken ist in Deutschland wohl am größten. Hierzulande gibt es mittlerweile sehr viele verschiedene Tapemarken, sicherlich schon mehr als 50. In vielen der 25 Länder, in denen wir bisher unterrichtet haben, gibt es dagegen nur wenige Tapemarken zu kaufen. Allerdings sind viele Tapes baugleich und kommen unter anderem Namen vom gleichen Hersteller. Die Konkurrenz ist riesig, die Preise purzeln. Firmen bringen regelmäßig Neuentwicklungen auf den Markt. Es gibt vorgeschnittene Tapes, Tapes mit Löchern, Tapes mit Zusatzsubstanzen wie Titan oder Turmalin, das übrigens das radioaktive Thorium enthält.

Tapemarken

Bei einer Marke sind die Stärke der Baumwollfäden, die Webart, der Elastan- oder Spandexgehalt und damit die Elastizität sowie der gesamte Herstellungsprozess jeweils gleich. Jedoch können verschiedene Lieferungen in Farbe oder Klebstoffmenge voneinander abweichen, z.B. weil die Firma die Produktion auswärts vergeben hat. Eine Garantie für gleichbleibende Qualität gibt es nicht. Von jeder Marke gibt es 4 oder mehr Farben. Leider werden auf dem Tape selbst keine Angaben beispielsweise zur Elastizität gemacht.

Für die Fotos in diesem Buch wurde 3NS® Tex Sporttape aus Korea verwendet. Dieses wird von der Firma selbst hergestellt (nicht fremdbezogen) und nach der Herstellung 3 Tage lang freier Luftzufuhr ausgesetzt. Die Oxidationsprozesse, die dabei ablaufen, sorgen dafür, dass eventuell hautreizende Substanzen abgebaut werden. Daher ist dieses Tape meist gut hautverträglich. Therapeuten schätzen außerdem die gute Baumwollqualität – sie ist stark (reißfest) –, die gute Klebkraft und die große Farbauswahl.

Tape der Marke Schupp ist etwas elastischer (4% statt 3% Elastan-Anteil), was von manchen Anwendern als angenehm empfunden wird. Allerdings beziehen sich alle Angaben zum Zug, zur Tapelänge und zur Tapekürzung in diesem Buch auf das 3NS® Tex Sporttape mit 3% Elastananteil. Da auf dem Tape selbst leider meist keine Angabe zur Elastizität bzw. zum Elastananteil gemacht wird, müssen Sie sich mit dem Dehntest behelfen: Dehnt man ein Tape mit 3% Elastananteil (ohne Klebefolie) maximal, ergibt sich eine ⅔ Längenzunahme. 15 cm Tape lassen sich also bis 25 cm ausziehen.

Wo erhält man Tapes?

Falls Sie das Taping über einen Arzt oder Therapeuten kennen gelernt haben, bietet sich eventuell die Möglichkeit an, Taperollen direkt in der Praxis zu kaufen. Bei Taping-Kursen besteht für Sie auch oft die Option, Taperollen zu erwerben. Ansonsten erhalten Sie die Klebebänder übers Internet oder Sie fragen in Ihrer Apotheke nach, einige haben Tapes bereits im Sortiment. Tapes gibt es vereinzelt auch in

Drogerien, Supermärkten und Sportfachgeschäften.

Das genannte 3NS® Tex Sporttape und Schupp Tape erhalten Sie u. a. bei:
Kinetic International GbR
Brooktorkai 7
Erdgeschoss c/o ETFA
20457 Hamburg
Fax: 040/67 58 73 79
Tape bestellen ist mit wenig Klicks auf www.kinetic-international.com möglich.

Taping-Kurse

Funktionelles Taping mit elastischem Tape ist auch im Sport noch relativ neu. Manche Physiotherapeuten zeigen es ihren Sportlern. Eine professionelle Einführung für Sportler oder für Fachleute kann jederzeit per E-Mail unter info@kinetic-international.com oder info@kinematic-taping.com angefragt werden. Auch Volkshochschulen, Sportvereine o. Ä. können unsere Referenten einladen. Termine für Expertenkurse, für und durch Physiotherapeuten mit viel Taping-Erfahrung, können Sie auf www.kinematic-taping.com finden. Eine Weiterbildung im Kinematic Taping© Concept ist sicherlich hilfreich, um mit mehr Wissen und mehr Können auch schwierigere Problematiken erfolgreich zu tapen.

Taping-Therapeuten

Es gibt bislang keine verbindlichen Qualitätsstandards. Für Sportler ist somit vorab nicht erkennbar, wie gut die Tape-Anlagen bei anspruchsvoller Belastung halten und helfen werden.

Eine Gruppe Physiotherapeuten und Ärzte haben sich in der International Kinematic Taping Academy (IKTA) vereint, die sich zum Ziel setzt, das Taping auf Grundlagen der westlichen Medizin und Physiotherapie zu entwickeln, zu lehren und zu erforschen. Die Voraussetzungen zur Ausübung der IKTA-Lehrtätigkeit sind u. a. eine abgeschlossene akademische Ausbildung und eine abgeschlossene Weiterbildung als Manual-Therapeut/-Mediziner und/oder Sportphysiotherapeut/Sportmediziner. Selbstverständlich sind auch die klinische Tätigkeit am Patienten und die Betreuung von Sportlern (individuell oder im Team) erforderlich. Mehrere Mitglieder begleiten Taping-Forschungsprojekte.

Die Kurse der IKTA haben den höchst möglichen Qualitätsstandard. Nach zertifizierten Taping-Therapeuten in Ihrer Nähe fragen Sie am besten per E-Mail an: info@kinematic-taping.com.

Taping-Kosten

Therapeuten können die erforderlichen Tape-Anlagen zusätzlich zur regulären Behandlung als Präventionsleistung anbieten. Dafür gibt es bislang in der Physiotherapie, im Gegensatz zur Medizin, keine Gebührenordnung. Der finanzielle Aspekt wird deshalb sehr unterschiedlich gehandhabt. Viele Therapeuten verlangen 9–12 Euro für die Tape-Anlagen (Material und Anlagetechnik), die Sie brauchen. Zusätzlich könnte der Zeitaufwand in Rechnung gestellt werden.

Danksagung

Ein herzliches Dankeschön nicht nur an das Team, das beim Fotoshooting dabei war, sondern auch an die weiteren beitragenden Autoren der International Kinematic Taping Academy Karin Sertel, Ehsan Sazegar, und Timo Timpe und die gesamte TRIAS-Mannschaft. Jeder hat verstanden: Nur mit Teamgeist kann man erfolgreich sein. Ich bedanke mich besonders bei den unzähligen Sportlern, Sportärzten und Teamchefs, die mir seit 12 Jahren freie Hand gegeben haben, um die besten Lösungen für die Problematik der Spieler zu suchen und zu finden. Danke Young-Pyo, Ji-Sung, Sergey, Vitaly, Slava, Mehdi, Hadi, Masoud, Volkan, Adnane, Driss, Yassine, Caroline, Luz, Roberto und an alle anderen, dass ich von euch lernen und euch helfen durfte. Irgendwann und irgendwo auf dieser Welt hat es ganz spezielle

Erkenntnisse, bedeutsame Begegnungen und erstaunliche Erfolge (gerade nach anfänglichen Misserfolgen) gegeben, die in dieses Werk eingeflossen sind. Gekonntes, individuell optimiertes Taping wird einen festen Platz im Sport und im Gesundheitswesen einnehmen. Vielen Dank auch an meine prägenden australischen Lehrmeister Geoff Maitland, Bob Elvey und Gwen Jull für ihre Expertise, Freundschaft, Bodenständigkeit und Beharrlichkeit.

Für weitere Infos und gratis Zusatzmaterial zum Downloaden gehen Sie auf: www.kinematic-taping.com.

Keep calm – colour your life – apply tape – less pain – more success

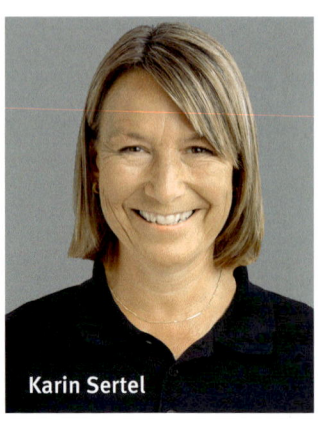
Karin Sertel

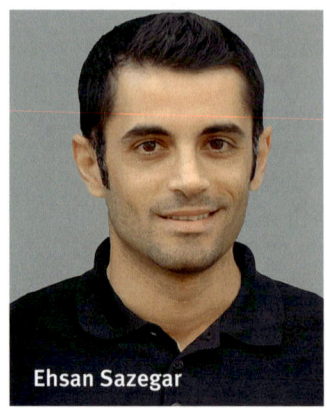
Ehsan Sazegar

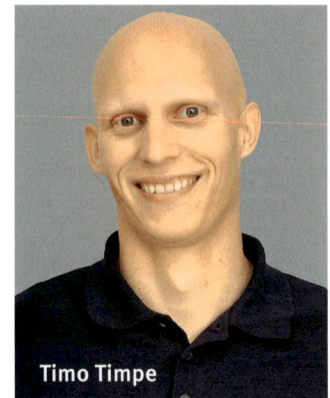
Timo Timpe

Stichwort-verzeichnis

SERVICE

Liebe Leserin, lieber Leser,

hat Ihnen dieses Buch weitergeholfen? Für Anregungen, Kritik, aber auch für Lob sind wir offen. So können wir in Zukunft noch besser auf Ihre Wünsche eingehen. Schreiben Sie uns, denn Ihre Meinung zählt!

Ihr TRIAS Verlag
E-Mail Leserservice: kundenservice@trias-verlag.de
Lektorat TRIAS Verlag, Postfach 30 05 04, 70445 Stuttgart, Fax: 0711 89 31-748

**Bibliografische Information
der Deutschen Nationalbibliothek**
Die Deutsche Nationalbibliothek verzeichnet diese
Publikation in der Deutschen Nationalbibliografie;
detaillierte bibliografische Daten sind im Internet
über http://dnb.d-nb.de abrufbar.

Programmplanung: Sibylle Duelli
Redaktion: Anne Bleick
Bildredaktion: Christoph Frick

Umschlaggestaltung und Layout:
CYCLUS · Visuelle Kommunikation, Stuttgart

Bildnachweis:
Umschlagfoto: Getty Images
Fotos im Innenteil: S. 121: John Langendoen,
Kempten; alle weiteren Fotos: Holger Münch, Stuttgart
Die abgebildeten Personen haben in keiner Weise
etwas mit der Krankheit zu tun.

Zeichnungen: Ingrid Schobel, München

1. Auflage

© 2014 TRIAS Verlag in
MVS Medizinverlage Stuttgart GmbH & Co. KG
Oswald-Hesse-Straße 50, 70469 Stuttgart

Printed in Germany

Repro: ludwig:media, Zell am See (Österreich)
Satz: Cyclus · Media Produktion, Stuttgart
gesetzt in: Adobe InDesign CS6
Druck: Grafisches Centrum Cuno, Calbe (Saale)

Gedruckt auf chlorfrei gebleichtem Papier

ISBN 978-3-8304-6945-2   2 3 4 5 6

Auch erhältlich als E-Book:
eISBN (PDF) 978-3-8304-6946-9
eISBN (ePub) 978-3-8304-6947-6

Unterhaltsames Wissen – lebenswichtige Fakten

- Dieses Buch verlängert Ihr Leben
- Alles zu Aufbau, Funktion und Erkrankungen
- Lebergesundheit, Alarmsignale und moderne Therapien

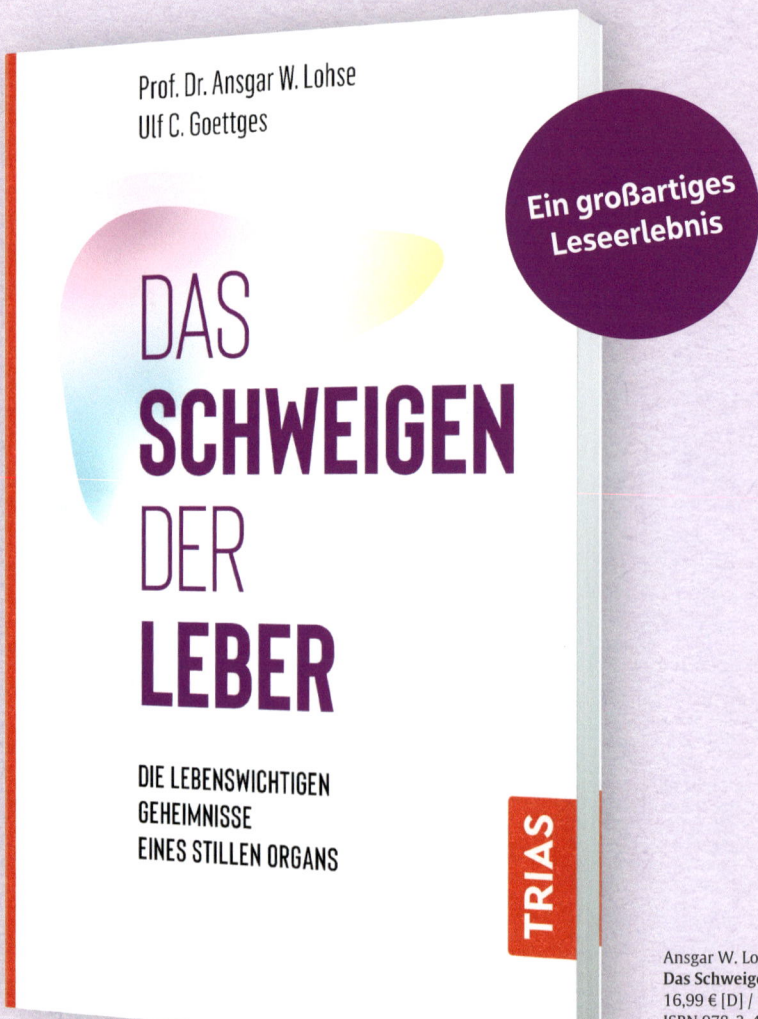

Prof. Dr. Ansgar W. Lohse
Ulf C. Goettges

DAS

SCHWEIGEN

DER

LEBER

DIE LEBENSWICHTIGEN
GEHEIMNISSE
EINES STILLEN ORGANS

TRIAS

Ein großartiges
Leseerlebnis

Ansgar W. Lohse / Ulf C. Goettges
Das Schweigen der Leber
16,99 € [D] / 17,50 € [A]
ISBN 978-3-432-11271-8
Auch als E-Book

TRIAS

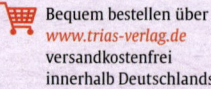 Bequem bestellen über
www.trias-verlag.de
versandkostenfrei
innerhalb Deutschlands

Energiegeladen & **selbstbewusst**

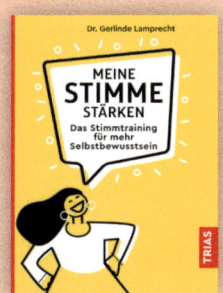

Gerlinde Lamprecht
Meine Stimme stärken

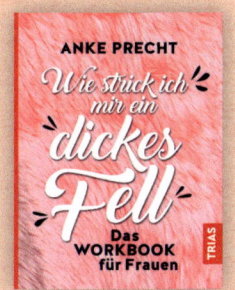

Anke Precht
Wie strick ich mir ein dickes Fell

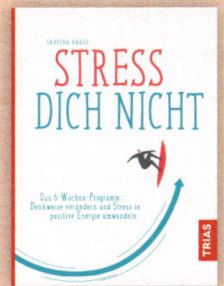

Sabrina Haase
Stress dich nicht

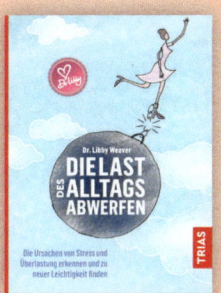

Libby Weaver
Die Last des Alltags abwerfen

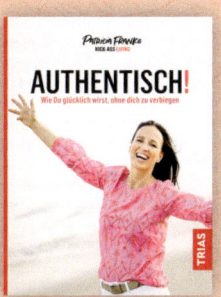

Patricia Franke
Authentisch!

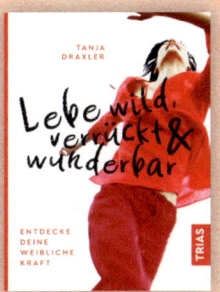

Tanja Draxler
Lebe wild, verrückt und wunderbar

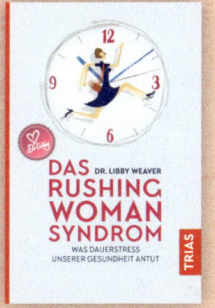

Libby Weaver
Das Rushing Woman Syndrom

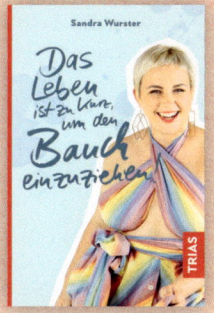

Sandra Wurster
Das Leben ist zu kurz, um den Bauch einzuziehen

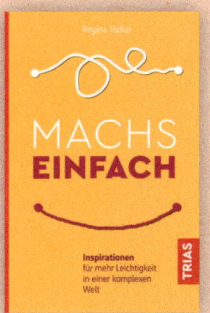

Regina Tödter
Machs einfach

TRIAS

Auch erhältlich als E-Book!

Mehr Bücher finden Sie hier:
www.trias-verlag.de

Rezeptideen für die ganze Familie

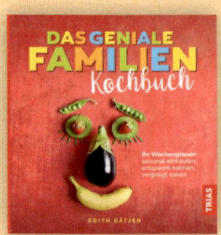

Edith Gätjen
Das geniale Familienkochbuch

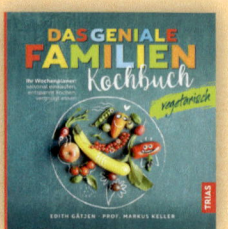

Edith Gätjen
Das geniale Familienkochbuch vegetarisch

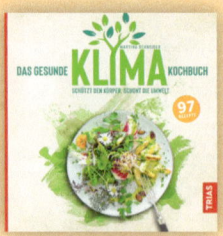

Martina Schneider
Das gesunde Klima-Kochbuch

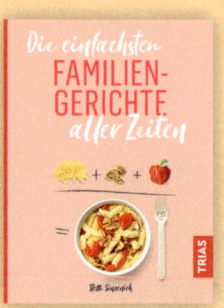

Steffi Sinzenich
Die einfachsten Familien-gerichte aller Zeiten

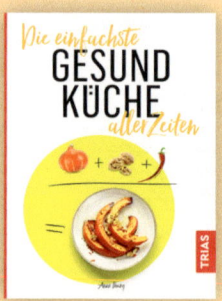

Anne Iburg
Die einfachste Gesund-Küche aller Zeiten

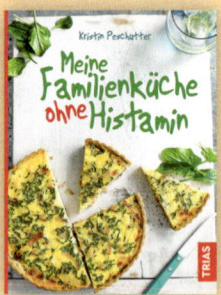

Kristin Peschutter
Meine Familienküche ohne Histamin

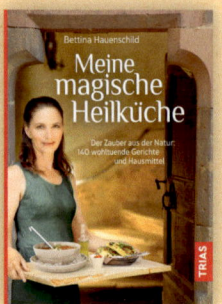

Bettina Hauenschild
Meine magische Heilküche

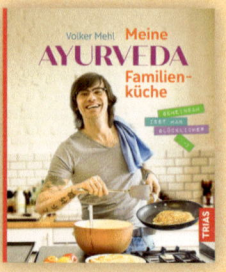

Volker Mehl
Meine Ayurveda-Familien-küche

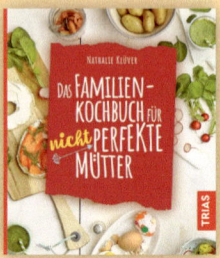

Nathalie Klüver
Das Familienkochbuch für nicht perfekte Mütter

Rundum
fit & entspannt

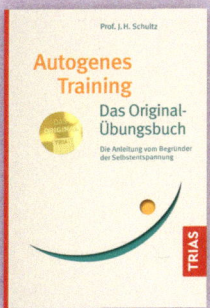

J.H. Schultz
**Autogenes Training –
Das Original-Übungsbuch**

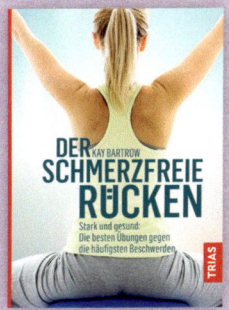

Kay Bartrow
Der schmerzfreie Rücken

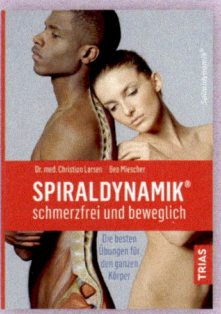

Christian Larsen, Bea Miescher
**Spiraldynamik – schmerzfrei und
beweglich**

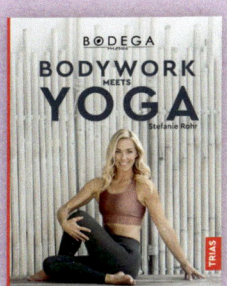

Stefanie Rohr
**BODEGA moves® –
Bodywork meets Yoga**

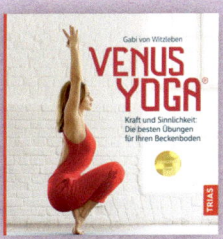

Gabi von Witzleben
Venus-Yoga

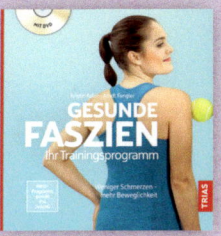

Kristin Adler, Arndt Fengler
**Gesunde Faszien –
Ihr Trainingsprogramm**

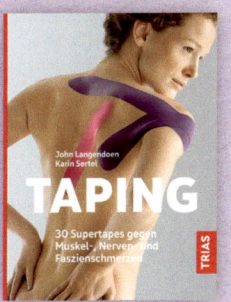

John Langendoen/Karin Sertel
Das Taping-Selbsthilfe-Buch

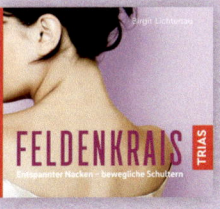

Birgit Lichtenau
**Feldenkrais: Entspannter Nacken –
bewegliche Schultern (Hörbuch)**

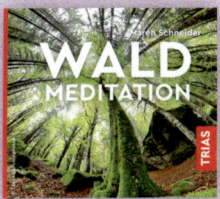

Maren Schneider
Wald-Meditation (Hörbuch)

TRIAS

Auch erhältlich als E-Book!

Mehr Bücher finden Sie hier:
www.trias-verlag.de

Schlank mit TRIAS

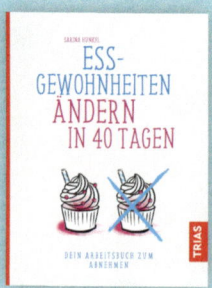

Sarina Hunkel
Ess-Gewohnheiten ändern in 40 Tagen

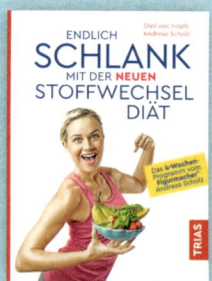

Andreas Scholz
Endlich schlank mit der Stoffwechselkur

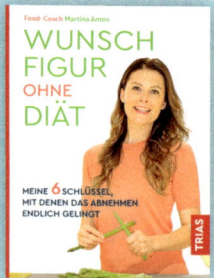

Martina Amon
Wunschfigur ohne Diät

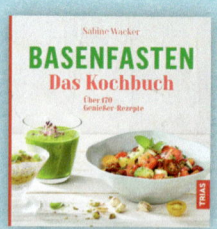

Sabine Wacker
Basenfasten – Das Kochbuch

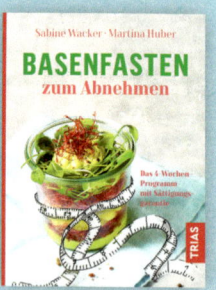

Sabine Wacker, Martina Huber
Basenfasten zum Abnehmen

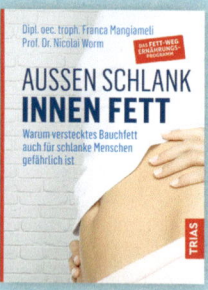

Franca Mangiameli,
Nicolai Worm
Außen schlank – innen fett

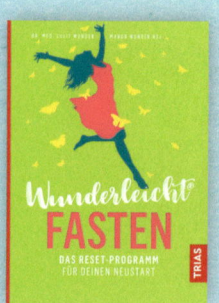

Lulit Wunder, Mabon Wunder
Wunderleicht® Fasten

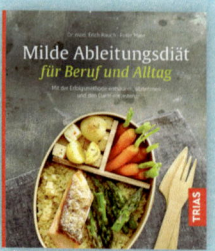

Erich Rauch/Peter Mayr
Die milde Ableitungsdiät für Beruf und Alltag

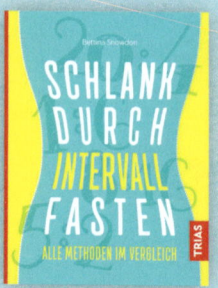

Bettina Snowdon
Schlank durch Intervallfasten

Auch erhältlich als E-Book!

 Mehr Bücher finden Sie hier:
www.trias-verlag.de

TRIAS

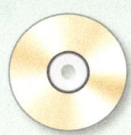

Die wichtigsten Sport-Tapes auf DVD

1. Umgang mit den Tapes
2. Sprunggelenk

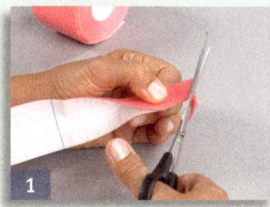
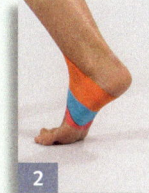

3. Knie Innendrehung plus Schneidersitzmuskel
4. Quadrizeps und Kniescheibe – innen, zum Training
5. **DVD-Extra:** Quadrizeps und Kniescheibe – außen, zur Entspannung

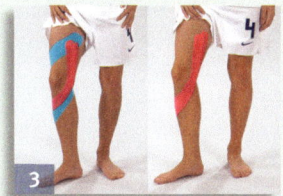
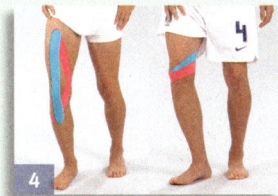

6. Untere Lendenwirbelsäule
7. Untere Brust- und obere Lendenwirbelsäule
8. Brustwirbelsäulenaufrichtung – längs, bei Muskelverspannung
9. **DVD-Extra:** Brustwirbelsäulenaufrichtung – schräg, bei Steifigkeit eines Wirbels
10. Halswirbelsäule – Nackenverspannung (obere Kapuzenmuskel)

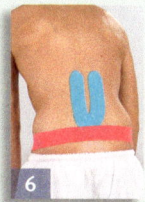
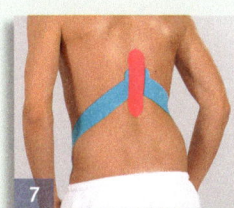
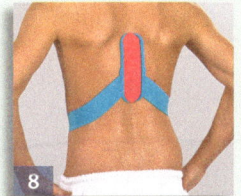
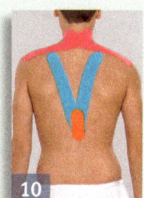

11. Erste Rippe
12. Schulterinnendrehung
13. Schultereckgelenk
14. Wadenbeinnerv
15. Armnervengeflecht

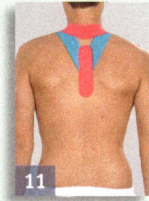
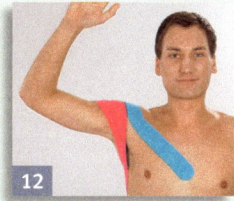
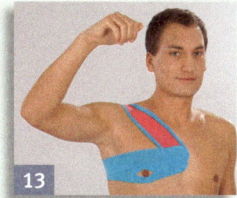
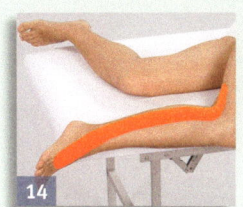
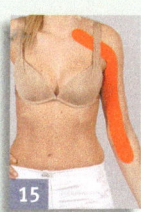